科学出版社"十四五"普通高等教育本科规划教材

临床技能实训

主 编 李 雁 潘 涛

U0230498

科学出版社

北 京

内 容 简 介

本教材为科学出版社"十四五"普通高等教育本科规划教材之一,分为临床前综合能力实训、入门通科技能实训、临床综合思维实训三篇。上篇着重于临床前的综合能力培养,包含医学生职业道德素质培养、生命征评估、基础实验诊断、心肺复苏、外科基础技能;中篇专注于入门级别的通科技能实训,包含内科接诊能力、外科技能、骨科基本技能、妇产科基本技能、儿科基本技能、五官科基本技能、针灸基本技能、推拿基本技能、感染科基本技能、药品使用基本技能;下篇着重于临床综合思维的实训,通过内科、外科、妇科、儿科、感染科、针灸科等10个典型案例,培养学生分析和解决问题的能力。

本教材适用于进入临床阶段,亟需强化临床综合技能的本科生,也可供临床医生参考。

图书在版编目(CIP)数据

临床技能实训 / 李雁,潘涛主编 . -- 北京:科学出版社,2024. 11. --(科学出版社 "十四五" 普通高等教育本科规划教材). -- ISBN 978-7-03-080024-4

Ⅰ. R4

中国国家版本馆 CIP 数据核字第 202485EY40 号

责任编辑:刘 亚 / 责任校对:刘 芳
责任印制:徐晓晨 / 封面设计:蓝正设计

科 学 出 版 社 出版
北京东黄城根北街 16 号
邮政编码:100717
http://www.sciencep.com
天津市新科印刷有限公司印刷
科学出版社发行 各地新华书店经销
*
2024 年 11 月第 一 版 开本:787×1092 1/16
2024 年 11 月第一次印刷 印张:21 3/4
字数:571 000
定价:98.00 元
(如有印装质量问题,我社负责调换)

编 委 名 单

主　编　李　雁　潘　涛

副主编　王　健　陈　秋　肖　蕾　张瑞芬

　　　　陈　沁　王　朋

编　委　（按姓氏拼音排序）

　　　　边敏佳　陕西中医药大学

　　　　陈　萍　河南中医药大学第一附属医院

　　　　程　淼　北京中医药大学东直门医院

　　　　陈　沁　福建中医药大学

　　　　陈　秋　成都中医药大学

　　　　代浩云　重庆中医药学院

　　　　丁　雷　北京中医药大学东方医院

　　　　郭　楠　北京中医药大学东直门医院

　　　　郭迎树　河南中医药大学第一附属医院

　　　　赫伟丽　北京中医药大学东直门医院

　　　　金　涛　上海中医药大学附属曙光医院

　　　　李　鹏　首都医科大学附属北京朝阳医院

　　　　李　昕　北京中医药大学东直门医院

　　　　李　雁　北京中医药大学东直门医院

　　　　李晋玉　北京中医药大学东直门医院

　　　　林美娇　北京中医药大学东直门医院

　　　　刘　岩　北京中医药大学第三附属医院

　　　　刘保社　山西省中医药研究院山西省中医院

刘晓菲　山东中医药大学

吕　强　上海中医药大学附属曙光医院

潘　涛　南京中医药大学

齐凤军　湖北中医药大学

石　琳　北京中医药大学

王　健　长春中医药大学附属医院

王　朋　北京中医药大学东直门医院

王　双　天津中医药大学第一附属医院

王　新　北京中医药大学东直门医院

王晓静　首都医科大学附属北京地坛医院

肖　蕾　辽宁中医药大学附属医院

徐红俊　河北中医药大学

薛春苗　北京中医药大学东直门医院

闫　英　北京中医药大学第三附属医院

杨　阳　贵州中医药大学第一附属医院

张国亮　中国中医科学院广安门医院

张瑞芬　内蒙古自治区中医医院

赵轩胤　贵州中医药大学第一附属医院

朱　玲　广州中医药大学第一附属医院

秘　书　（按姓氏拼音排序）

简　琳　北京中医药大学孙思邈医院

骆长永　北京中医药大学东方医院

赵宏卫　北京中医药大学第三附属医院

编 写 说 明

党的二十大报告明确提出，要促进中医药传承创新发展，推进健康中国建设。这更加坚定了我们推动中医药事业高质量发展的信心与决心。加强中医临床实践能力培养，是中医药传承创新发展的重要环节，培养高素质、高水平的应用型的中医药临床人才，才能适应我国医疗卫生体制改革和发展的需要，更好地满足人民对健康的需求。我们秉承"早临床"的教学理念，将本科生的实践技能课程前移，致力于实现思政引领下的理论知识与实践技能的深度融合，为此，我们精心编撰了《临床技能实训》教材。

本教材重在深化临床实践技能，旨在精心培养具备坚实理论基础、卓越临床技能及丰富人文素养的中医药临床人才，有效搭建理论课程和临床实践的桥梁。本教材不仅荟萃了最新的医学研究成果，更融入了宝贵的临床实践经验，力求为医学生提供一本科学严谨、规范系统、实用性强且富有创新精神的临床实践技能学习用书。

本教材主编李雁教授、潘涛教授及编写秘书赵宏卫、骆长永、简琳在教材体例的确定，样稿的编写，以及全书的统筹分工、审稿等方面做了大量工作。为了确保本教材的质量和实用性，我们采取了分工合作与专家审稿的模式。本教材的编写分工如下。

绪论由李雁、李昕、赵宏卫、骆长永、简琳负责撰写；上篇临床前综合能力实训，涵盖了医学生的职业道德素质培养、生命征评估、基础实验诊断、心肺复苏及外科基础技能，为医学生打下坚实的临床基础，由李雁、代浩云、郭楠、金涛、张瑞芬、徐红俊、刘保社、王双、石琳、李鹏、王新、闫英、刘晓菲等负责编写。中篇入门通科技能实训，包括内科接诊能力、外科技能、骨科基本技能、妇产科基本技能、儿科基本技能、眼耳鼻咽喉科基本技能、针灸基本技能、推拿基本技能、感染科基本技能、药品使用基本技能等，通过具体的操作指导和案例分析，培养学生的临床思维与技能，由潘涛、程淼、郭迎树、李晋玉、赵轩胤、陈萍、朱玲、林美娇、杨阳、刘岩、丁雷、张国亮、边敏佳、王朋、吕强、齐凤军、赫伟丽、王晓静、薛春苗等负责编写。下篇临床综合思维实训，通过10个科室的典型案例，引导学生深入理解理论知识，激发临床思维，促进基本技能的灵活运用。由赫伟丽、王朋、张瑞芬、陈秋、肖蕾、王健、林美娇、朱玲、陈沁、闫英负责编写。在审稿过程中，我们邀请了医学教育领域的权威专家进行严格把关，确保本教材内容的科学性、规范性和实用性。

在《临床技能实训》的编撰过程中，编委会的专家们倾注了大量的心血与精力，他们的辛勤付出为这本教材的成功撰写奠定了坚实的基础。同时，我们也要对编委们所在院校表达深深的谢意，正是院校的大力支持，促使这项工作得以顺利开展。在此，我们再次向编委会的专家们及其所在院校表示衷心的感谢！

这本教材涵盖了多个医学相关专业领域，内容丰富且广泛，编写体例独具一格，旨在将临床思维与实际操作技能紧密结合，同时注重知识的拓展与深化。鉴于可借鉴的书籍资源有限，我们虽尽力确保内容的准确性和实用性，但在编写过程中或许仍存在一些不足之处。我们衷心期望读者和业内同仁在使用本教材时不吝赐教，提出宝贵的意见和建议。我们深知，唯有不断吸纳各位的反馈和建议，本教材才能持续完善和提升，从而更好地服务于广大读者和医疗专业人士。再次感谢大家的关注与支持，期待与各位共同推动医学教育的发展。

《临床技能实训》编委会

2024 年 3 月 30 日

目　　录

绪论 ·· 1
 第一节　临床医学生基本技能实训的目的、意义和课程设置 ··········· 1
 第二节　实训教材编写的框架和思路 ····························· 2
 第三节　实训教材的应用建议 ··································· 4

上篇　临床前综合能力实训

第一章　医学生的职业道德素质培养 ································· 8
 第一节　医患沟通与人文关怀 ·································· 8
 第二节　医患沟通与人文关怀教育 ····························· 12
第二章　生命征评估 ·· 17
 第一节　生命体征 ··· 17
 第二节　心电图检查的操作和判读 ····························· 20
 第三节　心电监护仪的应用 ··································· 26
第三章　基础实验诊断 ·· 31
 第一节　常规实验检查 ······································ 31
 第二节　血液生化检查 ······································ 36
 第三节　痰液检查 ··· 42
第四章　心肺复苏 ··· 44
 第一节　基础心肺复苏术操作 ································· 44
 第二节　团队合作心肺复苏术操作 ····························· 52
第五章　外科基础技能 ·· 56
 第一节　手术人员洗手法 ···································· 56
 第二节　穿无菌手术衣、戴无菌手套 ··························· 59

中篇　入门通科技能实训

第一章　内科接诊能力 ·· 64
 第一节　接诊要点及病历书写 ································· 64
 第二节　舌脉在疾病诊治中的应用 ····························· 70
第二章　外科技能 ··· 75
 第一节　止血、包扎 ······································· 75

第二节 手术区域消毒与铺巾 ·· 81
第三节 清创缝合术 ··· 85
第四节 换药 ·· 90

第三章 骨科基本技能 ·· 94
第一节 常见骨科疾病体格检查 ·· 94
第二节 常见骨折的复位与固定 ·· 99

第四章 妇产科基本技能 ·· 109
第一节 常规妇科检查 ·· 109
第二节 常规产科检查 ·· 112
第三节 正常分娩 ·· 115

第五章 儿科基本技能 ·· 117
第一节 新生儿生理特点及体格检查特点 ······································ 117
第二节 婴儿抚触 ·· 119
第三节 常用小儿外治法 ·· 121
第四节 小儿推拿疗法 ·· 135

第六章 眼耳鼻咽喉科基本技能 ··· 144
第一节 眼科常用检查与操作 ·· 144
第二节 耳科一般检查法 ·· 153
第三节 鼻科一般检查法 ·· 154
第四节 咽喉部一般检查法 ··· 156

第七章 针灸基本技能 ·· 159
第一节 毫针刺法 ·· 159
第二节 拔罐法 ·· 161
第三节 艾灸法 ·· 164
第四节 三棱针法 ·· 167
第五节 皮肤针法 ·· 170

第八章 推拿基本技能 ·· 175
第一节 推拿手法 ·· 175
第二节 推拿功法 ·· 188

第九章 感染科基本技能 ·· 192
第一节 医院感染与隔离防护 ·· 192
第二节 穿脱隔离衣 ·· 196
第三节 职业暴露 ·· 199
第四节 相关传染病防治的法律法规 ··· 203

第十章 药品使用基本技能 ·· 206
第一节 药品管理与供应 ·· 206
第二节 中药饮片辨识 ·· 209
第三节 中药炮制与不同炮制品的选择 ··· 211
第四节 处方开具 ·· 216

第五节　中药饮片煎煮方法 ……………………………………………………………… 219
第六节　药品不良反应评价 ……………………………………………………………… 220

下篇　临床综合思维实训

第一节　心血管典型病案——眩晕 ……………………………………………………… 226
第二节　呼吸典型病案——肺胀 ………………………………………………………… 232
第三节　妇科典型病案——崩漏 ………………………………………………………… 237
第四节　脑病典型病案——中风 ………………………………………………………… 243
第五节　内分泌典型病案——消渴 ……………………………………………………… 250
第六节　感染典型病案——黄疸 ………………………………………………………… 255
第七节　急症典型病案——风温肺热病 ………………………………………………… 259
第八节　针灸典型病案——面瘫 ………………………………………………………… 265
第九节　儿科典型病案——小儿腹痛 …………………………………………………… 269
第十节　外科典型病案——急性阑尾炎 ………………………………………………… 273

附录　评分标准 …………………………………………………………………………… 283

绪　　论

第一节　临床医学生基本技能实训的目的、意义和课程设置

《中国教育现代化 2035》提出了推进教育现代化的八大基本理念，其中指出要更加注重全面发展，着力培养信念执着、品德优良、知识丰富、本领过硬的高素质专门人才和拔尖创新人才。2020 年 9 月，国务院办公厅《关于加快医学教育创新发展的指导意见》中提出要研究建立医学生临床实践保障正常机制，加快以能力为导向的学生考试评价改革，进一步加强对学生职业素质和临床实践技能的考查。

中医药人才培养方案改革是中医药事业传承创新发展的关键环节和重要保障。坚持以人为本的教育理念，促进学生全面发展，提高学生服务国家、服务人民的社会责任感，以及勇于探索的创新精神和善于解决问题的实践能力，是新时期高校文化素质教育工作的重点和方向。

目前，全球医学教育正处于第三代医学教育发展时代，在世界性网络医学教育资源（包括教学内容、教学方法和教育创新）共享影响下，中医临床专业学位新型培养模式已初具规模。

本书编写的基本原则为：各专业应根据专业培养要求，结合自身专业特点，明确培养学生实践能力的内涵和要求，统筹规划实训教学环节，加强实训课程内容的相互联系；将"早接触专业，早接触科研，早接触实践"纳入培养方案，采用一贯式、阶段性、螺旋递进的整体设计，选择适宜的实训教学方式，完善全过程、全方位、全员的实践教学体系，培养学生的职业胜任力与应用能力；提高实训课程学时，增加综合性、设计性、探究性实训，让学生在做中思、在思中做。

一、临床医学生基本技能实训的目的

医学教育是我国高等教育的重要组成部分，一名合格的医学生不仅需要掌握更全面的基础知识，还应当将知识熟练地运用到临床，这就需要医学生不断更新及丰富理论知识体系，在实践中促使自身的知识运用能力不断提升，获得更为丰富的临床经验，这对医学生能力培养提出了更高的要求。

以强化医学生临床技能为主导，不仅能够为医学生职业态度及行为的科学创设夯实基础，更能提升现代医学教育与硬性指标的契合度。基本技能实训目标是加快完善符合中医药特点的人才培养模式，传承中医思维方式，创新实践体系，优化教学理念，坚持中西医并重，不断提高医学生临床综合基本技能，最终培养出高质量、高素质、高层次的中医药优秀人才。

二、临床医学生基本技能实训的意义

作为培养"准医师"的主要途径与重要环节的临床实训教学在其中占有很大的比重。临床实训教学起到了巩固和加深理论知识、理论联系实际、培养医学生掌握科学方法与提高动手能

力的重要作用。随着现代医学的不断进步，重视临床实训教学、培养医学生善于思考、掌握发现问题和解决问题的能力具有重要意义。

实训教学与理论教学相比，能更好地激发学生学习的动力和兴趣，在实训教学中引导学生将所学的知识运用到临床实践中，从而锻炼独立思考、综合分析问题和解决问题的能力。实训教学对教学质量的提高也起到了重要的作用，通过开设实训课程，学生带着问题接触知识，通过查阅相关资料，尝试独立解决真实性问题，学习隐含于问题背后的知识、培养自主独立学习的技能、掌握解决临床问题的实际技能。

技能实训不仅有利于巩固、强化理论知识，更重要的是可以通过感性体验认识到理论知识对于实践的指导意义，同时可以使学生了解医师的社会角色和神圣使命，牢固树立以患者为中心的服务理念。医学生也必须经过一定数目的实践操作之后才能成为一名真正的医疗工作者。因此，医学教育必须高度重视和突出实践教学，才能够培养出真正合格的医务人员。

三、技能实训课程设置参考

1. 开设临床前综合能力实训课程，培养学生基本临床素养　在学生开始进入临床见习阶段前，开设临床常用的基础技能实训课程，课程内容为临床各学科的基本技能操作，包括基本职业素质培养、急救技能、外科基本技能、生命体征的监测、实验诊断基础等基本操作。同时将急救培训"以器官-系统为中心"的国际先进教学规范与理念融入课程建设，使标准化流程贯穿始终。

2. 开设入门通科技能实训课程，实现基础与临床的早期融合　在医学生见习阶段，通过开设入门通科技能实训课程，使医学生对中医内科学、外科学、儿科学、针灸学、推拿学、急救学、妇产科学、传染病学等学科常见技能操作有基本认识，培养学生临床接诊能力、针灸运用能力、推拿运用能力、舌脉分析应用能力、病历书写能力、中医骨科运用能力、穿刺运用能力、药品辨识及使用能力等。

3. 开设实习前临床综合思维实训课程，实现临床理论与实践的有机结合　根据医学生临床学习发展特点，在医学生进入临床实习前，开设适用于进入实习前亟须强化的临床综合技能实训课程。内容在入门通科实训内容上拓展延伸，培养针对内、外、妇、儿、针灸、传染病、急救等临床病案的分析能力，以临床真实病例为引导，将理论知识进行多学科交叉融合，培养医学生分析问题和解决问题的能力，调动医学生学习的积极性，依托评价量表客观化评估，螺旋式提升医学生的临床思维与技能水平。

通过本教材的使用，实现基础与临床的初步融合，进一步完善中医临床综合基本技能实训教学培养模式，将实践教学贯穿应用临床型人才培养全过程，逐步实现中医临床实训教学对接社会需求，实训质量的可持续发展，以期最终实现培养中医创新人才、服务社会的目标。

第二节　实训教材编写的框架和思路

一、教材编写框架

本教材精巧地划分为四个核心部分：绪论、上篇、中篇及下篇，旨在精准覆盖中医临床实训技能的核心内容。

　　绪论部分阐述了本教材的编纂宗旨、内容概览及应用建议，深入探讨了临床医学生基本技能实训的目标与价值，以及教材的编写框架和思路，为读者提供了实用的应用建议。

　　上篇着重于临床前的综合能力培养，详细介绍了医学生职业素养的基础培训、生命体征的监测、实验诊断基础、心肺复苏技术及外科基础操作。本篇通过案例驱动的教学方法，强化学生的思想政治教育，提升医患沟通技巧及人文关怀意识，塑造医学生的基本职业素养。详尽介绍了如何准确测量体温、血压、脉搏和呼吸等生命体征，并指导学生正确使用心电监护仪。此外，本篇还涵盖了血液、尿液和粪便常规检查，以及电解质、肾功能、肝功能、心肌酶谱和血脂等血液生化检验，引导学生掌握实验诊断的基本技能。心肺复苏的单人、双人及团队操作流程，以及外科手术中的手部消毒、无菌手套穿戴和手术衣穿着等基础技能也在本篇中得到了细致的讲解。

　　中篇专注于入门级别的通科技能实训，涵盖了内科接诊技巧、外科操作、骨科技能、妇产科技能、儿科技能、五官科技能、针灸技术、推拿操作、感染科基础及药品使用技能。本篇强调了问诊的关键点与技巧，特别是舌诊和脉诊在内科接诊中的重要性，并详细说明了门诊病历的书写要点。常规止血、加压止血的包扎技巧，以及腹部手术的消毒铺巾方法，伤口的清创、缝合和换药技术也在本篇中得到了系统的介绍。骨科常见病的体格检查方法、骨折的复位与固定技巧，妇科与产科检查的要点，新生儿的生理特性与抚触方法，以及小儿推拿疗法等，都在本篇中得到了详尽的阐述。对于五官科，本篇介绍了视力的检查方法，以及使用裂隙灯和检眼镜的检查技巧。耳鼻咽喉科的常规检查方法也将得到细致的讲解。针灸部分将介绍毫针刺法、拔罐、艾灸、三棱针和皮肤针的操作要点。推拿技能方面，将介绍11种常见手法和3种功法，以促进身体健康。最后，本篇还将探讨感染科的布局特点、隔离衣的穿脱步骤及职业暴露后的处理方法，让学生了解相关传染病防治的法律法规。

　　下篇着重于临床综合思维的实训，通过感染科、针灸科、急诊科、内分泌科、脑病科、心血管科、儿科、妇科、呼吸科和外科的10个典型案例，引导医学生深入理解理论知识，激发临床思维，促进基本技能的深入理解和灵活运用，从而提升医学生的综合素质和实践能力。

二、教材编写思路

　　本教材的编写紧密围绕提升医学生的实践操作能力和临床思维能力，紧密结合中医药行业的实际需求和未来发展趋势，强调理论与实践的融合，突出教材的实践性和操作性。在编写过程中，我们特别强调以下几个方面。

　　实践性：教材内容着重于实训操作，将理论知识与临床实践紧密结合，使医学生能够在实际操作中深化对中医理论的理解。

　　系统性：教材内容设计系统而完整，从临床前的综合能力培养到临床通科技能实训，再到案例引导的临床综合思维实训，层层递进，形成一个连贯的整体。

　　规范性：实训操作严格遵循规范步骤，提供各技能操作的评分标准，以评价促进学习。

　　创新性：在传承中医临床思维的基础上，注重融入思政教育和人文关怀，强化医学生的职业道德，推动医学与人文的深度融合。

　　真实性：通过丰富的真实病例分析，帮助医学生理解中医理论在临床实践中的应用，提升解决实际问题的能力。

　　在编写过程中，我们还特别关注教材的易读性和实用性，采用简洁明了的语言和生动的图表进行表述，以便医学生更好地理解和记忆。

第三节　实训教材的应用建议

　　实训教材以提升中医本科学生专业素养为目标,其课程内容围绕中医类五年制本科学生教学大纲要求,结合中医师岗位胜任力第二阶梯考核技能考试、国家执业医师技能考试及国家技能大赛的大纲要点,教材内容既符合临床实境特点,又遵循理论联系实际且相互促进的规律,能够满足学生在本科不同学习阶段的需要,循序渐进、分类分级开展针对性训练。在初期,以学生开始进入临床见习阶段前的通科基本技能为主;中期为见习阶段的入门级别通科技能实训,涵盖了多学科的基础知识及药品使用技能,后期则是在学生进入临床实习前进行进阶训练,强化临床思维培养。本教材优选改编临床真实典型案例,融入医患伦理等思政内涵,进一步培养学生综合性思维和解决实际复杂临床问题的能力。

　　本教材精准解读知识要点和核心概念,梳理需要医学生重点掌握的理论、实操技能、临床思维病案等要素,同时注重将中医药的科技进展和创新成果转化为教学素材,贯彻多方协同配合、模式持续优化、内容与时俱进的教学理念。本教材有以下应用建议。

一、与中医临床医学生本科阶段临床技能实训课程配套使用

　　《临床技能实训》是《中医临床综合基本技能实训》课程的配套教材,实践教学需要注重系统性、针对性和应用性,制订了适配程度高的融合教学大纲,强化本科生多学科综合应用能力培养。具体学科方面主要包含内科学、外科学、妇产科学、儿科学（含新生儿）、西医诊断学、中医诊断学、针灸学、推拿学、急诊学、骨伤科学、传染病学、中西药识别与应用等,实训课程具体细分为临床前综合能力实训、入门通科技能实训和临床综合思维实训3个阶段,精准对应进入临床阶段亟须强化临床综合技能的本科生,根据学生群体在不同学习阶段的知识储备和认知水平等特点,分层次、分难度、分阶段开展模块化培养。

二、可作为辅助各级考试备考的工具,通过使用教材切实提升学习效率和学以致用能力水平

　　中医师岗位胜任力第二阶梯考核测试主要评价中医学类（本科）专业学生在完成全部理论学习,进入临床实习前,是否具备本阶段应具备的医学人文素养、医学基本理论知识和临床基本技能。国家执业医师考试是对医学生在专业知识、技能、业务能力等方面更深入、更全面、更具实战性的考核。中医学类大学生技能大赛是将医学理论知识与技能内化为临床服务能力。各级的考核中的技能部分是重点也是难点,包括重点要求掌握的中医基本操作和西医基本操作,是医学生向初级医师的重要转变期,更是未来向医学科学家、医学发明家发展的重要阶段。本教材依据考核大纲的要求编写,配套规范操作视频及评分标准,是日常教学及考试复习的重要参考资料,为医学生将来更好的发展打下坚实的基础。

三、充分地发挥实训中心作为各类各级临床医师培训平台的作用,让实训教材成为其重要的教学资源

　　依托临床技能实训课程,更好地发挥实训中心作为各类各层级临床医师培训培养平台、创新孵化基地的重要作用。模拟医院是一所集教学、科研、技能培训和考核为一体的、高度集中

化的"小型教学仿真医院"，得益于高新技术的广泛应用和普及，被越来越多的人接受与认可，目前在很多医学院校都处于积极探索、创新发展的阶段。根据专家共识，新兴教学模式已逐渐成为主流，模拟医学教育也是医学教育发展的必然趋势。模拟医院作为一个开放的医药人才培养机构，是高水平临床综合实训与考试的重要平台，秉承"医教融合、科教融合、医管融合、医药融合、医文融合"的设计和建设理念，以建设"专业化""现代化""智慧化""国际化"为目标。依托目前的临床技能实训课程，充分利用模拟医院的优质教学资源，并配合本教材的规范操作视频、考核评分标准，实现培养具有中医思维、具备扎实临床技能的中医人才的目标，是打造实用型、应用型人才队伍的重要抓手，使临床技能与理论知识更加融会贯通，以科技创新、大数据支撑、人工智能等深度赋能中医药教学的现代化发展。

临床技能实训课程和模拟医院的建设相得益彰，充分满足了"以考促学，以考促教，以考促用"的要求，紧贴考试要求开展教学和训练前置模拟考试情景，使医考生更好地适应各类考场环境和考试环节。这为医疗卫生人才提供了更可靠、更规范的训练，有助于实现优化诊疗流程、提升医疗质量和安全的目标，为进一步提升中医医疗服务水平，满足人民群众健康需求，实现中医事业高质量发展提供人才保障。

上 篇
临床前综合能力实训

第一章

医学生的职业道德素质培养

医学生的基本职业素养培养是医学教育的重要组成部分，它涵盖了专业知识、技能操作、医学伦理等多个方面，其中职业道德素质培养尤为重要。在职业道德素质培养中，医患沟通与人文关怀更是不可或缺的关键要素，它们直接关系到医疗质量、患者满意度及医疗行业的形象等。习近平在党的二十大报告中指出"育人的根本在于立德。全面贯彻党的教育方针，落实立德树人根本任务，培养德智体美劳全面发展的社会主义建设者和接班人"，强调了德育的重要性，仁心、道德在医患沟通与人文关怀中也尤为重要，对于医学生的职业道德素质培养具有重要意义。本章旨在深入剖析医患沟通与人文关怀的定义、内涵及实质，以及结合党的二十大精神将思政融入课堂教学。本章分为两节，第一节重点介绍医患沟通与人文关怀的定义与实质、价值及评价标准；第二节重点介绍医患沟通与人文关怀教育的目标、临床实践，以及加强医患沟通与人文关怀教育的实施路径，同时通过展示思政案例进一步体现医学生职业道德素质培养过程。

第一节　医患沟通与人文关怀

随着医学的发展，不断更新的理论知识及临床技能无时无刻不提示着我们医疗技术水平一直处于日新月异的攀升状态。然而，医师和患者之间的信任度却没有随着诊疗技术的提高而得到相应的提升，甚至医患之间的矛盾日益尖锐。医学技能的高度发展与人文关怀的相对薄弱形成了鲜明的反差。习近平总书记在党的二十大报告中强调"健康中国"，把保障人民健康放在优先发展的战略位置，医学教育是保证我国人民健康的关口，对于医学人才的培育，仅仅把重点关注在理论知识和诊疗技术的培养上远远不够，医患沟通与人文关怀作为医疗服务中不可或缺的重要组成部分，对于提高医疗质量、增进医患关系、促进患者康复具有重要意义。明确医患沟通与人文关怀的定义、认识医患沟通与人文关怀的重要性及探索其如何体现在医疗实践中的方法，是当前医学生培养当中需要不断加强的关键一环，专业技能和医患沟通及人文关怀并重，才能培育出更符合新时代国家和社会需要的综合性医疗人才，才能更好地促进社会和谐稳定发展。

一、医患沟通与医疗人文关怀的定义与实质

（一）医患沟通的定义与实质

医患沟通狭义上是指医务工作人员或医疗群体和患者及其亲属、监护人、单位组织等进行

个人与个人或个人与团体成员之间的沟通。广义上是指医师和患者及其家属之间进行信息交流和情感沟通的过程。在医疗实践中，医患沟通不仅包括医务人员向患者及其家属传递疾病诊断、病情轻重程度、治疗方案及预后等医疗信息，还涉及倾听患者的症状、需求、担忧和期望，解答患者及其亲属的疑虑和困惑，以及建立医患互信关系等方面。医患沟通涉及言语、非言语和书面沟通，医师需要运用适当的沟通技巧，如倾听、表达同理心、清晰表达医学信息等，以确保医患间信息传递的准确性和有效性。此外，医师还应该尊重患者的意见和选择，积极回应患者的疑虑和问题，建立起一种积极、合作的沟通氛围。

伴随时代的进步，医学模式早已由"以疾病为中心"发展到"以患者为中心"的生物-心理-社会医学模式，当下，患者不应仅仅被视为一个"生病的个人"以至于治疗角度均以治疗躯体疾病为出发点，而应考虑到患者包括心理因素、社会因素等多个层面，此时，医患沟通的实质则显得尤为重要，只有领悟医患沟通的实质，才能更好地把握医患沟通的技巧，达到医患间进行良好沟通的目标。究其本源，医患沟通其实是治疗性沟通，旨在建立互相信任、开放的良好医患关系。在医疗保健中，医患双方围绕伤病、诊疗、健康及相关因素，通过全方位多途径交流，科学地指引诊疗患者。这种沟通不仅涉及医学知识和技能的传递，更包括情感、信任、尊重等人文元素的交流。通过有效的医患沟通，可以增进医患之间的理解与合作，提高医疗效果，促进患者康复，同时也有助于提升医务人员的职业素养和医疗服务质量。医患沟通有其特定的内容、形式和目的，受到职业情感和专业知识技能的影响。在沟通过程中，医务人员应为主导，但也应充分关注到患者的表达，通过有效的沟通技巧和人文关怀，与患者建立起良好的信任关系，共同面对疾病和治疗的挑战。同时，医患沟通也是防止医患之间出现冲突的重要手段。通过充分的沟通，可以减少误解和疑虑，增强患者对医疗过程和结果的信任感，从而维护和谐的医患关系。因此，医患沟通的实质是一种全方位、多层次的信息和情感交流，旨在实现医疗目标的同时，提升患者的生活质量和满意度，促进医患关系的和谐发展，达到促进患者全面康复的目的。

（二）医疗人文关怀的定义与实质

医疗人文关怀是指在医疗及护理过程中注重患者的人文需求和尊重患者作为独立个体的价值观的专业医疗服务素养，是医务人员对患者的身心健康进行全面关注，尊重患者的人格尊严、文化背景和价值取向，充分重视患者群体中每一位患者作为个体存在的客观现实，并关注患者的生活质量、心理健康和社会支持等的能力。人文关怀精神强调不仅关注疾病的治疗，还应注重患者的生存品质和如何提升患者的内在幸福感。除了专业的医疗技术和治疗方法外，人文关怀更着眼于医护人员对患者的爱护、尊重、理解和支持，以及提供患者在身体、心理和社会层面全方位的关注。人文关怀的核心是将患者视为整体的个体，不仅关注其疾病和症状，还关注其情感、信仰、价值观等方面。医护人员在提供医疗护理的过程中应该尊重患者的权利和选择，倾听患者及其家属的合理需求和意见，积极与患者及其家属进行有效的沟通和互动，建立起一种尊重和信任的和谐关系。人文关怀提倡医护人员对患者进行情感支持、心理抚慰和社会关怀，从而辅助患者应对疾病和治疗过程中的困难与挑战，促进患者的身体康复和心理健康。

医疗人文关怀的实质是对人的尊严、生命和健康的尊重与关爱，强调在医疗过程中，医务人员应以人道精神为核心，真诚关怀和照顾患者的生命与健康、权利与需求、人格与尊严。这不仅仅是一种职业要求，更是对人类精神的体现和追求。医疗人文关怀要求医务人员在提供医疗服务时，不仅要关注患者的生理疾病，还要关注他们的心理、社会和环境因素，将患者视作独立、自主的个体，尊重他们的决策和选择，听取他们的需求和意见。这种关怀体现在医疗技术的专业性、医护人员的热情和责任心、医疗环境的整洁和温馨等方面，旨在为患者提供最优质的医疗体验。医疗人文关怀还强调对患者权利和利益的保障,医疗机构应建立完善的患者投诉处理机制,及时解决患者的问题和困惑,确保患者在接受医疗服务的过程中感受到尊重和关爱。综上所述,医疗人文关怀的实质是尊重人的价值,关心人的利益,以人道精神为基础,全面、深入地关注患者的身心健康和生命尊严,为患者提供全方位、个性化的医疗服务。这不仅有助于提升医疗服务的质量和效果,也有助于构建和谐的医患关系,促进社会的和谐稳定发展。

二、医患沟通与人文关怀的价值

医患沟通与人文关怀在医疗服务中具有不可替代的重要作用。首先,良好的医患沟通与人文关怀可以建立医师和患者之间的信任、合作关系,有利于医师更好地了解患者的病情和需求,提高诊疗准确性,减少误解和不良事件的发生,提升医疗服务的质量和效率。其次,良好的医患沟通与人文关怀可以使患者感受到医务人员的关爱和尊重,增强患者的治疗信心和康复意愿,改善患者的心理健康水平,提高患者对治疗的整体依从性,有助于改善患者预后。此外,良好的医患沟通与人文关怀也有助于减少医疗事故和医疗纠纷的发生,提升医疗服务的质量和满意度,实现更加人性化和综合性的医疗服务。总之,医患沟通与人文关怀是医疗服务过程中不可或缺的重要环节,重视医患沟通与人文关怀素质的培养,有利于医学生的全面发展。在医疗实践中,良好的医患沟通与人文关怀不仅关系到患者的治疗效果和就医体验,更对医务人员的职业素养和医疗行业的整体形象有着深远的影响。

(一)医患沟通的价值

1. 促进诊断的准确性 有效的医患沟通有助于医师全面了解患者的病情、病史、家族史等信息,从而做出准确的诊断。通过与患者的真诚关切且深入的交流,医师可以获取更多关于患者症状的细节,以及患者的心理状态和社会背景,这些都有助于医师制订更为精确的治疗方案。

2. 提高治疗效果 良好的医患沟通能够增强患者对医师的信任感,提高患者的治疗依从性。当医师能够耐心倾听患者的疑虑和担忧,并给予充分的解释和安慰时,患者往往更愿意配合治疗,从而提高治疗效果。此外,有效的沟通还能帮助医师及时发现患者可能出现的不良反应或并发症,以便及时调整治疗方案。

3. 减少医疗纠纷 医患沟通不畅是导致医疗纠纷的主要原因之一。当医师未能及时充分解释治疗方案、手术风险等信息时,患者及其家属可能会产生误解和疑虑,进而引发纠纷。通过加强医患沟通,医师可以及时向患者及其家属传递正确的医疗信息,消除患者及家属的疑虑和不安,进而取得患者的理解、信任,对于急危重症而言,第一时间向患者家属充分告知患者病情,使得患者家属对治疗方案有清晰的理解,并对病情整体预后有明确的认知,有助于家属建立对患者预后的正确认知,从而减少医疗纠纷的发生。

(二)人文关怀的价值

1. 提升患者满意度 人文关怀体现在医务人员对患者的关心、尊重和同情上。当医务人员能够以患者为中心,关注患者的需求和感受时,患者往往能够感受到温暖和关爱,从而提升对医疗服务的满意度。这种满意度的提升有助于增强患者对医院的信任感,进而促进医患关系的和谐发展。

2. 促进患者康复 人文关怀在患者康复过程中起着重要的作用。医务人员的关心和鼓励能够激发患者的积极情绪,增强患者的信心和勇气,从而有助于患者更快地康复。此外,医务人员的耐心倾听和细致照顾还能帮助患者缓解焦虑和抑郁等负面情绪,提高患者的生活质量。

3. 塑造良好的医疗形象　人文关怀是医疗行业精神文明的体现。通过加强人文关怀，医疗机构能够塑造出温馨、和谐、人性化的就医环境，从而提升医院的整体形象。这种良好的形象能增强社会对医疗行业的认同感和尊重感。

医患沟通与人文关怀在医疗实践中是相互促进、相辅相成的。有效的医患沟通有助于医务人员更好地了解患者的需求和感受，从而更有针对性地进行人文关怀；而人文关怀的实施又能增强医患之间的信任感和理解度，为医患沟通创造更好的条件。因此，在医疗实践中，医务人员应将医患沟通与人文关怀紧密结合起来，共同提升医疗服务的质量和水平。

三、医患沟通与人文关怀的评价标准

医患沟通与人文关怀在医疗实践中扮演着至关重要的角色，它们不仅是医疗质量的重要体现，更是构建和谐医患关系、提升患者满意度和就医体验的关键因素。因此，对医患沟通与人文关怀是否恰当进行评价，对于改进医疗服务质量、提升医务人员职业素养具有重要意义。

（一）医患沟通的评价标准

1. 信息传递的准确性　医患沟通的首要任务是确保医疗信息的准确传递。医务人员应清晰、准确地解释病情、治疗方案、手术风险等相关信息，避免使用过于专业或模糊的术语，以免患者产生误解。同时，医务人员还需耐心倾听患者的疑虑和需求，及时解答问题，确保患者能够充分理解并做出明智的决策。

2. 沟通态度的友善性　医务人员的沟通态度直接影响到患者的就医体验。友善、尊重的沟通态度能够增强患者的信任感和满意度，有助于建立和谐的医患关系。医务人员应尊重患者的人格尊严、宗教信仰等，避免使用不当的言辞或做出不当的行为，保持耐心和同理心，关心患者的感受和需求。

3. 沟通方式的多样性　不同的患者具有不同的文化背景、性格特点和沟通需求，因此，医务人员需要采用多样化的沟通方式，以满足不同患者的需求。例如，对于文化程度较低的患者，医务人员可以采用更加通俗易懂的语言进行解释；对于情绪紧张的患者，医务人员可以采用安抚、鼓励等方式进行沟通。

（二）人文关怀的评价标准

1. 对患者需求的关注程度　人文关怀的核心是以患者为中心，关注患者的需求和感受。医务人员应主动询问患者的需求，了解他们的生活习惯、宗教信仰等方面的信息，为患者提供个性化的服务。同时，医务人员还需关注患者的心理和社会需求，提供必要的心理支持和社会援助。

2. 对患者权益的尊重程度　尊重患者的权益是人文关怀的重要体现。医务人员应尊重患者的知情权、选择权和隐私权，确保患者在接受治疗过程中享有充分的自主权。在涉及患者的决策时，医务人员应充分征求患者的意见，尊重患者的选择。同时，医务人员还需保护患者的隐私，避免泄露患者的个人信息和病情。

3. 对患者就医环境的改善程度　营造温馨、舒适的就医环境是人文关怀的具体体现。医疗机构应提供整洁、安全、便捷的就诊环境，为患者提供优质的医疗服务。同时，医疗机构还可以通过设置休息区、提供便民设施等方式，为患者提供更加人性化的服务。此外，医务人员还可以通过礼貌用语、微笑服务等细节，营造和谐温馨的医患关系。

（三）综合评价标准

在评价医患沟通与人文关怀是否恰当时，需要将上述标准进行综合考量。具体来说，可以从以下几个方面进行评价。

1. 患者满意度　是评价医患沟通与人文关怀效果的重要指标。通过问卷调查、访谈等方式，了解患者对医务人员的沟通态度、信息传递、人文关怀等方面的满意度，从而判断医患沟通与人文关怀是否恰当。

2. 医疗服务质量　是评价医患沟通与人文关怀效果的客观依据。通过评估医疗过程的安全性、有效性、及时性等方面，可以判断医患沟通与人文关怀是否有助于提升医疗服务质量。

3. 医务人员职业素养　是评价医患沟通与人文关怀是否恰当的关键因素。通过观察医务人员的沟通技巧、人文关怀意识、职业道德等方面的表现，可以判断医务人员的职业素养是否达到要求。

第二节　医患沟通与人文关怀教育

在医疗实践中，医患沟通与人文关怀是构建和谐医患关系、提升医疗服务质量的重要手段，不仅体现了医务人员的职业素养和道德情操，更直接关系到患者的就医体验和健康福祉。因此，临床中有效的医患沟通与人文关怀，是医学生培养过程中需要重点关注的一环。

一、医患沟通与人文关怀教育的目标

医患沟通与人文关怀教育旨在培养具备高度职业素养和人文关怀精神的医学人才，以更好地满足患者的医疗需求，促进医患关系的和谐发展，并推动医疗行业的持续进步。

首先，医患沟通教育的核心目标是从学生时代开始培养进而最终提升医务人员的沟通能力。这包括培养医学生掌握有效的沟通技巧，如倾听、表达、反馈等，以确保信息的准确传递和理解。同时，医学生还需要学会如何建立信任、理解患者需求、处理患者疑虑，以及在不同文化背景下进行有效沟通。通过这些沟通能力的提升，可以增进医患之间的信任与合作，减少误解和冲突，从而改善患者的就医体验及整体预后。

其次，人文关怀教育的目标在于培养医学生对患者的人文关怀精神。这包括尊重患者的人格尊严、关注患者的心理和社会需求、提供人性化的医疗服务等。医务人员需要学会站在患者的角度思考问题，关注患者的感受和体验，除了针对患者身体的疾病进行治疗外，更要为患者提供适当的温暖、关爱和支持。通过当下加强对医学生人文关怀精神的培育，使得越来越多具有高素质的综合医学人才走向医疗工作岗位，可以让患者感受到医务人员的关心与尊重，增强患者的信任感和满意度，进而促进医患关系的和谐发展。

此外，医患沟通与人文关怀教育还致力于培养医学生的职业道德和社会责任感。医学生需要从学生时代就清楚地理解到医务人员需要认识到自己的职业使命和社会责任，积极投身到医疗事业中，为患者提供高质量的医疗服务。同时，医学生还需要关注社会热点问题，积极参与公共卫生事业，储备能力以期未来为推动医疗行业的持续进步贡献自己的力量。

教育是国之大计、党之大计，加强医学教育，提升医患沟通与人文关怀教育的培养可以使得未来医疗行业中出现更多具备高度职业素养和人文关怀精神的医学人才。通过学生时期的学习，深入内化医学人文精神，锻炼医患沟通技巧，整体提升医务人员的沟通能力和人文关怀精神，可以改善患者的就医体验，促进医患关系的和谐发展，促进患者身心的康复，并推动医疗行业的持续进步，从而有助于提高医疗服务质量，保障人民健康福祉，推动社会的和谐稳定发展进程。

二、医患沟通与人文关怀教育的临床实践

（一）临床中的医患沟通

1. 倾听与尊重　倾听是医患沟通的基础。医务人员应耐心倾听患者的诉说，了解他们的病情、需求和疑虑。在倾听过程中，要尊重和关心患者，避免打断或轻视患者的陈述。通过倾听，医务人员可以更好地理解患者的心理状态和疾病状况，为后续的治疗和护理提供依据。

2. 解释与说明　医务人员应向患者详细解释疾病的病因、治疗方案、预期效果及可能存在的风险。在解释过程中，要使用通俗易懂的语言，避免使用过于专业的术语，以免患者产生误解。同时，医务人员还应根据患者的实际情况和接受能力，调整解释的内容和方式，确保患者能够充分理解并做出决策。

3. 情感交流与支持　情感交流是医患沟通的重要组成部分。医务人员应关注患者的情感变化，及时给予安慰和鼓励。在患者面临困难和挑战时，医务人员应表现出同情和理解，帮助患者树立战胜疾病的信心。此外，医务人员还可以通过开展心理咨询、健康教育等活动，为患者提供全方位的支持和帮助。

（二）临床中的人文关怀

1. 关注患者需求　人文关怀的核心是以患者为中心，关注患者的需求和感受。医务人员应主动询问患者的需求，了解他们的生活习惯、宗教信仰等方面的信息，以便为患者提供更加个性化的服务。同时，医务人员还应关注患者的心理和社会需求，为患者提供必要的心理支持和社会援助。

2. 尊重患者权益　是人文关怀的重要体现。医务人员应尊重患者的知情权、选择权和隐私权，确保患者在接受治疗过程中享有充分的自主权。在涉及患者的决策时，医务人员应充分征求患者的意见，尊重患者的选择。同时，医务人员还应保护患者的隐私，避免泄露患者的个人信息和病情。

3. 营造温馨的就医环境　是人文关怀的具体体现。医疗机构应提供整洁、舒适、安全的就医环境，为患者提供便捷的就诊流程和优质的医疗服务。同时，医疗机构还可以通过设置休息区、提供便民设施等方式，为患者提供更加人性化的服务。此外，医务人员还可以通过礼貌用语、微笑服务等细节，营造温馨和谐的医患关系。

三、加强医患沟通与人文关怀教育的实施路径

医学院校、医院和医疗机构应该加强对医患沟通与人文关怀的教育和培训，建立健全医患沟通与人文关怀机制，提升医学生、医务人员的专业素养和服务水平，促进和谐医患关系的建立，以促进医学教育及医疗整体发展。

（一）加强医学生和执业医务人员的教育培训

医学院校除了教授医学专业知识及技能外，应大力加强医学人文相关的教育，从学生时代强化医务工作者对医患沟通与人文关怀的认识与理解。同时，医疗机构应加强对医务人员的培

训，提高医务人员的沟通技能和人文关怀意识。通过定期举办沟通技巧培训、人文关怀讲座等活动，帮助医务人员掌握有效的沟通技巧和人文关怀方法，提升医疗服务水平。

（二）强化医德医风建设

医德医风是医患沟通与人文关怀的重要支撑。医学院校应加强相关教育，同时医疗机构应加强对医务人员的医德医风教育和管理，引导医务人员树立正确的价值观和职业观。此外，还可以通过表彰先进、树立典型等方式，激发医务人员的积极性和创造力，以推动医德医风建设。

（三）加强思想政治教育

医患沟通与人文关怀教育是医学生思想政治教育的着力点。思想政治教育强调以人为本，强调思想引领，强调道德教育，强调了解人的思想品德的形成、发展、变化的规律，以及对人开展思想政治教育的规律。医学生对这些规律的认识和把握，有助于促进医患沟通与人文关怀。

医德为本，医术为根，临床医学教育的终极目标是"德医双馨"。从"思政课程"向"课程思政"转化是高校思想政治教育的一个崭新命题。课程思政指以构建全员、全程、全课程育人格局的形式将各类课程与思想政治理论课同向同行，形成协同效应，是把"立德树人"作为教育根本任务的教育理念。医学生区别于其他大学生最显著的特点就在于他们所学专业与人的生命关联最为紧密、最为直接。医学专业"课程思政"教育不是简单地增设思想政治教育方面的课程，也不是空泛的理论宣教，而是要建立在医学院校课程思政价值观的基础之上，以"立德树人"作为发展的目标，以医学生职业素质培养为载体，结合深厚的中国传统文化理念和人文素材，春风化雨、润物无声。在课程教学中应注重加强医德医风方面的教育，着力培养学生"敬佑生命、救死扶伤、甘于奉献、大爱无疆"的医者精神，加强医者仁心教育，在培养精湛医术的同时，要教育引导医学生始终把人民群众的生命安全和身体健康放在首位，尊重患者，善于沟通，不断提升人文修养与综合素质，提升依法应对重大突发公共卫生事件的能力，做党和人民信赖的好医师。推进课程思政的建设要深入梳理专业课程教学内容，结合课程的特点、思维方法与价值理念，深入挖掘课程思政元素，有机融入课程教学。

思 政 案 例 一

习近平总书记在党的二十大报告中指出："创新医防协同、医防融合机制，健全公共卫生体系，提高重大疫情早发现能力，加强重大疫情防控救治体系和应急能力建设，有效遏制重大传染性疾病传播。"面对突如其来的新冠疫情，应积极发挥中医药的优势，保护人民的生命安全及健康。

北京中医药大学中医学院温病教研室教授、主任医师谷晓红，在温病学的讲课中，充分融合思政内容，有很好的示范作用。从新冠疫情引出课程，导入中医的温病理论进行延伸，通过介绍温病学的"前世"，介绍中医药抗疫的历史与发展，早在《素问》中就有"五疫之至，皆相染易，无论大小，病状相似"的记载。到东汉末年，《伤寒论·伤寒例》记载了"疫气"。至晋朝葛洪的《肘后备急方》中最早记载了对天花、沙虱病（即恙虫病）的认识，早于西方近1700年，并且记载了最早的预防与治疗疫病的专方，青蒿绞取汁治疗疟疾出自其中。诺贝尔生理学或医学奖获得者屠呦呦正是从中医药经典著作中得到启发研制出青蒿素。两宋时期，已经逐渐建立起传统医药卫生防治制度，比如集中隔离的古代"方舱医院"等。到明清时期，传染病学家、瘟疫学家吴有性编写了《温疫论》，成为我国医学发展史上一部论述急性外感传染病的专著。吴有性的创新精神，救死扶伤、奋不顾身为患者着想的精神值得我们学习。温病学的"前世"包括青蒿素的提取及"方舱医院"体现了中医药的传承和发展。

谈到温病学的"今生"——抗击新冠疫情，引出 2020 年年初，新冠疫情突如其来，人民群众的健康遭受前所未有的挑战，医护人员临危受命，奔赴一线，打响一场没有硝烟的"战疫"。通过组建北京中医药大学援鄂国家中医医疗队，无惧生死，积极抗疫，突出国家需要、人民需要、义无反顾的精神。在培养医学生精湛医术的同时，教育引导他们始终把人民群众的生命安全和身体健康放在首位，尊重、关爱生命。

在治疗过程中，通过辨病和辨证论治，结合中药方剂，配合中医外治使用针灸、耳穴、艾灸、放血、健身功法、精神支持等方法，通过多种方法取得更好的综合疗效。同时强调康复及预防。中医药治疗讲求"未病先防，既病防变"，关注疾病预防、治疗及康复的全过程。习近平总书记指出："中西医结合、中西药并用，是这次疫情防控的一大特点，也是中医药传承精华、守正创新的生动实践。"最后总结升华，对青年学子进行鼓励，鼓励青年学子们，对中医药未来充满自信。坚定文化自信、中医药自信，以社会主义建设者和接班人的使命担当，传承精华，守正创新！

思 政 案 例 二

党的二十大报告中强调"推进健康中国建设"。要把保障人民健康放在优先发展的战略位置，完善人民健康促进政策。

在心肺复苏实训课程中，应充分融合思政内容。随着经济的快速发展，生活节奏的加快，人们压力也越来越大，猝死的发生越来越多，而救治成功率则不容乐观，提示医学生掌握好急救技能的紧迫性及必要性。通过介绍唐子人医师在美国救助室外猝死患者、北京中医药大学学生在地铁站成功救治猝死患者，强调"生命可贵""时间就是生命"的认识和"救死扶伤"的精神。

介绍心肺复苏的中医渊源，一提到心肺复苏或人工呼吸，大家可能想到这是现代医学技术，是西医创立的，其实早在东汉时期，张仲景就已创立了心肺复苏和人工呼吸，他曾经用来成功救治了自缢的患者。强调"人工呼吸法"——"徐徐抱解，不得截绳，上下安被卧之，一人一脚踏其两肩，手少挽其发，常弦弦勿纵之，一人一手按揉胸上，数动之，一人摩捋臂胫，屈伸之"。培养中医文化自信，引导学生要有当代中医人的国际视野和历史使命，正如习近平总书记在党的二十大报告中提出的"促进中医药传承创新发展"。

在心肺复苏教学过程中，强调高质量的心肺复苏，要加强急救技术的练习，只有反复地练习，熟练地掌握，才能提高救治成功率。在高级心肺复苏过程中强调急救是一个团队，从来不是单枪匹马，强调集体、团队观念，积极配合以达到最好的抢救效果。全程反复强调高质量心肺复苏，力求抢救成功，鼓励大家"知道救""敢于救""救得活"，坚持不忘初心、牢记使命，矢志不渝护佑人民群众生命健康。

思 政 案 例 三

习近平总书记在党的二十大报告中指出："教育是国之大计、党之大计。培养什么人、怎样培养人、为谁培养人是教育的根本问题。"在中医急诊学猝死章节教学过程中，通过急救案例引入，突出急诊学的重要性及学好急危重症的必要性。通过展示影视视频中对窒息、过敏、猝死抢救的过程，突出"时间就是生命""医者仁心""提高医疗技术的重要性"。通过视频引入，增加学生兴趣，使学生对于急救建立信心，对学习有欲望，强调生命至上，时间就是生命。

同时引出抢救成功的前提就是有扎实的基础知识，注重人才培养，介绍猝死相关知识，强化实践内容，让学生掌握"心肺复苏、气管插管、电除颤、海姆利希手法"等急救技能。在抢救过程中，强调与家属的沟通，从家属的角度去考虑问题，使沟通有温度，有内容。同时强调预防大于治疗，"未病先防"，可以通过"五禽戏""八段锦"等进行调摄，增强国民体质及健康。党的二十大报告强调"健康中国"，把保障人民健康放在优先发展的战略位置，倡导文明、健康的生活方式。因此在课程中通过强调"未病先防"的理念，让人民群众注重日常锻炼，精神调摄，强身健体，就是让人民群众生活更加美好！

第二章

生命征评估

第一节 生命体征

【培训目标】 训练生命体征的检查及监测方法。

【培训要求】 掌握体温、脉搏、呼吸、血压的测量及要领，增强观察患者病情变化的责任意识与能力。

生命体征包括体温（body temperature，T）、脉搏（pulse，P）、呼吸（respiration，R）、血压（blood pressure，BP）四项内容。生命体征可反映人体的生理功能状态，在疾病状态下生命体征可反映病情的轻重和危急程度。生命体征有一个正常范围区间，但受多种因素影响，人群中存在个体差异。

【训练步骤和方法】

一、实训前准备

1. 场所 模拟医院或实训中心（实训室）、门诊诊室或病房床单位。

2. 物品准备 容器 2 个（一个备有已消毒的体温计，另一个将用于盛放测温后的体温计）、含消毒液的纱布、血压计、听诊器、计时器、笔、记录本。

二、实训步骤和方法

1. 基础理论讲授 带教老师先理论讲授测量生命体征操作规程及要领。重点强调如何避免操作过程中容易导致测量偏差的因素。

2. 操作示范 带教老师进行规范化的分解步骤的操作示教，边操作边进行操作要领的讲解。

3. 学生练习 学生分组进行操作练习，带教老师巡视并及时指导、纠错。

4. 操作考核 设置临床情景，学生进行课后独立操作，并进行现场评分。

5. 教师总结 重点讲解现场发现的主要问题及操作的难点。

【操作步骤与方法】

一、适用场景

所有门诊或住院的患者。

二、规范操作步骤及方法

1. 体温测量的标准操作规程（水银温度计）

准备	医师准备	衣帽整洁，戴口罩、帽子，洗手
	患者准备	测温前 30min 左右避免运动、进食或冷热饮、冷热敷、沐浴、灌肠、足浴等影响因素
	用物准备	容器 2 个（一个备有已消毒的体温计，另一个将用于盛放测温后的体温计）、含消毒液的纱布、计时器、笔、记录本。如需测量肛温，则另备润滑油、棉签、卫生纸
	人文关怀	向受检者告知检查目的、注意事项及配合要点
操作过程	检查体温计读数在 35℃以下	
	口测法　将口表水银端斜放于受检者舌下，嘱受检者紧闭口唇，用鼻呼吸，勿用牙咬体温计。测量 5min	
	肛测法　受检者取侧卧、俯卧或屈膝仰卧位，暴露臀部，肛表水银端涂以润滑剂，操作者一手分开臀部，另一手将肛表徐徐旋转插入肛门，深达体温计的一半。婴幼儿可取仰卧位，操作者一手握住患儿双踝，提起双腿，另一手将已润滑的肛表插入肛门（婴儿 1.25cm，幼儿 2.5cm），握住肛表，并用手掌根部和手指将双臀轻轻捏拢并固定。测量 5min	
	腋测法　擦干腋窝汗液，将体温计放于受检者腋窝深处，体温计紧贴皮肤，嘱受检者屈臂过胸，上臂将体温计夹紧。测量 10min	
操作后处置	留置规定时间后，取出体温计，用消毒纱布擦拭，读数	
	将使用过的体温计放入专用的容器中待消毒	
	协助受检者穿衣、裤，取舒适体位	
	洗手	
	记录体温，绘制体温单	

2. 脉搏和呼吸测量的标准操作规程

准备	医师准备	衣帽整洁，戴口罩、帽子，洗手
	患者准备	测温前 30min 左右避免运动、进食、情绪激动等影响因素
	用物准备	计时器、笔、记录本
操作过程	受试者取卧位或坐位，伸展手腕。检查者右手手指并拢，以食指、中指和无名指指腹平放在受检者右手桡动脉近手腕处，至少计数 30s 脉搏搏动次数。如测定时间为 30s，则将所得数值乘 2 即为脉率。测量时需注意脉搏节律、强弱及血管壁弹性等情况	
	同时观察受检者呼吸，计数胸廓起伏频率，计数 30s，将所得数值乘 2 即呼吸频率。测量时注意观察呼吸的节律及深度	
操作后处置	洗手	
	记录脉率及呼吸频率	

3. 血压测量的标准操作规程

准备	医师准备　衣帽整洁，戴口罩、帽子，洗手
	患者准备　受检者应保持安静，测量前应休息 5min 以上，测量前 30min 禁止吸烟、饮咖啡等，排空膀胱
	用物准备　血压计、听诊器、笔、记录本
	人文关怀　向受检者告知检查目的、注意事项及配合要点
操作过程	打开血压计开关，检查水银柱是否与"0"点平齐
	使受检者肘部与心脏右心房在同一水平（坐位时平第四肋软骨、卧位时平腋中线）
	使受检者裸露右上臂并外展 45°，束带褶理平顺整齐，下缘距肘 2～3cm，松紧适宜，一般以伸进 1 指为宜。橡皮带不应折叠
	充气　检查者先于肘窝处触知肱动脉搏动，再将听诊器体件置于受检者肱动脉上，不宜将体件塞在袖带下，轻压听诊器体件。用橡皮球将空气打入袖带，待动脉音消失再继续注气使水银柱再升高 20～30mm
	放气　缓慢放气（2～6mmHg/s），听到第一个声音时水银柱所表示之刻度即为收缩压，继续放气使水银柱继续下降，待音调突然明显消失时即是舒张压（个别声音不消失者，可采用变音值作为舒张压并加以注明）。读数时，视线与水银柱顶端及刻度线平齐
	复测　相隔 2min 重复测量，重复测量时应使水银柱下降到"0"点后再向袖带内打气。取两次读数的平均值记录。如果两次测量的收缩压或舒张压相差＞5mmHg，则相隔 2min 后再次测量，取三次读数的平均值
操作后处置	解下袖带，整理好后放入血压计内。向右侧倾斜血压计约 45°，使水银柱内水银进入水银槽内后关闭开关
	洗手、记录。记录方式：收缩压/舒张压 mmHg

【疑点导航】

1. 温度计的选择　目前常用温度计的类型主要有：①水银温度计（又称玻璃温度计），根据测量部位不同，分为口表、肛表和腋表。口表和腋表水银槽较细长，有助于测量体温时扩大接触面积，肛表的水银槽较粗短，可防止测量体温时折断或损伤黏膜。口表和肛表的玻璃管呈三棱状，腋表的玻璃管呈扁平状。临床上口表可代替腋表使用。婴幼儿及精神异常、昏迷、口鼻腔手术或疾病、呼吸困难者不宜采用口表测量。②电子温度计，通过感温探头来测量体温，测得的温度直接在数字显示器上显示，可直观读数。③红外体温测量仪，利用红外辐射测温的原理来实现测量温度的目的，有非接触、测温快的特点。耳温计是通过测量鼓膜发出的红外辐射能间接获取大脑组织的温度，可直接体现机体的深部温度。远红外测温仪多用于人流密集场所如车站、机场等人群的体温初筛。因受体表下血液循环与周围环境温度影响较大，测得的温度仅供参考，不能作为医疗判断的依据。

2. 体温计的消毒　为避免交叉感染，水银体温计使用后须浸泡于消毒溶液中，5min 后取出，用清水冲净。用离心机将体温计的水银柱甩至 35℃以下，再放入另一消毒液容器内浸泡，30min 后取出并用冷开水冲洗干净，擦干后放入清洁容器中备用。口表、腋表和肛表应该分开消毒和存放。电子体温计仅消毒电子感温探头部分，并根据制作材料的性质选择不同的消毒方法。

3. 体温测量误差的常见原因　常见体温测量误差的原因如下：①测量前受试者的因素，如测量前用热水漱口或用热毛巾擦拭腋窝,局部放置冰袋或热水袋等,均可对测量结果造成影响。②测量前未将体温计的水银柱甩至35℃以下,致使测量结果高于实际体温。③患者明显消瘦、病情危重或意识障碍时,不能将体温计夹紧,致使测量结果低于实际体温。

4. 血压测量误差的常见原因　血压测量误差的常见原因有:①测量前受试者的因素,如情绪激动、运动等。②测量器械的因素:血压计使用前需检查橡胶管和加压气球是否漏气,玻璃管有无破裂,玻璃管上段是否以金属帽与大气相通,水银是否足够,水银柱是否保持在"0"点处,血压计袖带宽窄是否合适,听诊器是否完好。③测量方法的因素:测量时受试者肱动脉的位置,高于心脏水平,测得血压值偏低,反之偏高。袖带缠得太松,充气后橡胶气囊呈气球状,有效面积变窄,致血压测量值偏高;袖带缠得太紧,血管在未注气时已受压,致血压测量值偏低;如将听诊器塞在袖带下,可致局部受压较大,且听诊时容易出现干扰声。读数时视线低于水银柱弯月面则读数偏高,反之读数偏低。

【临床思维分析】

情景实例一

临床场景　患者,男,68岁。慢性阻塞性肺疾病因感染急性加重,肺性脑病。发热、烦躁、咳嗽、咳痰,呼吸困难,端坐呼吸。请为患者测量体温。

案例分析　该患者呼吸困难,测量时无法做到紧闭口唇,用鼻呼吸,且患者精神烦躁,使用口表风险较大,故不宜采用口温测量法。另外,患者强迫体位,需端坐呼吸,故亦不适合肛温测量法。该患者首选耳温计测量,如果无耳温计,也可采用腋温测量法。测温时,应设专人守护在旁,擦拭腋窝汗液,保持皮肤干燥,并协助患者夹紧体温计。

情景实例二

临床场景　患者,男,12岁。使用水银体温计时不慎咬破体温计。

案例分析　安抚患者避免其过度紧张。立即清除玻璃碎屑以免损伤唇、舌、口腔、食管、胃肠道黏膜,然后口服蛋清或牛奶保护消化道黏膜以延缓水银的吸收。如病情允许,可食用含纤维丰富的食物促进水银的排泄。

情景实例三

临床场景　患者,男,48岁。糖尿病肾病,尿毒症维持性血液透析,高度肥胖。请为患者测量血压。

案例分析　血压测量前应评估患者肢体功能及测量部位的皮肤情况。该患者如因血液透析在某侧手臂有动静脉造瘘,测量血压时需避开该侧肢体。另外目前血压计袖带的气囊规格一般为长22cm,宽12cm。测量血压时要求气囊应至少包裹80%上臂。如气囊袖带太宽,打断血管受阻,测得数值偏低,如气囊袖带太窄,需加大力量才能阻断动脉血流,测得数值偏高。因此,该患者高度肥胖,应选择大规格气囊。如为儿童患者,则需更换小规格气囊。

第二节　心电图检查的操作和判读

【培训目标】　掌握心电图检查的操作规范,了解异常心电图的特点。
【培训要求】　掌握心电图操作的适应证,增强人文关怀的意识与能力。

心电图是一种可以连续记录被检查者心电信息变化的无创伤性的检查，对心律失常、心肌缺血诊断有重要的参考价值。适用于确诊或疑似患有心血管疾病或心功能不全者，以及心血管疾病高危人群；对于健康人群推荐每年至少检查一次常规心电图。

【训练步骤和方法】

一、实训前准备

1. 场所　模拟医院或心电图室。
2. 物品准备　心电图机、导电介质。

二、实训步骤和方法

1. 基础理论讲授　老师先对心电图的适应证、操作规范及操作要领进行讲解，重点讲解操作过程中心电图导联放置的位置及电极片的放置。
2. 操作示范　老师进行规范化的步骤操作示教与讲解。
3. 学生练习　学生分组进行操作练习，老师巡视，并及时指导错误。
4. 操作考核　设置临床相关情景，学生课后独立操作，并现场评分。
5. 教师总结　重点讲解现场发生的主要问题和操作难点。

【操作步骤与方法】

一、适用场景

所有需要进行心电图检查的患者。

二、心电图操作步骤

准备	医师准备　戴口罩、帽子，消毒洗手
	患者准备　水平仰卧位，暴露胸部，露出手腕和脚腕
	用物准备　心电图机、导电介质
	人文关怀　向患者解释此次检查的目的，缓解患者的紧张情绪
操作过程	打开心电图机，检查心电图阻尼、走纸速度、电压等参数是否在正常范围内
	医师将患者检查部位均匀涂抹导电介质
	按照顺序放置好电极片和导联线
	嘱咐患者制动，放松肢体，平静呼吸，再次确认导联无干扰，按动走纸键记录心电图
	确认心电图已经完成，取下电极
	在心电图上标记患者的姓名、性别、年龄与时间
	关机，整理物品
操作后处置	向患者进行居家健康护理指导

续表

注意事项	施术者修剪指甲，长短适中
	施术者两手保持清洁，温度适中
	施术者要耐心，细心操作，操作手法严格按照要求完成
	操作前应做好充分的诊断与评估

三、肢体导联线连接法

红色导联	连接右手手腕
黄色导联	连接左手手腕
绿色导联	连接左下脚踝
黑色导联	连接右下脚踝

四、胸前、后背导联连接法

胸前、后背导联连接法见图 1-2-1～图 1-2-3。

V_1	胸骨右缘第 4 肋间隙
V_2	胸骨左缘第 4 肋间隙
V_3	V_2 与 V_4 连线中点
V_4	左锁骨　线第 5 肋间隙
V_5	左腋前线 V_4 同一水平
V_6	左腋中线 V_4、V_5 同一水平
V_7	左腋后线 V_4 同一水平
V_8	左肩胛下线 V_4 同一水平
V_9	左脊柱旁线 V_4 同一水平
V_{3R}	V_1 和 V_{4R} 连线中点
V_{4R}	右锁骨中线第 5 肋间隙
V_{5R}	右腋前线第 5 肋间隙

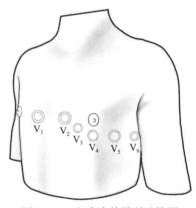

图 1-2-1　左胸胸前导联连接图

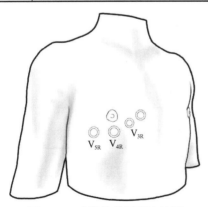

图 1-2-2　右胸胸前导联连接图

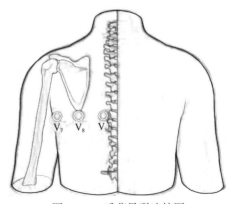

图 1-2-3　后背导联连接图

【正常心电图判读】

正常窦性心律：窦性 P 波规律出现，频率 60～100 次/分。后面跟有 QRS 波群，P-P 间隔基本匀齐。Ⅱ、aVF 导联 P 波直立，aVR 导联 P 波倒置（图 1-2-4）。

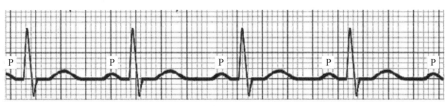

图 1-2-4　窦性心律心电图

【异常心电图判读】

1. 窦性心律失常

（1）窦性心动过速：窦性激动的频率≥100 次/分称为窦性心动过速。

（2）窦性心动过缓：窦性激动的频率低于 60 次/分称为窦性心动过缓。

（3）窦性心律不齐：窦性心律的起源未变，但节律显著不匀齐。在一次心电图记录中，最长的 P-P 间距与最短的 P-P 间距之差＞0.12s。

2. 期前收缩

（1）室性期前收缩：提早出现宽大畸形的 QRS 波群，时限＞0.12s；ST 段和 T 波方向与 QRS 波主波方向相反；QRS 波群前后无相关 P 波；之后有完全代偿间歇。

（2）房性期前收缩：P′波提前发生，且与窦性 P 波形态不同；P′-R 间期＞0.12s；QRS 波群呈室上性，部分可有室内差异性传导；部分房性期前收缩未能下传而无 QRS 波；代偿间歇多不完全。

（3）交界性期前收缩：提早出现的 QRS-T 波群，QRS 波呈室上性，根据期前收缩的前传和逆传速度的不同，在 QRS 波群之前或之后可见逆行 P′波，之前者的 P′-R 间期＜0.12s，之后者的 R-P′间期＜0.20s；大多为完全代偿间歇。

3. 心动过速

（1）阵发性室上性心动过速：该类心动过速发作时有突发突止的特点，频率一般为 150～250 次/分，节律快而规则，QRS 形态一般正常。

（2）室性心动过速：连续 3 个或者 3 个以上室性期前收缩连续出现，心室率多为 100～250 次/分，节律规则或略不规则；心房独立活动与 QRS 波无固定关系，形成室房分离；偶可见心室夺获。

4. 扑动与颤动

（1）心房扑动：正常 P 波消失，代之以形态、间距均整齐的锯齿状扑动波（F 波），频率为 250～350 次/分（图 1-2-5）。

（2）心房颤动：正常 P 波消失，代之以大小不等、形态各异的颤动波（f 波），通常以 V_1 导联最明显；心房颤动波可较粗大，亦可较细小；心房颤动波的频率一般为 350～600 次/分；R-R 间期不等（图 1-2-6）。

（3）心室扑动：无正常 QRS-T 波，代之以连续快速而相对规则的大振幅波动，频率达 200～250 次/分（图 1-2-7）。

（4）心室颤动：QRS-T 波完全消失，出现大小不等、极不均齐的低小波，频率为 250～500

次/分（图 1-2-8）。

5. 房室传导阻滞

（1）一度房室传导阻滞：心电图主要表现为 P-R 间期延长。在成人若 P-R 间期大于 0.20s，在老年人可以大于 0.22s。

（2）二度房室传导阻滞：心电图主要表现为 QRS 波脱落，分为二度 I 型房室传导阻滞和二度 II 型房室传导阻滞。

（3）三度房室传导阻滞：表现为 P 波与 QRS 波群没有关系，且心房率快于心室率。

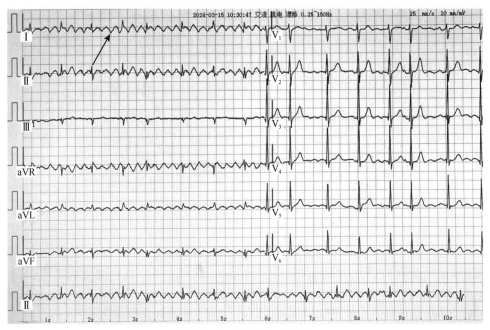

图 1-2-5　心房扑动心电图

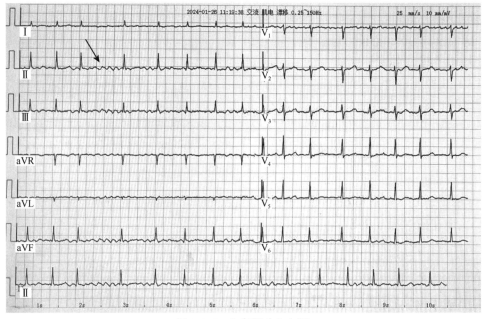

图 1-2-6　心房颤动心电图

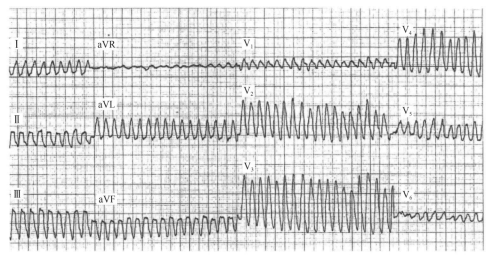

图 1-2-7　心室扑动心电图

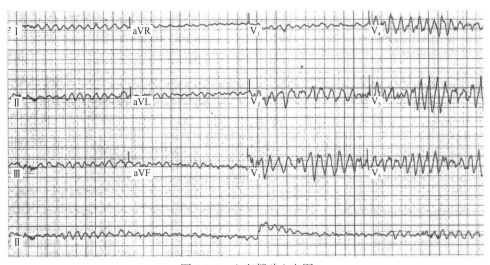

图 1-2-8　心室颤动心电图

6. 室内传导阻滞

（1）左束支传导阻滞：成人 QRS 波群时间≥0.12s；V_1、V_2 导联呈 rS 或宽而深的 QS 型，Ⅰ、V_5、V_6 导联 R 波宽大，其前方无 q 波；ST-T 方向通常与 QRS 波群主波方向相反。

（2）右束支传导阻滞：QRS 波群时间≥0.12s；继发性 ST-T 改变：T 波与 QRS 波主波方向相反；V_1、V_2 导联呈 rsR'型，R'波粗钝；V_5、V_6 导联呈 qRS 或 RS，S 波宽阔。

（3）左前分支阻滞：Ⅰ、aVL 导联呈 qR 波，Ⅱ、Ⅲ、aVF 导联呈 rS 图，QRS 时限<0.12s。

（4）左后分支阻滞：Ⅰ 导联呈 rS 波，Ⅱ、Ⅲ、aVF 导联呈 qR 波，QRS 时限<0.12s。

（5）双分支阻滞与三分支阻滞：双分支阻滞是指室内传导系统的三分支中任意两个分支发生阻滞；三分支阻滞是指三个分支同时发生阻滞。

【疑点导航】

1）检查心电图机的各种参数是否在正常范围，横坐标表示时间，通常心电图走纸速度为25mm/s，所以每小格（1mm）代表 0.04s。纵坐标反映电压，定准电压 1mV 使曲线移位 10mm

时，每小格（1mm）代表 0.1mV。

2）导电介质一般可选导电膏、生理盐水、75%的乙醇或者其他导电液体。

3）阻尼是指心电图机的描笔在工作时抑制其振荡的反作用力。当心电图机的阻尼过大时，心电图上微小的波形幅度减小，严重时甚至描记不出；而当阻尼过小时，心电图上的尖峰波（如R波、S波等）幅值会增加；也存在阻尼不均的情况。因此，需将阻尼调至适中状态，以保持准确地记录波形。

4）在连接电极片的时候，如果患者缺失上肢应该放在该侧肩部，缺失下肢应该放在该侧肢体的臀部。

5）其中 V₁～V₆ 的电极颜色分别为红、黄、蓝（绿）、橙、黑、紫。一些进口心电图机的导联线插件上注有 RA（右上肢）、LA（左上肢）、LL（左下肢）、RL（右下肢）。

【临床思维分析】

情景实例

临床场景　患者，男，42岁。因公司要求做体检而进行心电图检查，请为患者操作。

案例分析　医师将心电图机准备好后，患者取仰卧位并充分暴露好检查部位，医师均匀涂抹导电物质，电极片按照顺序放置好后，按动走纸键记录心电图，完毕后，记录患者个人信息，关机，整理物品。

第三节　心电监护仪的应用

【培训目标】　训练心电监护仪的规范操作。

【培训要求】　掌握心电监护仪的使用方法及操作要领，增强人文关怀的意识与能力。

心电监护仪是一种监护患者的重要设备，它通过连续监测患者的心率、心律、血压、呼吸、血氧饱和度等生理参数变化，提示患者病情的变化（图 1-2-9、图 1-2-10）。

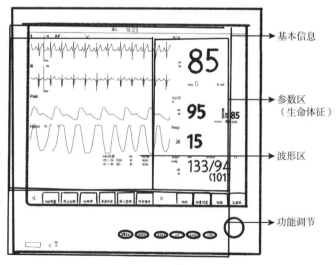

图 1-2-9　心电监护分区示意图

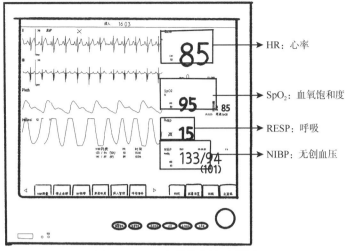

图 1-2-10 心电监护参数示意图

【训练步骤和方法】

一、实训前准备

1. **场所** 模拟医院或实训中心（实训室）。
2. **物品准备** 技能操作模拟人、心电监护仪。

二、实训步骤和方法

1. **基础理论讲授** 带教老师先讲授心电监护仪的操作规程及要领。
2. **操作示范** 带教老师进行规范化的分解步骤的操作示教，边操作边进行操作要领的讲解。
3. **学生练习** 学生分组进行操作练习，带教老师巡视并及时指导、纠错。
4. **操作考核** 设置临床情景，学生进行课后独立操作，并进行现场评分。
5. **教师总结** 重点讲解现场发现的主要问题及操作的难点。

【操作步骤与方法】

一、适用场景

所有危重患者及高危患者。

二、规范操作步骤及方法

准备	医师准备	医师与护士核对患者姓名、性别、年龄、科室、床号、诊断，评估患者胸前区、手臂、手指等部位皮肤情况
	患者准备	选取合适体位
	用物准备	心电监护仪一台
	人文关怀	告知患者及家属操作的目的、过程及注意事项。缓解患者的紧张情绪，取得患者对操作的配合

操作过程	**1. 心电示波与呼吸频率监测操作** 胸前区清洁待干后,将电极片贴于对应位置 (1)五导联电极片安放位置 右上导联(RA):右锁骨中线第 1 肋间 右下导联(RL):右锁骨中线剑突水平处 中间导联(C):胸骨左缘第 4 肋间,或者临床需要监测的胸导联位置 左上导联(LA):左锁骨中线第 1 肋间 左下导联(LL);左锁骨中线剑突水平处 (2)三导联电极片安放位置 1)第一种方法:右上导联(RA);右锁骨中线第 1 肋间 　　　　　　左上导联(LA):左锁骨中线第 1 肋间 　　　　　　右下导联(RL):右锁骨中线剑突水平处 2)第二种方法:右上导联(RA):右锁骨中线第 1 肋间 　　　　　　左上导联(LA):左锁骨中线第 1 肋间 　　　　　　左下导联(LL):左锁骨中线剑突水平处 **2. 血氧饱和度监测操作** (1)成人一般选用手指;婴儿一般选用脚 (2)不要长时间在同一手指测量,2h 更换一次监测夹,并观察指端状况 **3. 无创血压监测操作** (1)选择合适的袖带,将袖带绑于患者肘窝上两横指处 (2)连接血压袖带和监护仪的充气管应保持通畅 (3)袖带缠绕位置保证记号⊕正好位于肱动脉之上;松紧度适宜
操作后处置	协助患者取舒适体位,调整仪器的位置和电线的位置,合理放置

【心电监护仪的简单判读】

一、心电示波监测

现代心电监护仪除能显示心电图形外还能显示心率,并有声光报警功能,对及时发现心律失常有非常重要的作用。

1. 心电监测的应用 常用于心律失常、心力衰竭、严重电解质紊乱、酸碱平衡失调、休克、多器官功能障碍综合征、大手术后等患者。

2. 主要观测指标

1)持续监测心率及心律,有无心率增快或减慢,有无心律不齐,是否为窦性心律。

2)观察心电图是否有 P 波,P 波是否规则出现,形态、高度和宽度有无异常。

3)观察 QRS 波形是否正常,有无提早出现或不出现。

4)观察 ST 段有无抬高或降低。

5)观察有无 T 波的高尖或低平、倒置。

6)注意有无异常波形的出现。

7)设置报警的范围,出现报警时需要及时明确原因并及时处理。

3. 心电监测的判读

正常成人心率(HR):60~100 次/分。

常见心律失常：窦性心动过速、窦性心动过缓、窦性停搏、房室传导阻滞、房性心动过速、心房颤动、心房扑动、室性心动过速（此类心动过速是一种严重的室性心律失常）、心室扑动、心室颤动（心室颤动和心室扑动都是极严重的致死性心律失常）、逸搏心律等。

二、呼吸频率监测

正常成人呼吸频率（RESP）：12～20 次/分。

（1）呼吸过缓：呼吸频率<12 次/分。见于麻醉剂或镇静剂过量和颅内压增高等。

（2）呼吸过速：呼吸频率>20 次/分。见于发热、疼痛、贫血、甲状腺功能亢进及心力衰竭等。

（3）呼吸深大：呼吸波幅度过大，过度通气。见于剧烈运动时。

（4）库斯莫尔（Kussmaul）呼吸：规则的深长而快的呼吸。见于严重的代谢性酸中毒如糖尿病酮症酸中毒和尿毒症酸中毒等。

（5）呼吸浅快：见于呼吸肌麻痹、腹水、肺部疾病（如肺炎、胸膜炎、胸腔积液）。

（6）间停呼吸（比奥呼吸）：规则呼吸后出现长周期呼吸停止又开始呼吸。见于颅内压增高、药物引起呼吸抑制、大脑损害等。

（7）潮式呼吸：呼吸浅慢-深快-浅慢周而复始出现。潮式呼吸见于中枢神经系统疾病，如脑炎、颅内压增高、严重心力衰竭及某些中毒（如糖尿病酮症酸中毒）等。

（8）叹息性呼吸：正常呼吸节律中插入 1 次深大呼吸。见于神经衰弱、精神紧张或抑郁症。

（9）呼吸暂停：超过 20s 无呼吸运动。见于气道阻塞、脑外伤、死亡。

三、血氧饱和度监测

1. 血氧饱和度的判读

成人正常血氧饱和度：95%～100%。

轻度缺氧：80%～95%。

中度缺氧：60%～80%。

重度缺氧：低于 60%。

2. 血氧饱和度监测适用人群

1）具有氧合功能障碍的患者或潜在氧合功能障碍的患者。

2）手术麻醉或诊疗过程中（如支气管镜检查、吸痰）需连续监测血氧变化的患者。

3. 影响血氧饱和度监测准确性的因素

（1）外部因素

1）监测传感器部分脱落时产生"黑色效应"，此时血氧饱和度监测值低于实际值。

2）房间的亮度过高或监测传感器与皮肤的黏合度差导致外来光线被传感器感知，影响血氧饱和度监测的准确性。

3）监测部位的过度移动影响传感器信号的接收，从而影响血氧饱和度监测的准确性。

（2）监测局部循环血流：休克、局部低温、低血压或使用缩血管药物导致血管收缩，监测局部灌注不良时，可影响血氧饱和度监测的准确性。

（3）监测局部皮肤因素

1）黑色素沉着，可造成血氧饱和度假性增高。

2）皮肤黄染对血氧饱和度监测影响不大。

3）染甲或灰指甲可造成血氧饱和度假性降低。

（4）血液因素

1）血液内有色物质可能影响血氧饱和度监测的准确性。

2）血液中存在脂肪悬液可吸收部分光线，影响血氧饱和度监测的准确性。

3）严重贫血或异常血红蛋白血症可影响血氧饱和度监测的准确性。

四、无创血压监测

动脉血压可反映心脏后负荷、心肌耗氧和做功、器官组织血流灌注，是判断循环功能的重要指标之一。

1. 动脉血压组成

（1）收缩压：心脏收缩时，动脉血管内壁的最大压力。

（2）舒张压：心脏舒张时，动脉血管弹性回缩产生的压力。

（3）脉压：收缩压减去舒张压，正常值为 30～40mmHg。

（4）平均动脉压：等于舒张压加上三分之一脉压。

2. 血压判读

（1）正常血压：收缩压＜120mmHg 和舒张压＜80mmHg。

（2）低血压：血压＜90/60mmHg。

（3）正常高值：收缩压 120～139mmHg 和（或）舒张压 80～89mmHg。

（4）1 级高血压：收缩压 140～159mmHg 和（或）舒张压 90～99mmHg。

（5）2 级高血压：收缩压 160～179mmHg 和（或）舒张压 100～109mmHg。

（6）3 级高血压：收缩压≥180mmHg 和（或）舒张压≥110mmHg。

当收缩压和舒张压分属于不可级别时，以较高的血压分级为准。

【临床思维分析】

情景实例一

临床场景　患者，男，76 岁。主因喘息气短入院，入院时血氧饱和度 80%，以"慢性阻塞性肺疾病"收入院。

案例分析　该患者喘息气短，呼吸频率异常，且入院时血氧饱和度低于正常水平，应行心电监护监测生命体征。

情景实例二

临床场景　患者，男，68 岁。主因心悸入院，入院后心电图示该患者为心房颤动。

案例分析　该患者突发心房颤动，在用药复律的同时应密切观察该患者的心律变化，应予心电监护仪时刻监测。

情景实例三

临床场景　患者，女，84 岁。主因胸痛伴呼吸困难，大汗淋漓入院，入院后完善相关检查示急性心肌梗死，行冠脉造影植入支架两枚，术后生命体征平稳。

案例分析　该患者急性心肌梗死病史，术后应时刻监测心律失常及 ST 段变化，予安装心电监护设备密切观察生命体征。

第三章

基础实验诊断

第一节　常规实验检查

血液常规检查

【培训目标】　训练静脉采血的规范操作和血常规结果分析。
【培训要求】　熟悉血液标本的种类、采集方法及影响实验结果的主要因素。掌握实验室检查结果的临床应用。

【训练步骤和方法】

一、实训前准备

1. 仪器准备　全自动或半自动血细胞分析仪。
2. 实验试剂及用物准备　血液分析仪配套试剂（稀释液、溶血剂、鞘液、清洗液）、全血质控物。采集 EDTA-K_2 抗凝静脉血或末梢血用物（试管、注射器、碘伏、EDTA-K_2 抗凝剂、棉签、压脉带、一次性采血针、75%乙醇、脱脂棉球）。

二、实训步骤和方法

1. 基础理论讲授　带教老师先讲授血常规检测的适应证、操作规程及要领。重点强调操作过程中干扰实验结果的环节。
2. 操作示范　带教老师进行规范化的分解步骤的操作示教，边操作边讲解操作要领。
3. 学生练习　学生分组进行实际操作，带教老师巡视并及时指导、纠错。
4. 操作考核　设置临床情景，学生进行课后独立操作，并进行现场评分。
5. 教师总结　重点讲解现场发现的主要问题及操作的难点。

【操作步骤与方法】

1. 血液标本采集
（1）抗凝静脉血：EDTA-K_2 抗凝静脉血适合各类血细胞分析仪，推荐首选。

1）选择静脉：让被评估者取坐位，充分暴露手臂穿刺部位，选择易固定、明显的肘前静脉。

2）消毒皮肤：评估者用碘伏、棉签消毒所选穿刺部位皮肤。

3）穿刺皮肤：扎压脉带，沿静脉走向使注射器针头与皮肤成30°角斜行快速刺入皮肤，然后成5°角向前穿入静脉腔，见回血后，沿静脉走向将针头推入10～15mm。

4）抽血：用左手缓缓向后拉注射器针栓，见少量回血后，松开压脉带，向后拉针栓到达采血量刻度。

5）止血：嘱被评估者松拳，用消毒棉签按压在进针部位，迅速向后拔出针头，告知被评估者注意事项。

6）放血：将所采血液收集到预先加好抗凝剂的试管中，混匀后，在试管标签上填好被评估者信息。

（2）末梢血：适合预稀释半自动血细胞分析仪或婴幼儿采血。

1）准备材料：准备采血物品，在试管中加稀释液。

2）按摩皮肤：轻轻按摩被评估者指端皮肤，使局部组织自然充血。

3）消毒皮肤：用75%乙醇脱脂棉球擦拭采血部位皮肤，待干。

4）采血：用左手固定采血部位，右手持一次性消毒采血针自指尖腹内侧迅速刺入，深度2～3mm，立即出针，用干脱脂棉球擦去第一滴血，血液自然流出或稍加力流出后，用微量吸管吸至10μl刻度，然后用干脱脂棉球压住伤口止血。

5）稀释血液：用干脱脂棉球擦净微量吸管外部后，将吸管伸入装有稀释液的试管底部，慢慢排出吸管内的血液，并用上清液冲洗管内余血3次，混匀试管内液体。

2. 仪器准备

（1）开机前准备：按仪器说明检查稀释液、溶血剂和废液瓶等装置的连接与通信接口。

（2）开启电源：仪器开始自检过程。

（3）检测空白本底：自检通过后仪器自动或手动充液进行空白本底检测，空白测试符合说明书的要求后进行下一步操作。

3. 测定质控物　根据操作菜单提示在质控子菜单下测定质控物，结果自动处理。

4. 测定血液标本　充分混匀抗凝静脉血标本或预稀释样品，按进样键，仪器吸样后自动完成各项测试，屏幕显示并打印出检测结果。

5. 结果分析　分析打印的检测结果。

6. 多媒体演示　血常规检验报告单分析。

【疑点导航】

1. 环境要求　室内温度应保持在15～25℃，相对湿度应<80%。

2. 采血要求　操作顺利，抗凝迅速而且完全，标本中不能有凝块和纤维蛋白丝。如使用末梢血，务必做到采血量和稀释要准确。

3. 稀释液、溶血剂、鞘液　最好使用与仪器型号对应的原装试剂，兼容试剂使用前要进行对照试验，所用试剂一定要在有效使用期内。

4. 测试要求　标本应于4h内在血细胞分析仪上测试完毕，最长不宜超过6h，其间标本置于室温，不宜在冰箱保存。测试过程中仪器有故障报警时应查找原因，消除警告，重新测试。

【临床思维分析】

情景实例

患者，男，26岁。昨日外出被雨淋，回家后即感恶寒发热，全身不适，自服感冒冲剂无效，晨起头痛明显，测体温37.8℃，遂来就诊。现轻微咳嗽，咯痰，无汗，倦怠无力，头痛鼻塞。查体：T 37.8℃，P 80次/分，R 17次/分，BP 110/80mmHg。咽部轻度充血，舌淡苔白，脉浮而无力。血常规：WBC 6.2×10^9/L，N 73%，L 24%。

1. 评估该患者血常规结果。
2. 列出该患者最主要的诊断及其相关因素。

尿液常规检查

【培训目标】 训练尿液标本采集的规范操作和尿常规结果分析。

【培训要求】 熟悉尿液标本的种类、采集方法及影响实验结果的主要因素。掌握尿常规检查结果的临床意义。

【训练步骤和方法】

一、实训前准备

1. 仪器准备 全自动或半自动血细胞分析仪。

2. 实验试剂及用物准备 一次性尿杯、一次性吸管、尿干化学分析仪、质控品、尿干化学试带。

二、实训步骤和方法

1. 基础理论讲授 带教老师先讲授尿常规检测的适应证、操作规程及要领。重点强调操作过程中干扰实验结果的环节。

2. 操作示范 带教老师进行规范化的分解步骤的操作示教，边操作边讲解操作要领。

3. 学生练习 学生分组进行实际操作，带教老师巡视并及时指导、纠错。

4. 操作考核 设置临床情景，学生进行课后独立操作，并进行现场评分。

5. 教师总结 重点讲解现场发现的主要问题及操作的难点，多媒体演示分析尿常规检查报告单结果分析。

【操作步骤与方法】

1. 尿液外观检查

（1）取标本：取洁净的容器，加入被评估者的尿液。

（2）观察性状：在自然光线下用肉眼观察尿液外观性状。

（3）外观判断结果

1）颜色：根据尿液具体颜色直接准确报告。

2）透明度：根据尿液中有无浑浊及浑浊程度判断。清晰透明：指无肉眼可见的颗粒物质；微浑：指有少数可见的颗粒物质，但透过尿液能看清报纸上的字；浑浊：指有可见的颗粒物质，透过尿液所见报纸上的字迹模糊；明显浑浊：指透过尿液看不见报纸上的字迹。

2. 尿常规检查

（1）混匀尿液：尿液标本充分混匀，置于试管中。

（2）浸湿试带：将干化学试带完全浸入尿液1～2s，立即取出。

（3）沥去多余尿液：沿试管壁将试带上多余尿液沥除干净，必要时用吸水纸吸去。

（4）检测标本试带：将浸湿的试带放入仪器的检测通道，启动测试键，仪器自动检测，打印结果。

（5）目视比色法：用配套的标准比色板与试条上的颜色比较，判断出定性或半定量结果。

3. 检查报告单分析　多媒体演示分析尿常规检查报告单。

【疑点导航】

1. 标本要求　标本要新鲜，陈旧尿液因大量细菌生长或引起假阳性。如果尿液呈现明显的浑浊，应先离心或过滤。正确采集中段尿，避免混有生殖系统分泌物。

2. 干化学分析仪　保持仪器试纸条检测槽清洁和无尿渍污物存留。保证测试光路无污物和灰尘阻挡。

3. 试带　在有效期内使用，与仪器型号要配套。

【临床思维分析】

情景实例

患者，女，32岁。2天前无明显诱因出现尿频、尿急、尿痛，无腰痛，无发热，怕排尿痛不敢多喝水，饮食、睡眠尚可，大便正常，既往体健，无排尿异常病史，无过敏史。查体：T 36.7℃，P 80次/分，R 18次/分，BP 120/80mmHg。肾区无叩痛，下肢不肿胀。实验室检查：尿液外观浑浊，尿常规：PRO+，WBC 40～60/HP，RBC 0～3/HP，NIT+。

评估该患者尿常规结果。

粪便常规检查

【培训目标】　训练粪便常规检查结果分析。

【培训要求】　熟悉粪便标本的种类、采集方法及影响实验结果的主要因素。掌握粪便常规和隐血检查结果的临床意义。

【训练步骤和方法】

一、实训前准备

实验试剂及用物准备　显微镜、竹签、载玻片、盖玻片、试管、生理盐水、隐血试验商品试剂盒。

二、实训步骤和方法

1. 基础理论讲授 带教老师先理论讲授粪便常规检测的适应证、操作规程及要领。重点强调操作过程中干扰实验结果的环节。

2. 操作示范 带教老师 PPT 讲解规范化的操作，并讲解粪便常规检查报告单结果。

3. 学生练习 学生分组进行实际操作，带教老师巡视并及时指导、纠错。

4. 操作考核 设置临床情景，学生进行课后独立操作，并进行现场评分。

5. 教师总结 重点讲解现场发现的主要问题及操作的难点。

【操作步骤与方法】

1. 便常规检查

（1）制备涂片：取洁净载玻片 1 张加生理盐水 1~2 滴，用竹签挑取外观异常的粪便或不同部位多处取材，与生理盐水混合涂成薄片，面积应占载玻片的 2/3，厚度以能透视纸上字迹为适度。加盖玻片。

（2）显微镜观察：观察有无虫卵、虫体、食物残渣、细胞等。

（3）结果报告：以低倍镜报告虫卵、虫体和食物残渣等，以每高倍镜视野所见最低值和最高值报告细胞（表 1-3-1）。

表 1-3-1 粪便显微镜检查报告方式

视野中某种细胞数和寄生虫、虫卵数	报告方式
多个视野无发现	未见异常
观察多个视野仅见 1 个	偶见
有时不见，一个视野最多见到 2~5 个	0~5
6~10 个/视野（占视野面积 1/4）	+
>10 个/视野（占视野面积 1/3）	++
视野中均匀分布，难以计数（占视野面积 1/2 及以上）	+++~++++

2. 便隐血试验

（1）操作：根据试剂盒的说明书操作。

（2）结果判断：根据试剂盒的说明书判断结果，一般试纸条上端测试区出现两条紫红色线为阳性，出现一条紫红色线为阴性，无紫红色线出现，说明试纸条失效。

（3）结果报告：粪隐血试验（单克隆胶体金法）阴性或阳性。

【疑点导航】

1）便常规镜检时应盖上盖玻片，以免污染物镜。

2）便常规显微镜检查看片必须遵循全片观察，由上而下，由左至右，避免重复，至少观察 10 个视野。

3）实验所用的器材用具要清洁、干净、无酸碱残留，无铁剂、血迹等污染。

4）严格按照试剂盒说明书的要求操作，严格控制反应时间；如质控线不出现红色，可能试纸条质量有问题，应重新实验。

5）粪便中存在抑制过氧化物酶的物质、粪便留取时间较长、血红蛋白被细胞分解等情况均会造成假阴性。

第二节　血液生化检查

【培训目标】　训练血液生化检查结果分析。

【培训要求】　熟悉影响临床常用生化检查结果的主要因素，掌握血液生化检查结果的临床意义。

【训练步骤和方法】

一、实训前准备

1. 仪器准备　全自动或半自动生化分析仪。

2. 实验试剂及用物准备　商品试剂盒、血清标本、质控血清。

二、实训步骤和方法

1. 基础理论讲授　带教老师先讲授血液生化检测的适应证、操作规程及要领。重点强调操作过程中干扰实验结果的环节。

2. 操作示范　带教老师 PPT 讲解规范化的操作，并讲解血液生化检查报告单结果。

3. 学生练习　学生分组进行实际操作，带教老师巡视并及时指导、纠错。

4. 操作考核　设置临床情景，学生进行课后独立操作，并进行现场评分。

5. 教师总结　重点讲解现场发现的主要问题及操作的难点。

【操作步骤与方法】

一、仪器检测

1. 开机　按仪器操作规程开机后完成自检。

2. 质控　按操作流程进行质控血清测定，完成室内质控。

3. 待测样本检测　按操作流程检测待检血清。

二、常用血液生物化学指标检测结果解读

（一）电解质检查

1. 钾测定　血浆或全血血钾比血清低 0.2~0.5mmol/L，是因为血液凝固时血小板破裂释放出一部分 K^+。测血钾时无论是血清还是血浆标本一定不能溶血。如果分析前全血标本被冷藏过，糖酵解被抑制，Na^+-K^+-ATP 酶不能维持内外平衡，而造成内钾外移，使测定结果偏高。

相反，也会因为标本分离前被储存在 37℃，由于糖酵解增加，血钾进入细胞内使血钾降低。如果白细胞数量增加，即便在室温放置也会引起血钾降低。临床实验室常采用火焰发射分光光度法（FES）、离子选择电极法（ISE）或分光光度法进行测定。参考值：3.5～5.3mmol/L。

2. 钠测定　血钠测定标本可以在 2～4℃或冰冻存放，红细胞中仅含血浆中的 1/10，即便溶血也不会造成多大影响。临床实验室常采用 FES、ISE 或分光光度法进行测定。参考值：137～147mmol/L。

3. 氯测定　氯在血清、血浆中相当稳定，肉眼可见的溶血不会造成有意义的干扰，因为红细胞中氯的浓度只是血清或血浆中的一半。临床常用氯的检测方法有汞滴定法、分光光度法、库伦电量分析法及最常用的 ISE 法。参考值：99～110mmol/L。

4. 阴离子隙（AG）　是指细胞外液中所测得阳离子总数和阴离子总数之差，计算公式：$AG=(Na^++K^+)-(Cl^-+HCO_3^-)$。在疾病过程中，因代谢紊乱，酸性产物增多，导致酸中毒，表现为 AG 增加。临床上 AG 增高多见于：①肾功能不全导致氮质血症或尿毒症时，引起磷酸盐和硫酸盐潴留；②严重低氧血症、休克、组织缺氧等引起的乳酸堆积；③饥饿时或糖尿病患者，因脂肪动员分解增强，酮体堆积，形成酮血症和酮尿症。

5. 渗透压　是指支配生物膜两侧水穿过膜，使其达到一定平衡的一种压力。溶液的渗透压与溶液在其中带电荷或不带电荷的颗粒数成比例。渗透压的测定通常是用冰点渗透压仪，通过测定溶液冰点下降来计算渗透压。由于血浆中主要渗透物质是 Na^+、Cl^-、葡萄糖和尿素，因此血浆渗透压可以通过以下公式计算：$mOsm/kg（水）=1.86[Na^+（mmol/L）]+$葡萄糖（mmol/L）+尿素（mmol/L）+9。其中 9mOsm/kg 为一经验值，代表血浆中其他渗透物质如 K^+、Ca^{2+} 和蛋白质等。血浆渗透压的参考值为 275～300mOsm/kg（水）。

（二）肝功能实验室检查

1. 功能评估

（1）血清总蛋白和清蛋白（ALB）、球蛋白比值（A/G）测定：除 γ-球蛋白外几乎所有的血浆蛋白均由肝脏合成，所以在肝功能受到损害时，血浆蛋白浓度降低，特别是慢性肝病时，血浆白蛋白合成减少，总蛋白降低，而 γ-球蛋白升高，出现白蛋白与球蛋白的比值降低，甚至倒置。但由于肝脏强大的储备能力和蛋白质相对较长的半衰期，急性肝损害时血浆总蛋白浓度变化不大。

（2）胆红素代谢检查：胆红素水平并结合临床症状用于鉴别诊断黄疸类型。

1）总胆红素（TBil）增高伴直接胆红素（DBil）明显增高提示胆汁淤积性黄疸（DBil/TBil＞50%）。

2）TBil 增高伴间接胆红素（IBil）明显增高提示溶血性黄疸（DBil/TBil＜20%）。

3）三者均升高为肝细胞性黄疸（DBil/TBil 在 20%～50%）。

（3）血清总胆汁酸（TBA）：是唯一可同时反映肝脏分泌、合成与代谢及肝细胞损害三种状态的非酶学指标。是反映早期肝硬化的敏感指标，且有助于肝移植后早期（3 天内）肝功能不全的诊断。

（4）血清酶类

1）丙氨酸氨基转移酶（ALT）是反映肝损伤的灵敏指标。而天冬氨酸氨基转移酶（AST）则反映肝脏受损的严重程度，一般严重损伤时血清中以 AST 升高为主。计算 DeRitis 比值，即 AST/ALT，对于急、慢性肝炎的诊断和鉴别诊断，以及判断肝炎的转归也有特别价值。急性肝炎时 DeRitis 比值＜1；肝硬化时 DeRitis 比值≥2；肝癌时 DeRitis 比值≥3。

2）碱性磷酸酶（ALP）：主要用于诊断肝胆和骨骼系统疾病，是反映肝外胆管梗阻、肝内占位性病变和佝偻病的重要指标。

3）γ-谷氨酰转肽酶（GGT）：主要用于胆道疾病及酒精性肝脏损害的诊断。

2. 病因筛查

（1）病毒性肝炎检测：病毒性肝炎有 7 型，即甲型（HA）、乙型（HB）、丙型（HC）、丁型（HD）、戊型（HE）、庚型（HG）、输血传播病毒（TTV 病毒）肝炎。其中乙肝、丙肝和丁肝的重叠感染会加速发展至肝硬化，甲肝和戊肝则不发展为肝硬化。

（2）自身免疫性肝病（AIH）的标志：与 AIH 有关的自身抗体有抗 SLA/LP 抗体、抗核抗体（ANA）、抗 nDNA 抗体、抗平滑肌抗体（ASMA）、抗肝肾微粒体抗体（抗 LKM 抗体）和抗粒细胞抗体（pANCA）。

抗 SLA/LP 抗体对 AIH 具有很高的特异性，所有病毒性肝炎患者抗 SLA/LP 抗体为阴性，可以准确地排除病毒性肝炎。

高滴度的 ASMA 对 Ⅰ 型 AIH 有重要诊断意义。

抗 LKM-1 抗体被认为是 D 型 AIH 的特异性抗体，敏感度为 90%。

抗 LC-1 抗体为 AIH fl 型的另外一个特异性抗体，其阳性率大于 30%。

3. 肝纤维化指标

1）脯氨酰羟化酶（PH）与纤维组织的形成有关，反映肝纤维化的状态。

2）Ⅳ型胶原（CⅣ）的增加是肝纤维化早期的表现。

3）Ⅲ型前胶原氨基末端肽（PⅢP）、血清透明质酸（HA）是反映肝纤维化活动的良好指标。

4）单胺氧化酶（MAO）、血清腺苷脱氨酶（ADA）、纤维连接蛋白（FN）等与肝脏纤维化的程度有关。

（三）肾功能实验室检查

1. 肾小球功能检查

（1）肾小球滤过功能检查

1）内生肌酐清除率（Ccr）：是反映肾小球滤过功能较为敏感的指标。Ccr 降低能较早准确地反映其功能损伤并估计损伤程度。Ccr 可指导临床治疗，异常时可及时调整由肾脏代谢或以肾脏排出为主的药物。

采用肾小球滤过分数测定排除肾血流量对肾小球滤过率测定的影响，用于评价肾脏功能，特别是慢性肾衰竭患者。

2）血尿素氮（BUN）、血肌酐（Scr）：血尿素氮升高可见于器质性肾功能损伤、肾前性和肾后性因素，也可作为肾衰竭透析充分性的判断指标。血尿素氮不能反映早期肾功能状态，但对慢性肾衰竭，尤其是尿毒症患者，其增高程度与病情严重程度一致。

血肌酐浓度升高时，已有约 2/3 肾单位损伤，肾功能基本不可逆。肌酐浓度与个体肌肉量有关，肌肉发达者与消瘦者可有明显差异。

3）血胱抑素 C（CysC）：血 CysC 浓度与肾功能损害程度高度相关，能够准确反映人体肾小球滤过率的变化。

（2）肾小球屏障功能检查：由于肾小球滤过屏障损伤而产生的蛋白尿称为肾小球性蛋白尿，多为中大分子量蛋白尿，如白蛋白、转铁蛋白、IgG、IgA、IgM、C3 等。它们的出现或增多，对各类肾小球病变具有特异性鉴别诊断价值。

1）尿微量白蛋白（mAlb）：有助于肾小球病变的早期诊断。在肾脏疾病早期，尿常规阴性时，尿 mAlb 含量可发生变化。微量白蛋白已确定为肾脏病预后及死亡的独立预测因子。

2）尿总蛋白（UTP）：即 24h 尿蛋白定量。尿蛋白阳性或增高可见于病理性蛋白尿，也可见于生理性蛋白尿。

3）尿蛋白选择性指数（SPI）：目前临床上多采用尿 IgG 和尿转铁蛋白的清除率的比值作为 SPI。SPI＜0.1 者，表明肾小球损害较轻，治疗反应和预后大多较好；SPI＞0.2 者，表明肾小球损害较重，预后大多不良。

2. 肾小管功能检查

（1）肾近端小管功能检查

1）肾近端小管重吸收功能检查：肾近端小管上皮细胞受损时，对肾小球正常滤过的尿小分子蛋白重吸收障碍，排泄增加，故小分子蛋白又称肾小管性蛋白尿。多为轻度蛋白尿，以小分子蛋白，如 β_2-微球蛋白、α_1-微球蛋白、视黄醇结合蛋白等为主。其中 β_2-微球蛋白不稳定，在酸性尿液中易降解，易出现假性偏低的现象。

2）肾小管排泄功能检测：评价肾小管排泄功能的试验主要是酚红排泄试验（PSP）和对氨基马尿酸最大排泄率试验（TmPAH）。PSP 排泄量减少可见于各种肾前性、肾性和肾后性因素，肾性因素时提示近曲小管功能受损。

3）肾近端小管细胞损伤检查：N-乙酰-β-D-葡萄糖苷酶（NAG）分子量较大，不能通过肾小球屏障，故尿中 NAG 主要来自肾近曲小管上皮细胞，是反映肾小管实质细胞损害的指标，对诊断肾脏早期损害灵敏度高。

（2）肾远端小管功能检查：主要采用尿液浓缩稀释试验，酸、碱负荷试验，以及 T-H 蛋白检测。

3. 其他 在链球菌感染后急性肾小球肾炎中，抗"O"（或 ASO）明显升高，2 周内血清补体 C3 下降，6～8 周时恢复正常，可视为急性肾炎病情活动的指标。

（四）心脏功能实验室检查

1. 心血管疾病危险因素相关生物化学指标

（1）血清脂质：在所有血清脂质中，学术界一直认为高胆固醇是心血管疾病重要的危险因素，也是促进动脉硬化的主要物质。Framingham 研究证明，血胆固醇水平在 5.2～5.7mmol/L 时冠心病发病的危险性相对稳定；超过此值，冠心病危险性将随胆固醇水平的增加而升高。另外，有学者认为总胆固醇（TC）/高密度脂蛋白胆固醇（HDL-C）＞5，冠心病发病率急剧上升。

（2）超敏 C 反应蛋白（hsCRP）：主要用于心血管疾病一级预防中冠心病发生的危险性评估，hsCRP＜1mg/L 为低危，1～3mg/L 为中危，＞3mg/L 为高危。hsCRP 升高反映动脉硬化存在低度的炎症过程和粥样斑块的脱落。hsCRP 与 TC/HDL-C 联合分析可大大提高预测冠心病的准确性。

（3）脂蛋白相关磷脂酶 A_2（LP-PLA$_2$）：作为一种新的炎性反应标志物，主要发挥促进动脉粥样硬化形成的作用，与 hsCRP 相比，LP-PLA$_2$ 的优点是与其他危险因素的相关性很小。

（4）血浆纤维蛋白原（FIB）：纤维蛋白原升高将增加血液黏滞度，增强血小板聚集性，促使血栓形成。血浆 FIB 水平是心血管疾病死亡及非致死性心肌梗死独立预测因子。FIB 每增加 1g/L，心肌梗死的危险性增加 45%。

（5）同型半胱氨酸（HCY）：是预测远期罹患冠心病的独立因素，血清 HCY 水平越高，冠状动脉病变累及的范围越广。

2. 与胸痛相关的生物化学指标

（1）心肌酶谱

1）AST：不具备组织特异性，血清单纯 AST 升高不能诊断心肌损伤，当今学术界已不主张将其用于急性心肌梗死（AMI）诊断。

2）血清乳酸脱氢酶（LDH）及其同工酶：如果连续测定 LDH，对于就诊较迟、肌酸激酶（CK）已恢复正常的 AMI 患者有一定参考价值。但单纯用血清 LDH 活力升高诊断心肌损伤的特异性不高。LDH 同工酶测定可提高诊断特异性。

3）血清 CK 及其同工酶（CK-MB）：CK 和 CK-MB 是世界上应用最广泛的心肌损伤指标，可用于较早期诊断 AMI，估计梗死范围大小或再梗死。CK 也常用于判断再灌注的效果。但其特异性较差，难以和骨骼肌疾病、损伤相鉴别，而且对心肌微小损伤不敏感。CK-MB 测定可提高诊断特异性。

（2）血清心肌蛋白

1）心肌肌钙蛋白 T（cTnT）：是诊断 AMI 的确定性标志物。cTnT 可用于判断微小心肌损伤、评估溶栓疗法成功与否、判断 AMI 范围大小。在 AMI 发作至发作后 6h，敏感度高于 90%，在胸痛发生后 10h 至 5 天内，cTnT 诊断 AMI 临床敏感度为 100%，特异性也优于 CK-MB 和肌红蛋白。

2）心肌肌钙蛋白 I（cTnI）：与 cTnT 相比，cTnI 具有较低的初始灵敏度和较高的特异度。cTnT 和 cTnI 敏感度及特异度均高于 CK，有较长的窗口期，有利于诊断迟到的 AMI 和不稳定型心绞痛、心肌炎的一过性损伤，易于判断再灌注成功与否。但对确定是否早期使用溶栓疗法价值较小，诊断再梗死效果较差。

3）肌红蛋白（Mb）：是 AMI 发生后出现最早的可检测标志物之一。Mb 阴性预测值为 100%。但 Mb 特异度不高，心肌梗死和急性骨骼肌损伤时，Mb 均升高，可联合检测碳酸酐酶Ⅲ（carbonic anhydrase Ⅲ，CAⅢ）提高 AMI 诊断特异性。在心肌梗死时，CAⅢ始终正常。

3. 心力衰竭生物化学检测指标

（1）B 型利钠肽（BNP）及 B 型利钠肽原 N 端肽（NT-proBNP）：有很高的阴性预测价值，正常时可排除心力衰竭的存在。NT-proBNP 比 BNP 更有利于心力衰竭的诊断及实验室测定。

（2）A 型利钠肽（ANP）及 A 型利钠肽原 N 端肽（NT-proANP）：由于血浆中 ANP 不稳定及检测方法存在重复性差等问题，目前临床上很少检测，通常检测的是 NT-proANP 的中间区域称为中间区 NT-proANP（MR-proANP）。MR-proANP 诊断性能与 BNP、NT-proBNP 接近。

（五）血清脂质水平实验室检查

1. 血清总胆固醇（TC）　血清 TC 水平受年龄、家族、性别、遗传、饮食、精神等多种因素影响，且男性高于女性，脑力劳动者高于体力劳动者。作为诊断指标，TC 既不特异，也不灵敏，只能作为某些疾病，特别是动脉粥样硬化的一种危险因素。因此，TC 常作为动脉粥样硬化的预防、发病预测、疗效观察的参考指标。

（1）TC 增高

1）动脉粥样硬化所致的心、脑血管疾病。

2）各种高脂蛋白血症、胆汁淤积性黄疸综合征、甲状腺功能减退症、类脂性肾病、肾病综合征、糖尿病等。

3）长期吸烟、饮酒、精神紧张和血液浓缩等。

4）应用某些药物，如环孢素、糖皮质激素、阿司匹林、口服避孕药、β 受体阻滞剂等。

（2）TC 减低

1）甲状腺功能亢进症。

2）严重的肝脏疾病，如肝硬化和急性重型肝炎。

3）贫血、营养不良和恶性肿瘤等。

4）应用某些药物，如雌激素、甲状腺激素、钙拮抗剂等。

2. 血清甘油三酯（TG） 血清 TG 受生活习惯、饮食和年龄的影响，在个体内及个体间的变异较大。由于 TG 的半衰期短（5～15min），进食高脂、高糖和高热量饮食后，外源性 TG 可明显增高，且以乳糜微粒的形式存在。由于乳糜微粒的分子较大，能使光线散射而使血浆浑浊，甚至呈乳糜样，称为饮食性脂血（alimentary lipemia）。因此，必须空腹 12～16h 静脉采集标本测定 TG，以排除和减少饮食的影响。

（1）TG 增高

1）冠心病。

2）原发性高脂血症、动脉粥样硬化症、肥胖症。

3）糖尿病、痛风、甲状腺功能减退症、肾病综合征、高脂饮食和胆汁淤积性黄疸综合征等。

（2）TG 减低

1）低 β-脂蛋白血症和无 β-脂蛋白血症。

2）严重的肝脏疾病、吸收不良、甲状腺功能亢进症、肾上腺皮质功能减退症等。

3. 高密度脂蛋白（HDL）

（1）HDL 增高

1）HDL 与 TG 呈负相关，也与冠心病的发病呈负相关，HDL 水平低的个体发生冠心病的危险性大，HDL 水平高的个体发生冠心病的危险性小，且 HDL 亚型 HDL_2 与 HDL 的比值（HDL_2/HDL）对诊断冠心病更有价值。

2）绝经前女性 HDL 水平较高，其冠心病患病率较男性和绝经后女性为低。

3）慢性肝炎、原发性胆汁性胆管炎等，对防止动脉粥样硬化、预防冠心病的发生有重要作用。

（2）HDL 减低

1）动脉粥样硬化、急性感染、糖尿病、肾病综合征。

2）应用雄激素、β 受体阻滞剂和孕酮等药物。

4. 低密度脂蛋白（LDL）

（1）LDL 增高

1）LDL 是动脉粥样硬化的危险因子，LDL 水平增高与冠心病发病呈正相关。

2）遗传性高脂蛋白血症、甲状腺功能减退症、肾病综合征、胆汁淤积性黄疸、肥胖症等。

3）应用雄激素、β 受体阻滞剂、糖皮质激素等。

（2）LDL 减低：无 β-脂蛋白血症、甲状腺功能亢进症、吸收不良、肝硬化及低脂饮食和运动等。

【临床思维分析】

情景实例一

患者，男，26 岁。十二指肠肠端瘘 20 天，一直进食较少，全身乏力，2h 前起立时突发晕倒。急查电解质了解内环境情况。

实验室检查：血清钾 3mmol/L（参考值 3.5～5.3mmol/L），血清钠 125mmol/L（参考 137～147mmol/L）。

1. 评估该患者的诊断结果。

2. 列出最主要的诊断依据。

情景实例二

患者，男，66 岁。因"发现皮肤黄染及尿液颜色加深 1 个月"而就诊。查体：消瘦，肝脏右肋下 1.5cm，质地一般，无痛，粪便颜色呈灰白色。中等饮酒量，未服用任何药物。

实验室检查：总胆红素 355μmol/L（参考值 3.4～20.5μmol/L），AST 78U/L（参考值 10～42U/L），ALT 86U/L（参考值 5～40U/L），ALP 897U/L（参考值 40～150U/L）。

1. 评估该患者的诊断结果。

2. 列出最主要的诊断依据。

情景实例三

患者，女，54 岁。因"低热、泡沫尿、水肿 1 个月"而就诊。1 个多月前受凉后出现咳嗽、咽部不适、发热，经治疗后体温稍有下降，但渐出现眼睑及双下肢水肿、泡沫尿，近日尿量明显减少至 200ml/d，血压增高至 160/90mmHg。否认高血压、糖尿病及慢性肾脏疾病病史。

实验室检查：尿蛋白 3.2g/L，尿液红细胞 5～6/HP（参考值 0～3/HP），尿比重 1.030（参考值 1.003～1.030），24h 尿蛋白定量 5570mg/24h（参考值＜150mg/24h）。血清白蛋白 17g/L（参考值 34～54g/L），血肌酐 253μmol/L（参考值 45～84μmol/L），血尿素氮 25.9mmol/L（参考值 2.9～8.2mmol/L），血尿酸 903mmol/L（参考值 155～357mmol/L），次日血肌酐 861μmol/L，血尿素氮 50.7mmol/L，内生肌酐清除率 47ml/min（参考值 80～120ml/min）。

1. 评估该患者的诊断结果。

2. 列出最主要的诊断依据。

情景实例四

患者，男，64 岁。因"突发心前区疼痛 4h"就诊。疼痛剧烈而持续，舌下含服硝酸甘油无缓解，急查心电图示 V_1～V_4 可见坏死性 Q 波，ST 段抬高，T 波倒置。高度可疑"急性前间壁心肌梗死"，急查心肌酶谱及心肌损伤蛋白以确诊。

实验室检查：hscTnT 190ng/L（参考值 0～53.53ng/L），CK 2895U/L（参考值 40～200U/L），CK-MB 8ng/mL（参考值＜5ng/mL）。

1. 评估该患者的诊断结果。

2. 列出最主要的诊断依据。

第三节　痰液检查

【培训目标】　训练痰液标本采集及检查结果分析。

【培训要求】　掌握痰液标本采集方法及检查结果分析，熟悉影响痰液检查结果的主要因素。

【训练步骤和方法】

一、实训前准备

1. 仪器准备　雾化器。

2. 实验试剂及用物准备　无菌水、标本盒。

二、实训步骤和方法

1. 基础理论讲授　带教老师先讲授痰液检测的适应证、操作规程及要领。重点强调操作过程中干扰实验结果的环节。

2. 操作示范　带教老师 PPT 讲解规范化的操作，并讲解痰液检查报告单结果。

3. 学生练习　学生分组进行实际操作，带教老师巡视并及时指导、纠错。

4. 操作考核　设置临床情景，学生进行课后独立操作，并进行现场评分。

5. 教师总结　重点讲解现场发现的主要问题及操作的难点。

【操作步骤与方法】

一、痰液标本采集

1. 自然咳痰法　是最常用的方法，采集标本前嘱患者刷牙、清水漱口数次后，用力咳出气管深部或肺部的痰液，采集于干燥洁净容器内，要避免混杂唾液或鼻咽分泌物。

2. 雾化蒸气吸入法　适用于自然咳痰法采集标本不理想时。

3. 一次性吸痰管法　适用于昏迷患者、婴幼儿。

二、痰液检测项目的选择与应用

1. 肺部感染性疾病的病原学诊断　痰液的性状对诊断有一定意义。如痰液为黄色或黄绿色脓性提示呼吸道化脓性感染；如痰液有恶臭则提示厌氧菌感染。痰液涂片革兰染色可大致识别感染细菌的种类。要严格按照要求采集标本进行细菌培养，以鉴定菌种、筛查敏感药物，指导临床药物治疗。

2. 开放性肺结核的诊断　如痰液涂片发现结核分枝杆菌，则可诊断为开放性肺结核。若采用集菌法进行结核分枝杆菌培养，除了可了解结核分枝杆菌有无生长外，还可进一步进行药敏试验菌型鉴定。

3. 肺癌的诊断　痰液脱落细胞阳性是确诊肺癌的组织学依据，若能正确采集标本，肺癌的痰液细胞学阳性检出率可达 60%～70%，而且方法简单，无痛苦，易于被患者接受，是诊断肺癌的主要方法之一。

4. 肺部寄生虫病的诊断　自痰液中发现寄生虫、虫卵或滋养体，可确诊肺部寄生虫病。

【疑点导航】

1）采用合适的痰液标本。采集痰液标本时，先用清水漱口，用力咳出气管深处的痰液，注意勿混入鼻咽部分泌物。

2）咳痰时最好有医护人员在场，以指导患者正确咳痰，及时送检，若不能及时送检，可暂时冷藏保存，但不能超过 24h，采用专用容器采集痰液。

3）痰液一般性状检查以清晨第一口痰标本最适宜。

4）检查 24h 痰液量或观察分层情况时，容器内可加少量苯酚防腐，以上午 9～10 时采集深咳的痰液最好。

5）采集 12～24h 的痰液，用于漂浮或浓集抗酸杆菌检查。

6）无菌采集标本（先用无菌水漱口，以避免口腔内正常菌群的污染），适用于细菌培养。

7）经气管穿刺吸取法和经支气管镜抽取法采集标本，适用于厌氧菌培养。

第四章

心 肺 复 苏

第一节 基础心肺复苏术操作

【培训目标】 熟练掌握基础心肺复苏术的操作流程，并能在紧急情况下正确实施高质量的心肺复苏术。

【培训要求】 掌握心肺复苏术的适用场景、操作方法及技术要点，充分认识心肺复苏术的必要性及紧迫性，培养临危不乱的素养和救死扶伤的医者品质。

心搏骤停（cardiac arrest，CA），是指各种原因引起的、在未能预计的情况和时间内心脏射血功能的突然终止，大动脉搏动与心音消失，重要器官（如脑）严重缺血、缺氧，导致生命终止。当心搏骤停发生时，心脏泵血功能突然停止，脑血流突然中断，10s 左右患者即可出现意识丧失，4～6min 后脑和其他重要器官组织会遭到不可逆的损害。因此心搏骤停后的心肺复苏（cardiopulmonary resuscitation，CPR）必须在现场立即进行，为进一步抢救直至挽回心搏骤停患者的生命而赢得宝贵的时间。

心肺复苏术，是针对心搏骤停采取的一系列及时、有序的抢救措施，用心脏按压或其他方法形成暂时的人工循环并恢复心脏自主搏动和血液循环，用人工呼吸代替自主呼吸并恢复自主呼吸，达到恢复苏醒和挽救生命的目的。

突发心搏骤停的识别、紧急反应系统的启动、早期心肺复苏、迅速使用自动体外除颤仪（automatic external defibrillator，AED）共同组成了基础生命支持的重要关键环节。基础生命支持（basic life support）又称为初步急救或现场急救，目的是在心脏骤停后，立即以徒手方法争分夺秒地进行复苏抢救，以使心搏骤停患者的心、脑及全身重要器官获得最低限度的紧急供氧。

【训练步骤和方法】

一、实训前准备

1. **场所** 模拟医院或实训中心（实训室）。

2. **物品准备** 基础心肺复苏模拟人、简易呼吸器（戴面罩）、除颤仪、无菌纱布、听诊器、手电筒等。

二、实训步骤和方法

1. 基础理论讲授 带教老师先讲授心肺复苏术的适应证、操作规范及要领，重点强调操作过程中容易出现错误的环节。

2. 操作示范 带教老师进行规范化的分解步骤的操作示范，边操作边进行操作要领的讲解。

3. 学生练习 学生分组进行操作练习，带教老师巡视并及时指导、纠错。

4. 操作考核 设置临床情景，学生进行课后独立操作或多人配合练习，并进行现场考核评分。

5. 教师总结 重点讲解现场发现的主要问题及操作的难点。

【操作步骤与方法】

一、适用场景

各种创伤、电击、溺水、窒息、中毒、心脏疾病或药物过敏等引起的心搏骤停并无禁忌证的患者。

二、规范操作步骤及方法

1. 评估现场环境安全 施救者要快速观察周围环境，判断是否存在潜在危险，并采取相应的自身和患者安全保护与防护措施（图1-4-1）。

2. 判断意识启动应急反应系统 施救者用双手轻拍患者的双肩，并俯身高声呼唤："先生（女士），您怎么了，快醒醒！"如果患者无反应，可判断为意识丧失（图1-4-2）。

迅速启动应急反应系统，立即向周围人求助，拨打急救电话，并安排专人取来附近的自动体外除颤仪（AED）。同时使患者呈仰卧位，头、颈、躯干平直无弯曲，双手放于躯干两侧，松解衣领、裤腰带，暴露前胸。

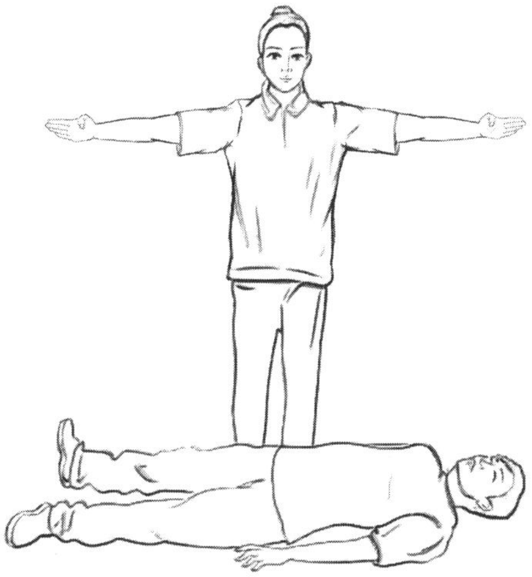

图1-4-1 确认周围环境安全

3. 检查动脉搏动及呼吸

（1）检查颈动脉搏动：用右手的食指和中指从气管正中甲状软骨下缘（男性喉结）向旁2～3cm至胸锁乳突肌内侧缘的凹陷处触及颈动脉（图1-4-3）。若颈动脉无搏动，提示心搏骤停。

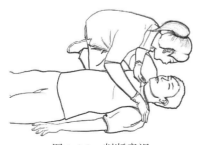

图1-4-2 判断意识

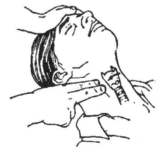

图1-4-3 检查颈动脉搏动

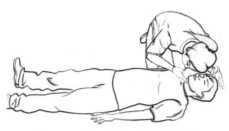

图 1-4-4 判断颈动脉搏动及呼吸

（2）判断是否有呼吸：观察患者胸廓有无起伏 5～10s，判断有无呼吸或仅有濒死叹息样呼吸。

（3）检查颈动脉搏动与判断呼吸同步进行，判断时间 5～10s，并同时观察患者四肢及面色情况（图 1-4-4）。

4. 胸外按压 如果患者无意识、无呼吸（或濒死叹息样呼吸）、无颈动脉搏动，立即开始胸外按压。胸外按压是利用人工的方法促使血液在血管内流动，使经人工呼吸后的氧合血液从肺部流向心脏，再经动脉供应全身组织器官。

施救者使患者仰卧于坚硬的平板上，按压部位为胸骨的下半段，男性为两乳头连线与胸骨的交点（图 1-4-5、图 1-4-6）。将一手掌根部置于按压部位，另一手掌根部叠放其上，双手指紧扣，掌心翘起，身体稍前倾，使肩、肘、腕位于同一轴线上，与患者胸部上方垂直。以髋关节为轴，以手掌根部为着力点，用上身重力垂直按压，确保按压深度 5～6cm，按压频率 100～120 次/分。儿童和婴儿的按压幅度为胸部前后径的 1/3（儿童约 5cm，婴儿约 4cm）。每次按压后，释放胸部的所有压力，手掌不离开胸壁，按压与放松时间相同，保证每次按压后胸廓完全回弹（图 1-4-7）。

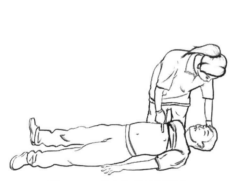

图 1-4-5 确定胸外按压部位

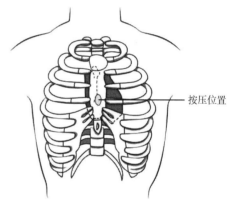

按压位置

图 1-4-6 胸外按压部位示意图

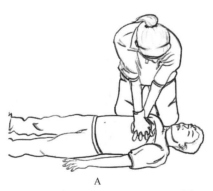

A

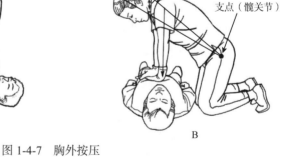

5～6cm
向上放松
向下按压
支点（髋关节）
B

图 1-4-7 胸外按压
A. 正面；B. 侧面

5. 开放气道 胸外按压 30 次后，进行开放气道。将头偏向一侧，清除患者口腔、鼻腔的异物及分泌物，若有假牙，应将其取出。用仰额抬颏法或双手托颌法开放气道，使患者下颏与耳垂的连线与地面垂直。

（1）仰额抬颏法：施救者将一手掌小鱼际（小拇指侧）置于患者前额，下压使其头部后仰，另一手的食指和中指并拢置于下颌部的下方，将颏部向上抬起，帮助头部后仰，使气道开放。适用于无头部损伤或颈部损伤的患者（图1-4-8）。

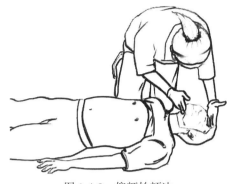

图1-4-8　仰额抬颏法

（2）双手托颌法：施救者位于患者头部上方，双手拇指分别放在患者口角旁，食指、中指和无名指放在患者两侧下颌角处。将下颌向前上方托起，使头后仰，下颌骨前移，打开气道。适用于怀疑有头部损伤或颈部损伤的患者。

6. 人工呼吸　开放气道，确保气道通畅后，若因条件限制不能立即对患者行气管内插管机械通气，应立即进行人工呼吸。人工呼吸的主要原理是施救者将气体吹入患者肺内而使肺扩张，利用肺及胸廓自身弹性回缩力使患者将气体呼出。人工呼吸的方法主要有口对口人工呼吸、口对鼻人工呼吸、简易呼吸器人工呼吸等。

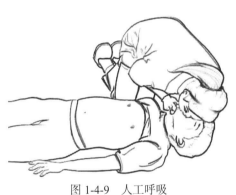

图1-4-9　人工呼吸

（1）口对口人工呼吸：施救者将一手掌小鱼际（小拇指侧）置于患者前额，下压使其头后仰，同时用拇指和食指捏住患者的鼻翼，防止漏气，另一手的食指和中指置于下颌部的下方，将颏部向上抬起，帮助头部后仰，开启口腔，双唇严密包住患者口唇，用口把患者的口完全罩住，呈密封状，平静吸气后吹气2次，每次吹气应持续1s以上，确保通气时可见胸廓起伏，以500～600ml潮气量为宜。每次吹气结束，立即与患者口部脱离，松开患者鼻翼，使患者的胸廓自然回缩，将气体排出，吹气放松比1∶1（图1-4-9）。

（2）口对鼻人工呼吸：若患者存在口腔外伤或者任何原因导致口腔无法打开时，可选择口对鼻人工呼吸。施救者确保气道通畅，用手托住患者下颌使其口唇紧闭，用口把患者的鼻部完全罩住，缓慢吹气。

（3）简易呼吸器人工呼吸：①单手E-C手法。施救者位于患者头部的上方，将简易呼吸器的面罩扣在患者口鼻处，用一手拇指和食指呈"C"形按压面罩，中指和无名指放在下颌下缘，小指放在下颌角后面，呈"E"形（图1-4-10）。②双手E-C手法。双手分别以中指、无名指、小指三个手指（呈"E"形）托住患者下颌，而大拇指和食指（呈"C"形）按住面罩的两端（图1-4-11）。另一只手（单手E-C法）或由助手（双手E-C法）挤压球囊将气体送入肺中，挤压1L容量成人球囊1/2～2/3量或2L容量成人球囊1/3量，胸廓有隆起，待球囊重新膨胀后再开始下一次挤压。

简易呼吸器是一种人工呼吸辅助装置，是由单向阀控制的自张呼吸囊，易携带，易操作，有无氧源均可使用。是抢救危重症患者时建立人工通气最简单的急救装置，主要用于急诊的抢救、手术室及重症监护室患者的转运、呼吸机的过渡性急救等，如果使用恰当，它就相当于一台简易呼吸机，对提高抢救成功率起到重大作用。

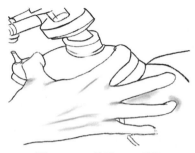

图 1-4-10　单手 E-C 手法

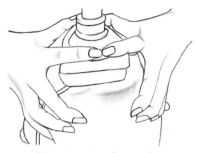

图 1-4-11　双手 E-C 手法

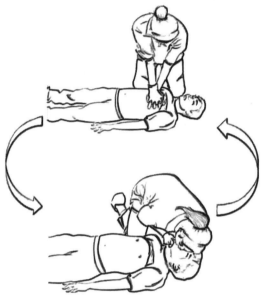

图 1-4-12　循环做胸外按压和人工呼吸

7. 循环做胸外按压和人工呼吸　循环做 30 次胸外按压和 2 次人工呼吸（30∶2），每 5 组评估患者呼吸和脉搏。对于婴儿和儿童，按压和通气的比例单人可为 30∶2，双人可为 15∶2（图 1-4-12）。

8. 尽快电除颤　电除颤可采用 AED 或医用除颤仪。AED 是一种便携式自动除颤器，易于操作，常被非专业人士用来抢救心搏骤停患者，被广泛应用于院外公共场所。若在院内遇到心搏骤停患者，可使用医用除颤仪。

（1）若为公共场所，AED 操作步骤如下。

1）开机：打开 AED 电源，按照语音提示操作。

2）贴电极片：按照电极片上的图示，将电极片紧贴于患者裸露的胸部。一片电极片贴在患者胸部的右上方（右锁骨下胸骨右缘），另一片电极片贴在患者左乳头外侧，电极片的顶部边缘位于腋下 7～8cm 处（或参考电极片上的图示）（图 1-4-13）。

3）AED 分析心律：施救者用语言示意周围人离开患者，等待 AED 分析心律，以确定是否需要电击除颤（图 1-4-14）。

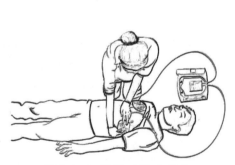

图 1-4-13　粘贴 AED 电极片

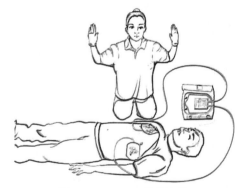

图 1-4-14　AED 分析心律

4）除颤：如果 AED 提示需要电击，施救者得到除颤指示后，等待 AED 充电，确保所有人员未接触患者，按下"电击"按钮除颤（图 1-4-15）。

5）除颤后立即心肺复苏：除颤后立即按照 30：2 的比例实施胸外按压和人工呼吸，5 组（约 2min）后，AED 再次自动分析心律，遵循 AED 的语音提示操作，直到患者恢复心搏和自主呼吸，或专业急救人员到达现场。

6）如果 AED 提示不需要电除颤，继续实施心肺复苏。

（2）若为院内，除颤仪操作步骤如下。

1）准备：迅速将除颤仪推至患者身旁，确定除颤部位无潮湿、无敷料。迅速将导电膏均匀涂抹至除颤仪电极板上。

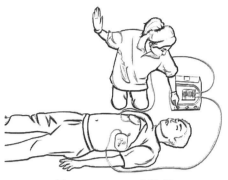

图 1-4-15　AED 电除颤

2）开机：打开除颤仪电源，设置"非同步"位置除颤，调节除颤仪能量至所需读数，开始充电。单向波能量选择 360J，双向波能量选择 200J。

3）放置电极板：放置右电极板（右锁骨下胸骨右缘）和左电极板（与左乳头平齐的左胸下外侧部），使胸壁与电极板紧密接触。

4）除颤：嘱其他人员离开患者及病床，两手拇指同时按压手柄放电按钮进行放电。

5）除颤后：除颤后立即实施胸外按压和人工呼吸。

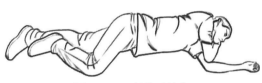

图 1-4-16　复苏后体位

6）重新判断：5 组心肺复苏后判断患者心律，若心电监护提示为窦性心律，则除颤成功。若仍无自主心搏，仍为心室颤动，则再次进行电除颤。

9. 复苏体位　如果患者的心搏和自主呼吸已经恢复，将患者置于复苏后体位（稳定侧卧位），随时观察患者生命体征，并安慰照护患者，等待专业急救人员到来（图 1-4-16）。

【疑点导航】

1. 基础生命支持遵循 CABD 原则　①早期识别并胸外按压；②开放气道；③人工呼吸；④电除颤。

2. 心肺复苏术的禁忌证　①胸壁开放性损伤、多发性肋骨骨折、严重胸廓畸形或心脏压塞是心肺复苏术的禁忌证；②凡已明确晚期癌症，脑、心、肺、肾等重要脏器功能衰竭无法逆转者，在征得家属知情同意后，可不必进行心肺复苏术。

3. 院外心搏骤停的生存链　①及早识别与预防；②启动应急反应系统；③高质量心肺复苏；④除颤；⑤心搏骤停恢复自主循环后治疗；⑥康复。

4. 心搏骤停的判断注意事项　①判断意识时，需要轻拍重唤，不可剧烈摇动患者肩膀，以免加重骨折等损伤；②触摸颈动脉时不可用力过大，以免颈动脉受压影响头部血液供应。

5. 胸外按压的注意事项　①确保正确的按压部位：胸骨的下半段；②双手重叠、手指翘起，双手不能出现滑动，手臂与胸部上方垂直，充分借助上身重力进行按压；③按压应稳定、持续、有规律进行，不能忽快忽慢，不能中断；④胸外按压的力度要适宜，过大过猛、冲击式按压容易导致胸骨、肋骨骨折，引起气胸、血胸；按压的力度过轻，胸腔压力小，不足以推动血液循环。

6. 高质量心肺复苏的内容要求 ①快速（按压速度 100～120 次/分）；②用力按压（成人按压深度 5～6cm）；③胸廓充分回弹；④尽量减少按压中断；⑤避免过度通气。

7. 人工呼吸的注意事项 ①吹气不要过小、过大、过快，通气量见到胸廓上抬即可；②吹气过程中要注意观察患者气道是否通畅，胸廓是否被吹起；③连续吹气两次注意中间松开患者鼻翼，以保证气体排出；④吹气过程中确保密闭，避免漏气；⑤如果有条件应尽快由口对口、口对鼻人工呼吸变为简易呼吸器辅助呼吸，甚至是气管内插管行机械通气。

8. 简易呼吸器的使用注意事项 ①根据患者选择合适大小的面罩,施加一定压力于面罩上保证其紧扣患者口鼻部,避免漏气；②简易呼吸器使用前应当清除口腔和咽喉的分泌物或异物，并确认气道是否充分开放；③选择适当呼吸频率：如果没有高级气道，简易呼吸器人工通气时，应采用 30∶2 的按压-通气比率；④简易呼吸器人工通气配合胸外按压时，通气与按压交替进行，即通气时不按压，按压时不通气，且不通气时，简易呼吸器应离开患者口鼻；⑤高级气道接简易呼气器配合胸外按压时，通气与按压同步进行，即胸外按压按照 100～120 次/分持续进行，通气按照每 5～6s 一次（10～20 次/分）持续进行。

9. 电除颤的注意事项 ①电极板应紧密贴合患者皮肤并压实，不可留有空隙；②清除患者周围任何金属物品，放电之前，务必确保所有人员未接触患者，离开病床；③若无导电膏，可以选用生理盐水浸湿的纱布，但不能使用酒精，容易引起皮肤灼伤；④两个电极板除颤过程中不可形成短路，否则会损害除颤设备；⑤对于怀疑有心脏起搏器的患者，电极板应避开起搏器，以防损害起搏器；⑥电除颤后立即行心肺复苏，不判断心律是否恢复，连续 5 组心肺复苏后再判断心律；⑦误充电需要将双侧电极板放回除颤仪上进行放电，禁止空放电，且电极板不能对击。

10. 心肺复苏术有效的指征 ①有颈动脉搏动；②原扩大的瞳孔再度缩小；③出现自主呼吸；④神志逐渐恢复，出现反射；⑤面色、口唇、指甲及皮肤等色泽再度转红。

【临床思维分析】

院外心搏骤停临床情景实例

临床场景　春节期间，一大型购物超市中一老年男性突然倒地不起，需要紧急救治。

案例分析

1）评估、识别：这属于院外突发危急情况，评估周围环境安全。

2）立即判断患者的意识，发现患者无反应，病情危重，迅速启动应急反应系统，立即就近呼救，寻求周围人的帮助，让其中一个路人拨打急救电话 120，让另一个路人寻找附近的 AED，让第三个路人维持现场环境秩序。

3）迅速摆好患者体位，平躺在地上，检查患者的呼吸、颈动脉搏动，7s 后确认患者呼吸停止、颈动脉搏动消失，符合心搏骤停的判断标准，立即启动心肺复苏术。

4）胸外按压：迅速确定按压部位，确保正确的按压姿势、按压深度、按压频率，按压稳定、持续、有规律进行。

5）开放气道：30 次的胸外按压后，立即检查患者的气道通畅状态，清除口腔中的异物。患者突然晕倒，颈椎无损伤，选用仰额抬颏法开放气道。

6）人工呼吸：快速进行口对口人工呼吸，平静吸气后用自己的嘴严密包绕患者的嘴，同时用食指、中指捏紧患者双侧鼻翼，缓慢向患者肺内吹气两次，看到患者的胸廓起伏。每次吹气结束，立即与患者口部脱离，松开患者鼻翼。在心肺复苏的过程中时刻注意观察患者的面色、口唇颜色及微循环改善情况。

7）再评估：循环做 5 个周期的心肺复苏后评估患者呼吸和脉搏。发现患者颈动脉搏动、自主呼吸仍未恢复，继续心肺复苏。

8）电除颤：心肺复苏 5min 后，路人将 AED 送到，迅速启动 AED，立即进行电除颤。除颤 1 次结束，再次进行 30 : 2 的按压与通气。

9）再评估：5 个周期的心肺复苏后，再次检查患者，发现患者有颈动脉搏动，恢复自主呼吸，复苏成功。

10）术后处置：复苏成功时，120 急救人员到达，在心电监护等急救措施下转入医院进一步治疗。

院内心搏骤停临床情景实例

临床场景　患者，男，65 岁。因"肺部感染、心力衰竭"于呼吸科住院。患者于病房长廊活动时突然倒地不起，需要紧急救治。

案例分析

1）评估、识别：患者于院内出现倒地不起，属于院内突发危急情况。

2）立即判断患者的意识，发现患者没有反应，立即快速疏散其他患者及家属，呼叫就近的医护人员，推抢救车、除颤仪，并就地抢救患者。自己迅速检查患者的呼吸、颈动脉搏动，7s 后确认患者颈动脉搏动消失，尚有微弱的叹息样呼吸，符合心搏骤停的判断标准，立即启动心肺复苏术。

3）摆好患者体位，使平躺在硬板床上，充分暴露前胸。

4）胸外按压：立即确定按压部位，确保正确的按压姿势、按压深度、按压频率，按压稳定、持续、有规律进行。

5）开放气道：30 次的胸外按压后，立即检查患者的气道通畅状态，清除口腔中的异物，选用仰额抬颏法开放气道。

6）人工呼吸：快速进行口对口人工呼吸，这时其他医护人员赶到，迅速将口对口人工呼吸更换为简易呼吸器人工呼吸。其中一名医生负责采用双手 E-C 手法将面罩固定在患者口鼻处，另一名护士负责挤压球囊将气体送入肺中，在挤压气囊时，因为患者有呼吸应注意频率和患者呼吸的协调性，尽量在患者吸气时挤压气囊，避免在患者呼气时挤压气囊。按压和通气的比例为 30 : 2。

7）电除颤：除颤仪到位后，进行电除颤。确定除颤部位无潮湿、无敷料，迅速将导电膏均匀涂抹至除颤仪电极板上，打开除颤仪电源，设置"非同步"位置除颤，调节除颤仪能量至双向波 200J，将右电极板放在右锁骨下胸骨右缘，将左电极板放在与左乳头平齐的左胸下外侧部，使胸壁与电极板紧密接触，嘱其他人员离开患者，两手拇指同时按压手柄放电按钮进行放电。除颤后立即实施心肺复苏。

8）再评估：5 个周期的心肺复苏后，再次检查患者，发现患者有颈动脉搏动，恢复自主呼吸，复苏成功。

9）术后整理：复苏成功后，将患者安全转移至病房，做好后续诊治。

10）注意事项：院内心肺复苏术实施过程中，应同步开通静脉通路，静脉使用抢救药物，并完善血液相关检查，寻找心搏骤停的原因；情况允许时建立高级气道，经口气管插管接简易呼吸器辅助通气，每 5～6s 进行一次通气（10～12 次/分），并持续进行胸外按压。

第二节 团队合作心肺复苏术操作

【培训目标】 充分认识团队合作协同进行心肺复苏术的重要性。能熟练进行心肺复苏团队的组建和分工,使团队合作能够高效、有序进行,保证心肺复苏全过程的持续高质量。

【培训要求】 要求学员掌握高质量心肺复苏的技术要点。掌握高效团队调动的要素。能与团队组员协作并在复苏过程中高质量地完成角色任务。

高质量的心肺复苏是指快速、有力、不间断(尽量)胸外按压,按压后胸廓充分回弹,同时避免过度通气的心肺复苏术。这些措施的目的是提高冠脉灌注压(CPP),保证组织器官尤其是心脏、脑部等重要组织器官有一定持续灌注。心搏骤停后自主循环的恢复(ROSC)取决于心肌的血流灌注和血氧情况。

而要保证复苏的持续高质量,就需要多人团队有效、有序配合。团队组员责任明确、分工合作,高质量的心肺复苏是复苏成功的基础,高效的团队合作是复苏能够持续高质量的保证。

【训练步骤和方法】

一、实训前准备

1. 场所 模拟医院或实训中心(实训室)或医院急诊科。

2. 物品准备 技能操作模拟人、心电监护仪、除颤仪、心电图机、面罩、简易呼吸器、有创呼吸机、喉镜、气管插管导管、电极片、导电糊、导丝、吸氧管、输液器、注射器、生理盐水等。

二、实训步骤和方法

1. 基础理论讲授 带教老师讲授高质量心肺复苏概念,详细介绍多人复苏团队合作的重要性,团队合作对高质量心肺复苏术的临床意义和具体操作流程等。

2. 操作示范 带领学生进行规范化的操作示教,在模拟场景进行操作要领的示范讲评。

3. 学生练习 学生分组进行团队的心肺复苏操作模拟练习,并互相转换角色模拟训练,带教老师巡视并及时指导纠错。

4. 操作考核 设置临床情景,学生分小组进行团队合作心肺复苏操作并进行现场考核评分。

5. 教师总结 重点讲解操作现场发现的问题及难点。

【操作步骤及方法】

一、适用场景

各种创伤、电击、溺水、窒息、中毒、心脏疾病或药物过敏等所致心搏骤停并无禁忌证的患者。

二、规范化操作步骤及方法

一个高效的复苏团队是高质量心肺复苏的保证，可增加成功复苏的机会，需要医务人员组成团队同时实施多种干预措施。高质量的心肺复苏团队的建设如下。

1. 高质量心肺复苏团队的组成和职责 根据具体情况迅速组成二人及以上的医师、护士或呼吸治疗师的多种医务人员的复苏团队，分为组长、组员两部分。理想的高效心肺复苏团队组员有六个角色（图 1-4-17）。在人员不足时，可以一人身兼数个角色。其每个人在团队的角色要清楚，关键任务杜绝遗漏，要分工合理、轮换有序。

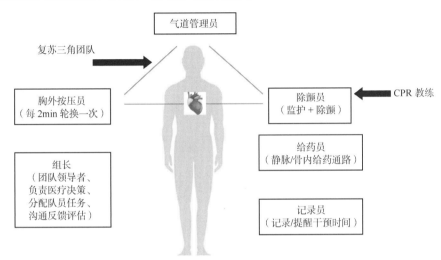

图 1-4-17　6 人高效团队结构图

（1）组长职责：选择高级生命支持实施人员或高级职称的专业人员担任组长，每个团队中固定的领导者，带领组织团队，给团队组员分工并反馈意见，承担未指定的角色职责；培训和指导团队组员，进行医疗决策，指令清晰、分配任务合理，促进团队协作。

（2）组员职责：组员包括胸外按压员、除颤员、气道管理员、记录员和给药员，要求清楚角色分配，复苏技能熟练，有信心承担角色职责，团队配合流畅。

复苏三角团队由胸外按压员、除颤员与气道管理员组成，有固定的顺序。除非是在需要保证他们自身安全的情况下，否则这三个位置的组员要保持这种三角形的结构。

1）胸外按压员：识别心搏骤停患者后，进行胸外按压，第一次除颤后完成五个循环（约2min）的胸外按压，再评估判断患者，此时与气道管理员轮换一次。之后每五个循环（约 2min）交换一次。

2）除颤员：负责操作自动体外除颤仪或手动除颤仪电击除颤。准备并操作除颤仪，如果有监护仪，则其位置要确保整个团队都可以看到监护仪。由除颤员担任复苏三角团队中的心肺复苏教练，负责心肺复苏质量监控，随时提醒胸外按压员及气道管理员保持高质量的心肺复苏。

3）气道管理员：开放气道，提供球囊-面罩通气，并适时建立辅助气道。与胸外按压员每五个循环（约 2min）轮换一次。如需进行气管插管，气道管理员应由高级生命支持实施人员承担。

4）记录员：记录心肺复苏、给药的时间，记录胸外按压的频率和中断的持续时间，与组长沟通。

5）给药员：负责建立静脉/骨内输液通路，管理药物，由高级生命支持实施人员承担。

2. 对高质量心肺复苏团队成员的要求

（1）了解自己的能力范围：组长和组员均要清晰了解能力范围，组员要明确并承担起自己能够胜任的职责，高质量完成任务。在有困难时应该及时寻求帮助，不可拖延。基础生命支持实施人员不可以执行给药和插管等任务，应该由高级生命支持实施人员承担。

（2）互相尊重，有效沟通：始终保持冷静自信，控制好情绪，相互尊重，不要互相指责。所有组员可以在必要时进行合理化的建议，加强沟通，在患者状况变化时做出及时调整，防止错误或医疗事故发生。复苏结束后对复苏的整个流程进行总结和再评估。

（3）闭环式沟通：组员间语言表达要简洁清楚，说话要大声。要求发送者将信息清晰传达给接收者，接收者向发送者重复收到的信息，发送者确认接收信息无误。例如，①组长清楚喊出组员的名字和任务。例如，"××，请建立静脉通路"。②组员时刻保持专注，口头复述任务。例如，"好的，马上建立静脉通路"。③任务完成后组员清楚表达并告知组长。例如，"已建立静脉通路"。

【疑点导航】

1. 高质量心肺复苏的实施 一是建立科学、完善的培训体系。单位、科室有应急预案，定期进行心肺复苏培训和模拟实景演练，遇到心肺复苏情况时就不会混乱，心肺复苏才能高质量有序进行。二是强调并应用团队复苏的理念方法，在充分保证按压和适当的通气的前提下，利用各种可利用的工具和资源，通过明确的分工和紧密的团队配合实施高质量的心肺复苏。

2. 重视心肺复苏实施的质量监测和反馈 一是目前最常用的心肺复苏实施技术的监测，包括按压深度、频率、胸廓回弹、胸外按压分数（CCF）等指标。二是直接反映心肺复苏效果的技术。如冠脉灌注压（CPP）和呼气末二氧化碳波形图等，CPP是最经典的指标，也是心肺复苏质量评价的"金标准"。三是不直接反映复苏质量但可改善心肺复苏的质量。如心电滤波技术可以节省判断时间等。

3. 胸外按压员注意 识别心搏骤停后在呼救的同时立即胸外按压。心搏骤停目击者多为首先实施胸外按压者，不能刻意等待复苏团队完全成立才开始胸外按压。因为胸外按压开始时间与复苏成功率密切相关。

4. 积极寻找可逆转的病因 团队心肺复苏的过程中积极寻找可逆转的病因如5H5T（5H：低血容量、低氧血症、酸中毒、低钾/高钾、低体温；5T：张力性气胸、心脏压塞、中毒、肺栓塞、心肌梗死）等，这些病因如果给予及时有效的治疗，患者是有可能逆转恢复的。对提高心肺复苏的成功率及防治再发心搏骤停有重要意义。

【临床思维分析】

情景实例

临床场景 患者，男，58岁，间断左前胸憋痛5天，加重半小时。2023年3月2日10时10分急诊科就诊。患者自述左前胸憋痛难忍有濒死感，之后患者突然四肢抽搐、口吐白沫，大叫"啊"的一声，随后神志不清，呼之不应。

案例分析 团队复苏流程：医生A正在床边，立即识别判断并呼救"快来人，抢救患者"。发现患者颈动脉搏动消失，呼吸停止（听不到呼吸声音、感受不到口鼻有气流、看不到胸廓起伏），立即进行胸外按压。呼叫后40s护士C迅速赶到现场，判断为心室颤动，立即行双向波能量200J非同步电除颤一次。呼叫后60s医生D、医生B、护士E到达现场，成立心肺复苏五人团队，主任医师（医生 D）任复苏组长，负责分工及指挥抢救等；A 角色（医生 A）即初始胸外按压员，继续胸外按压，5 个周期后与气道管理员交换角色；B 角色（医生 B）为初始气道管理员，迅速开放气道，准备面罩与简易呼吸器连接、辅助通气、连接氧气等；C 角色（护士 C）是初始除颤及监护员，心电监护、准备非同步电击除颤；E 角色（护士 E）开通液路、注射药物、记录等。呼叫后约 3min 组长指示护士开通液路，后给予肾上腺素 1mg 静脉注射。复苏过程中组长询问家属得知患者吸烟史 20 年，一天 20 支。上个月曾经有两次午饭后胸部不舒服感觉，休息后缓解，没在意也未诊治。根据病史结合临床，我们考虑心搏骤停的原因可能是急性心肌梗死。呼叫后 7min（心肺复苏第三轮五个周期后）按压者可触摸到患者颈动脉搏动（89 次/分），但患者仍呈昏迷状，仍无自主呼吸。心电监护为窦性心律，除颤者做心电图示：Ⅱ、Ⅲ、aVF、V$_1$、V$_2$、V$_3$ 导联可见深而宽的 Q 波，ST 段抬高，考虑为急性前间壁和下壁 ST 段抬高型心肌梗死。故停止胸外心脏按压，继续人工辅助呼吸（12 次/分），抽血做血生化、心肌酶等化验，呼叫后 20min 颈动脉搏动可以摸到（82 次/分），自主呼吸恢复（14 次/分），意识朦胧有睁眼动作，双瞳孔等大等圆，直径 3mm，对光反应存在。呼叫后 25min 给予阿司匹林 300mg 和氯吡格雷 300mg 口服，做急性心肌梗死后的二级预防及复苏后进一步监测治疗。准备做进一步溶栓或急诊 PCI 治疗。

这个患者能够成功心肺复苏的原因主要有以下几点：一是医院平时有团队复苏应急预案，定期进行心肺复苏模拟演练，对多人协作心肺复苏术技术熟练、流程清楚，所以临床遇到紧急情况能从容有序应对。二是对患者心搏骤停识别及时、第一时间进行了胸外心脏按压，抓住了心肺复苏的黄金时间。三是为患者进行了高质量的心肺复苏术，保证了重要脏器组织的一定灌注。四是紧急组成的五人心肺复苏团队分工清晰、协调有序，及时进行了高级生命支持。这些都是保证患者心肺复苏成功的原因（图 1-4-18）。

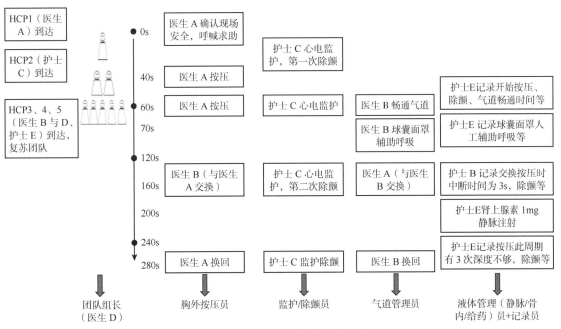

图 1-4-18　临床实例 5 人复苏团队组建流程

（HCP：health care practitioner，医务人员）

第五章

外科基础技能

第一节　手术人员洗手法

【培训目标】　训练掌握手术前洗手方法。

【培训要求】　掌握七步洗手法；掌握洗手和手消毒的方法；增强人文关怀的意识与能力。

手术人员洗手法是无菌技术的一项内容。正确的洗手方法是保障外科手术安全的基本方法；是外科学最基本的临床技能之一。因此，外科医务人员必须掌握这项基本技能，确保手术操作的无菌状态，避免发生术中、术后医源性感染。

【训练步骤和方法】

一、实训前准备

1. **场所**　模拟医院或实训中心（实训室），或医院手术室。
2. **环境要求**　宽敞明亮、有非接触式自来水龙头和齐腰高的水槽。
3. **物品准备**　洗手清洁剂（肥皂液或洗手液）、手消毒剂、干毛巾等。

二、实训步骤和方法

1. **基础理论讲授**　带教老师先讲授手术人员洗手的适应证和禁忌证、不同的洗手方法、操作规程及要领。重点强调操作过程中容易发生污染事件的环节。
2. **操作示范**　带教老师进行规范化的分解步骤的操作示教，边操作边进行操作要领的讲解。
3. **学生练习**　学生分组进行操作练习，带教老师巡视并及时指导、纠错。
4. **操作考核**　设置临床情景，学生进行课后独立操作，并进行现场评分。
5. **教师总结**　重点讲解现场发现的主要问题及操作的难点。

【操作基本知识及操作步骤与方法】

一、适应证和禁忌证

1. 适应证 所有进入手术室直接参加手术的医护人员都必须洗手。

2. 禁忌证 手臂皮肤破损或有化脓性感染者。

二、规范操作步骤及方法

（一）七步洗手法（图 1-5-1）

第一步（内） 掌心相对，手指并拢相互揉搓。

第二步（外） 洗背侧指缝，手心对手背沿指缝相互揉搓，双手交换进行。

第三步（夹） 洗掌侧指缝，掌心相对，双手交叉沿指缝相互揉搓。

第四步（弓） 洗指背，弯曲各手指关节，半握拳把指背放在另一手掌心旋转揉搓，双手交换进行。

第五步（大） 洗拇指，一手握另一手大拇指旋转揉搓，双手交换进行。

第六步（立） 洗指尖，弯曲各手指关节，把指尖合拢在另一手掌心旋转揉搓，双手交换进行。

第七步（腕） 环形揉搓腕部、前臂至肘上 1/3 处，换手进行重复动作。

七步洗手法全过程要认真揉搓双手，每步 15s 以上。

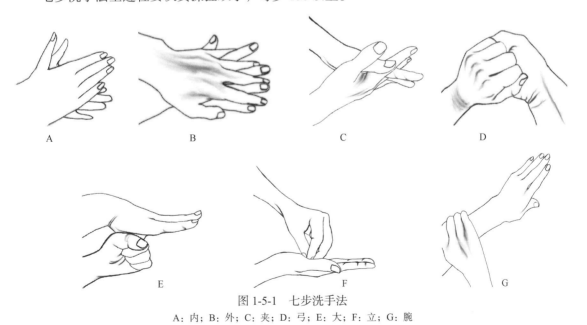

图 1-5-1 七步洗手法
A：内；B：外；C：夹；D：弓；E：大；F：立；G：腕

（二）外科手消毒步骤及方法

准备	洗手前必须更换洗手衣、裤、鞋，戴好消毒口罩、帽子
	口罩必须遮住口与鼻孔，帽子应完全遮住头发。摘除手、腕部饰物，修剪指甲，除去甲缘下积垢
	双手及手臂皮肤无破损

准备	将双侧衣袖卷至上臂上 1/3 处，上衣的下摆塞在裤腰内
	查看洗手清洁剂、外科手消毒剂、无菌小毛巾、感应式水龙头是否在位、能否正常使用
洗手	流动水下淋湿双手、前臂和上臂的下 1/3
	取适量洗手清洁剂（3ml）涂抹在双手、前臂、上臂至肘关节以上 10cm 处
	按七步洗手法清洗前臂、上臂至肘关节以上 10cm 处，双侧在同一水平交替上升，不得回搓
	用流动水冲洗清洁剂，水从指尖到双手、前臂、上臂下 1/3，沿一个方向冲洗，不可让水倒流，冲洗干净（手高于肘）
	再取适量洗手清洁剂（3ml），按以上方法第二次清洗双手、前臂至肘关节以上 10cm 处
	抓取无菌小毛巾中心部位，先擦干双手，然后将无菌小毛巾对折呈三角形，底边置于腕部，直角部位向指端，以另一手拉住两侧对角，边转动边顺势向上移动至肘关节以上 10cm 处，擦干经过部位水迹，不得回擦；翻转毛巾，用毛巾的另一面以相同方法擦干另一手臂。操作完毕将毛巾弃于指定容器内
	保持手指朝上，双手悬空举在胸前，自然晾干手及手臂
手消毒	取适量手消毒剂（3ml）放置于左手掌心，将右手指尖浸泡在手消毒剂中约 5s，将手消毒剂涂抹在右手、前臂直至肘关节上 10cm。通过环形运动环绕前臂直至上臂下 1/3，将手消毒剂完全覆盖皮肤区域，持续揉搓 10～15s，直至消毒剂干燥
	取适量手消毒剂放置于右手掌心，重复以上步骤消毒左手前臂直至肘关节以上 10cm
	取适量手消毒剂均匀涂抹至整个手掌、手背、手指和指缝。按七步洗手法揉搓消毒双手
	整个涂抹揉搓过程约 3min
	保持手指朝上，双手悬空举在胸前，待手消毒剂挥发至彻底干燥

【疑点导航】

1. 急诊手术洗手法　在情况十分紧急的情况下，来不及作常规手臂消毒准备，可按下列步骤于 2～3min 完成，即可参加手术。步骤：①更换手术室的洗手衣、裤及鞋子，戴好口罩、帽子。②用肥皂洗手臂，只要求一般清洁，不用毛刷，也不用乙醇等消毒液浸泡。③戴干手套。将手套上端翻转部展开盖于腕部，然后穿无菌手术衣，将衣袖留在手套腕部外面，由手术室洗手护士用无菌纱布条将衣袖口扎紧，然后在第一双手套外面再戴一双无菌手套，并使手套翻转部将手术衣袖口盖住。④除上述方法外，在紧急情况下也可用 2.5%～3%碘酊涂擦手及前臂一次，再用 75%乙醇擦净碘酊，接着戴手套和穿手术衣（如上法），但不用纱布条扎紧衣袖口。

2. 洗手的目的　洗手的目的是消灭手术人员手及臂部皮肤表层、部分深层的细菌，以免造成手术人员手上所携带的细菌直接污染手术野。

3. 外科手消毒原则

（1）顺序：先洗手，后消毒。

（2）双手位置：消毒后的双手应置于胸前，抬高肘部，远离身体，迅速进入手术间，避免污染。

（3）防止触碰：戴无菌手套前，防止手和手臂触碰任何物体。一旦触碰，必须重新进行手消毒。

（4）重新手消毒：不同患者手术之间、手套破损或手被污染时，应重新进行外科手消毒。

【临床思维分析】

情景实例

临床场景　某手术室护士在当日前一台无菌手术中，不慎划伤左手，皮肤破损流血，已做止血消毒处理。是否还可以继续做下一台的刷手护士？

案例分析　由于该护士手部皮肤破损并有出血，洗手和揉搓会造成伤口再次出血，同时伤口内部也无法保证消毒完全。因此不能继续做下一台手术。

第二节　穿无菌手术衣、戴无菌手套

【培训目标】　训练掌握穿无菌手术衣、戴无菌手套。

【培训要求】　掌握穿无菌手术衣、戴无菌手套的方法；了解不同种类手术衣的穿法；了解手术室实际操作医护配合。

穿无菌手术衣、戴无菌手套是无菌技术的一项内容；是外科学最基本的临床技能。因外科医务人员必须掌握这项基本技能，确保手术操作的无菌状态，避免发生术中、术后医源性感染，保障患者安全。

【训练步骤和方法】

一、实训前准备

1. 场所　模拟医院或实训中心（实训室），或医院手术室。

2. 环境要求　宽敞明亮。

3. 物品准备　手术衣、医用外科手套、小推车等。

二、实训步骤和方法

1. 基础理论讲授　带教老师先讲授手术人员穿无菌手术衣戴无菌手套的原理、操作规程及要领。重点强调操作过程中容易发生污染事件的环节。

2. 操作示范　带教老师进行规范化的分解步骤的操作示教，边操作边进行操作要领的讲解。

3. 学生练习　学生分组进行操作练习，带教老师巡视并及时指导、纠错。

4. 操作考核　设置临床情景，学生进行课后独立操作，并进行现场评分。

5. 教师总结　重点讲解现场发现的主要问题及操作的难点。

【操作基本知识及操作步骤与方法】

一、适用范围

任何一种洗手方法，都不能完全消灭皮肤深处的细菌，这些细菌在手术过程中逐渐移行到皮肤表面并迅速繁殖生长，故洗手之后必须穿上无菌手术衣，戴上无菌手套，方可进行手术。

二、规范操作步骤及方法

1. 准备工作

（1）在穿无菌手术衣与戴无菌手套前，手术人员必须洗手，并经消毒液泡手和晾干。

（2）无菌手术衣包事先由巡回护士打开，无菌手套亦由巡回护士打开。

2. 操作方法

（1）穿无菌手术衣的方法

1）面对无菌台，从已打开的无菌衣包内取出无菌手术衣一件，在手术间内找一处较空旷的地方穿衣。先认准衣领，用双手提起衣领的两角，充分抖开手术衣，注意勿将手术衣的外面对着自己。

2）看准袖筒的入口，将衣服轻轻抛起，双手迅速同时伸入袖筒内，两臂向前平举伸直，此时由巡回护士在后面将领口后拉，双手即可伸出袖口。巡回护士系好领口、背部及腋下系带。

3）戴无菌手套后，解开腰间活结，将右侧腰带交与巡回护士，旋转后将右侧腰带与左侧腰带系于胸前，使手术衣右页掩盖左页。

（2）戴无菌手套的方法

1）穿好手术衣后，取出手套包（或盒）内的无菌滑石粉小纸包，将滑石粉撒在手心，然后均匀地抹在手指、手掌和手背上，再取无菌手套一副。

2）取手套时只能捏住手套口的翻折部，不能用手接触手套外面。

3）对好两只手套，使两只手套的拇指对向前方并靠拢。右手提起手套，左手插入手套内，并使各手指尽量深地插入相应指筒末端。再将已戴手套的左手指插入右侧手套口翻折部之下，将右侧手套拿稳，然后再将右手插入右侧手套内，最后将手套套口翻折部翻转包盖于手术衣的袖口上。

4）用消毒外用生理盐水洗净手套外面的滑石粉。

【疑点导航】

1. 临床上穿手术衣、戴无菌手套的目的是什么？

避免和预防手术过程中医务人员衣服或手上的细菌污染手术切口，同时也保护参加手术的医务人员安全，避免职业暴露。

2. 为什么穿无菌手术衣，戴无菌手套后，手就不能随意动了？

穿无菌手术衣，戴无菌手套后，无菌区域是肩以下腰以上，两侧腋前线之间。所以，手的动作范围如果超过无菌区域，可能被污染。

3. 戴无菌手套必须注意哪些事项？

1）手术人员应根据自己手的大小选择合适的手套。

2）按无菌原则，即未戴手套的手，只允许接触手套内面，不可触及手套的外面；已戴手套的手则不可触及未戴手套的手或另一手套的内面。

3）手套破损须及时更换，更换时应以手套完整的手脱去应更换的手套，但勿触及该手的皮肤。

【临床思维分析】

临床场景　患者，女，40岁。需做甲状腺手术，请你穿无菌手术衣。穿无菌手术衣时应注意什么？

案例分析　穿无菌手术衣应注意的事项如下。

1）穿无菌手术衣必须在手术间内比较空旷的地方进行。穿衣过程中一旦接触非无菌区域，应立即更换。

2）选择合适尺码的手术衣，穿衣前发现手术衣有破损或可疑污染时，应立即更换。

3）穿好手术衣后，如手术不能立即开始，应将双手插入胸前特制的衣袋中，并选择手术间内较空旷处站立等待。

4）穿无菌手术衣后只能在相应的手术间内活动。

中 篇

入门通科技能实训

第一章

内科接诊能力

第一节　接诊要点及病历书写

【培训目标】　门诊患者接诊教学目的：熟悉门诊患者的接诊流程，熟练掌握门诊病史采集的望闻问切，根据病史信息，给予相应的处置。

住院患者接诊教学目的：熟悉住院患者的接诊流程，熟练掌握住院病史采集，全面采集病史，准确完成入院病历和首次病程的书写，初步明确诊断，制订中西医治疗方案。

【培训要求】　通过本课程学习，使学生熟悉门诊接诊和病房接诊的流程与重点，掌握门诊病历和病房入院记录、首次病程记录的书写。掌握门诊和住院病房常见疾病的诊疗规范，初步建立中西医临床诊疗思维，为真正进入临床做好准备。

本章节主要介绍门诊和病房的接诊要点及病历书写规范，本实训课程为桥梁课，为本科实习阶段顺利过渡到实际临床操作做准备，是建立临床诊治思维的过程。由于门诊和住院就诊患者病情程度不同、针对的优势病种不同，诊治思路和问诊要点有不同的侧重。

【门诊接诊教学内容】

门诊接诊流程：门诊手册封面内容应当包括患者姓名、性别、年龄、工作单位或住址、药物过敏史等项目。门诊病历记录分为初诊病历记录和复诊病历记录。初诊病历记录书写内容应当包括就诊时间、科别、主诉、现病史、既往史，阳性体征、必要的阴性体征和辅助检查结果，诊断及治疗意见和医师签名等。

复诊病历记录书写：内容应当包括就诊时间、科别、主诉、病史、必要的体格检查和辅助检查结果、诊断、治疗处理意见和医师签名等。

轮转过程中，根据轮转不同科室，病种有所不同，以呼吸科门诊就诊患者的病种为例，呼吸科门诊常见病为呼吸道感染、急性咳嗽、亚急性咳嗽、慢性咳嗽、哮喘、慢性阻塞性肺疾病稳定期、过敏性鼻炎等。

门诊就诊的以"咳嗽"为主诉的患者，按照正常采集病历流程和要点，搜集患者病史，需要根据主诉给出的时间信息，判断是急性咳嗽、亚急性咳嗽还是慢性咳嗽，此时，可以引出什么是急性咳嗽、亚急性咳嗽和慢性咳嗽？急性咳嗽常见原因有哪些？考虑什么疾病可能性大？需要完善什么检查？亚急性咳嗽常见原因是什么？考虑什么疾病可能性大？需要完善什么检查？慢性咳嗽常见原因是什么？考虑什么疾病可能性大？需要完善什么检查？以门诊最常见的感染后咳嗽和咳嗽变异性哮喘为例。

以感染后咳嗽为例，按照病史采集的要点，首先询问患者导致其最痛苦症状持续时间的主诉。询问有无明显诱因出现咳嗽症状，对于感染后咳嗽，往往在早期会有上呼吸道感染的症状，感冒的卡他症状消失后，仍遗留咳嗽不缓解，根据病史考虑此患者初步判断为感染后咳嗽的可能性大。接下来询问诊疗经过，是否到医院就诊？做过什么检查？是否查过血常规和胸部影像学检查？结果如何？医院如何进行诊断和治疗？治疗效果如何？现在的咳嗽特点是什么？是晨起咳嗽？白天咳嗽？还是晚上咳嗽？咳嗽是否影响睡眠？是否伴有咯痰？若咯痰，痰的色、质、量是什么样的（与感染相鉴别，亦可指导中医辨证）？咳嗽是否伴随其他症状？是否伴有打喷嚏、流鼻涕（与上气道咳嗽综合征相鉴别）；是否伴有烧心反酸的症状，或存在消化道症状（与胃食管反流相关性咳嗽相鉴别）。根据患者前期存在感冒病史，遗留咳嗽特点，结合血常规和胸部影像学检查正常的特点，西医诊断考虑感染后咳嗽的可能性大；中医方面，采集患者刻下症，可以根据十问歌进行问诊，掌握患者疾病的阴阳表里寒热虚实，为中医辨证分型提供依据。若根据患者的病史分析，诊断为咳嗽，此时可以根据中医内科"咳嗽"进行辨证分型，判断是外感咳嗽还是内伤咳嗽，再具体分析是外感咳嗽的哪个类型或是内伤咳嗽的哪个类型，按照书中所给的方剂进行加减治疗。有跟诊条件的同学可观察带教老师的用药特点，比如一些呼吸科医生在治疗感染后咳嗽时，以和解少阳为主，方用小柴胡汤合止嗽散加减。

梳理知识点：感染后咳嗽定义；感染后咳嗽的诊断；上气道咳嗽综合征的诊断和治疗要点；胃食管反流相关性咳嗽的诊断和治疗要点；感染后咳嗽的中西医治疗要点。

以咳嗽变异性哮喘为例，同上需要询问咳嗽持续时间，有无明显诱因，如很多患者既往有过敏性鼻炎，此次前驱症状为过敏性鼻炎复发；或患者就诊季节是春秋季，花粉过敏季。患者咳嗽的特点是什么，是否存在刺激性干咳，遇冷/热空气刺激，或闻到刺激性异味后咳嗽加重；以夜间咳嗽为主，影响睡眠，甚至有的患者伴有夜间不能平卧，喉中哮鸣音，此时，同样要详细询问患者的就诊情况，前期是否在其他医院进行诊疗，是否完善血常规、胸部影像学、常规通气可逆加弥散/激发试验和呼出一氧化氮检查，结果如何？若患者血常规嗜酸性粒细胞有所增加，胸部影像学检查正常，肺功能舒张/激发试验阳性，呼出一氧化氮检测阳性，初步考虑为哮喘，此时要询问患者近期是否使用过吸入剂如布地奈德福莫特罗，或沙美特罗替卡松，应用效果如何？刻下症可以通过十问歌了解，根据患者病史，患者以"咳嗽"为主诉来诊，进行问诊，掌握患者疾病的阴阳表里寒热虚实，为中医辨证分型提供依据。若根据患者的病史分析，诊断为咳嗽，此时可以根据中医内科"咳嗽"进行辨证分型，咳嗽变异性哮喘可以按照内伤咳嗽进行辨证论治，根据患者的舌脉特点，进行分型，并采取相应的治疗原则，立法处方。再具体分析应按内伤咳嗽的哪个类型进行辨证，按照书中所给的方剂进行加减治疗。有跟诊条件的同学可观察带教老师的用药特点，比如一些呼吸科医生认为咳嗽变异性哮喘或典型哮喘患者为正气亏虚，外风引动内风，痰饮内伏，遇邪引触，治疗原则以益气扶正，祛风止咳，温肺化饮为主，方用过敏煎合玉屏风散合小青龙汤。方中麻黄最好应用炙麻黄，剂量小于 6g 相对安全。

梳理知识点：咳嗽变异性哮喘的定义；诊断要点；吸入剂的选择；疗效的判别；肺功能的解读；咳嗽变异性哮喘中西医治疗要点。

由上面两个例子可以看出，接诊能力的训练，可以以某一疾病，或某一临床常见症状为导向，调动学生们的积极性，一方面了解学生们对既往中医内科和西医内科相关知识的掌握程度，了解学生们的不足，以查漏补缺，有针对性，重点突出地加强学生们薄弱知识的讲授。更好地实现从课堂到临床的转变过程，学会建立中医和西医临床思维的方法，与此同时，在以疾病或症状为导向的授课过程中，可以更加系统地让学生对该疾病或症状有更全面的认识，引入指南及国内外最新研究进展，以提高学生对该病的认识。从而，做好真正进临床前的准备工作，起到桥梁课的作用。

既往史：重点询问患者既往有无中药过敏史，是否有吃鱼虾蟹或蚕蛹等过敏史，如存在上述过敏情况，在开具中药处方的时候要避免应用虫类药物；有一部分患者应用麻黄类药物后心率增快明显，伴有血压增高等其他明显不适症状，此时避免使用麻黄。此外，还有一部分患者由于心房颤动、肺栓塞或其他原因长期应用华法林，由于华法林与很多中药有相互作用，中药可能会增强或降低抗凝效果：红花、丹参、当归、三七、甘草等，因此，在开中药处方前，要详细询问患者平素长期的用药病史。

重点：根据不同的病程、影像学特点，判断患者可能的疾病，以及患者的去向。若患者影像学检查正常，留在门诊，继续中医辨证论治；若患者影像学检查异常，收入病房，继续详细采集病史，完善相关检查，进一步诊治。

【住院患者接诊流程】

一、入院记录书写原则和内容

入院记录是指患者入院后，由经治医师通过问诊、查体、辅助检查获得有关资料，并对这些资料归纳分析书写而成的记录。可分为入院记录、再次或多次入院记录、24h 内入出院记录、24h 内入院死亡记录。

（一）一般情况

一般情况包括姓名、性别、年龄、民族、婚姻状况、出生地、职业、入院时间、记录时间、病史陈述者。

（二）主诉

主诉是促使患者就诊的主要症状（或体征）及持续时间。

（三）现病史所需要包含的七要素

（1）起病情况：起病日期、缓急。
（2）可能的原因及诱因
（3）主要症状的系统描述：包括症状的部位、性质、持续时间、程度、缓解或加剧的因素。
（4）病情发展与演变
1）好转：通过治疗后好转。
2）间歇性：时好时坏。
3）逐渐加重。
4）加剧：①如肺结核（慢性）→肺气肿、有轻度呼吸困难。如突然呼吸困难加剧、胸痛，要考虑有自发性气胸的可能；②心绞痛患者，本次发作加剧，持续时间长，要考虑心肌梗死的可能。
（5）伴随症状：出现主要症状的同时又出现其他症状，这往往是鉴别诊断的依据。
（6）诊疗经过：①病后曾在何时、何地就诊？做过何种检查？诊断结果如何？②做过什么治疗：药名、剂量、途径、疗效，有无不良反应？对患者提供的药名、诊断和手术名称需加引号。

（7）病后一般情况的变化：饮食、大小便、睡眠、体力、体重的变化。咯血、发热等不能放在此处描述。与本次疾病虽无紧密关系，但仍需治疗的其他疾病情况，可在现病史后另起一段予以记录。

（四）既往史

既往史是指患者过去的健康和疾病情况。内容包括既往一般健康状况、疾病史、传染病史、预防接种史、手术外伤史、输血史、食物或药物过敏史等。

患者疾病史要详细询问患者多久前诊断为什么疾病，如高血压，最高血压是多少，平素应用什么降压药，血压控制如何？若患者既往有糖尿病，要了解患者最初什么时候发现血糖升高的，血糖情况如何，现在控糖方案是什么？餐前血糖控制在什么水平？餐后血糖控制在什么水平？再如，患者既往有脑梗死病史，要了解什么时候发病，是否留有后遗症等？患者既往是否输过血，血型是什么，输过几次血，共输血的量是多少？是否有输血反应？患者既往是否有外伤史？患者既往有无肺结核或肝炎等传染病史。

过敏史询问时需注意：在询问患者既往过敏史后，在应用不熟悉的西药时，需要认真阅读药品说明书。如一患者自诉磺胺类药物过敏，这个患者同时有类风湿关节炎、胃溃疡，当时口服洛索洛芬，自觉胃部不适症状明显，希望调药，当时请会诊后，建议使用西乐葆治疗，结果患者口服西乐葆后出现肚脐周围小水泡样丘疹，伴有瘙痒，再次看患者过敏史，患者对磺胺类药物过敏，再查看西乐葆说明书，明确指出，磺胺类药物过敏者禁用。因此，这提示学生在临床用药过程中，对于不熟悉的药物一定要熟读说明书，以免出现麻烦。

（五）个人史，婚育史、月经史，家族史

1. 个人史　记录出生地及长期居留地，生活习惯及有无烟、酒、药物等嗜好，职业与工作条件及有无工业毒物、粉尘、放射性物质接触史，有无冶游史。

2. 婚育史、月经史　婚姻状况、结婚年龄、配偶健康状况、有无子女等。女性患者记录初潮年龄、行经天数、间隔天数、末次月经时间（或闭经年龄）、月经量、痛经及生育情况等。

3. 家族史　父母、兄弟、姐妹健康状况，有无与患者类似的疾病，有无家族遗传倾向的疾病。

（六）体格检查

体格检查应当按照系统循序进行书写。内容包括体温、脉搏、呼吸、血压，一般情况，皮肤、黏膜，全身浅表淋巴结，头部及其器官，颈部，胸部（胸廓、肺部、心脏、血管），腹部（肝、脾等），直肠肛门，外生殖器，脊柱，四肢，神经系统等。

（七）专科情况

应当根据专科需要记录专科特殊情况。

（八）辅助检查

辅助检查指入院前所做的与本次疾病相关的主要检查及其结果。应分类按检查时间顺序记录检查结果，如系在其他医疗机构所做检查，应当写明该机构名称及检查号。

（九）初步诊断

初步诊断是指经治医师根据患者入院时情况，综合分析所做出的诊断。如初步诊断为多项

时，应当主次分明。对待查病例应列出可能性较大的诊断。

（十）签名

书写入院记录的医师签名。

二、首次病程书写原则和内容

病程记录是指继入院记录之后，对患者病情和诊疗过程所进行的连续性记录。内容包括患者的病情变化情况、重要的辅助检查结果及临床意义、上级医师查房意见、会诊意见、医师分析讨论意见、所采取的诊疗措施及效果、医嘱更改及理由、向患者及其近亲属告知的重要事项等。

病程记录的要求及内容如下。

首次病程记录

首次病程记录是指患者入院后由经治医师或值班医师书写的第一次病程记录，应当在患者入院 8h 内完成。首次病程记录的内容包括病例特点、拟诊讨论（诊断依据及鉴别诊断）、诊疗计划等。

1. 病例特点　患者的年龄范围属老、中、青哪类人群？是急性起病还是慢性起病？应当在对病史、体格检查和辅助检查进行全面分析、归纳和整理后写出本病例特征，包括阳性发现和具有鉴别诊断意义的阴性症状与体征等。

2. 中医诊断依据及鉴别诊断　根据所采集到的四诊信息进行中医辨证论治，根据所采集到的患者的刻下症，应用中医辨证方法对所出现的所有症状进行中医辨证分析，分析出现该症状的原因，将上述分析归属为某一类证型，病位在哪？病性是什么？预后如何？在运用中医理论辨证分析过程中，能够合理运用经典理论进行阐释。从病因、病机、临床表现异同、病情演变和预后进行中医疾病的鉴别，或对中医证进行鉴别。

3. 西医拟诊断依据及鉴别诊断　根据病例特点，症状、阳性体征及具有代表性的辅助检查结果，提出初步诊断和诊断依据；对诊断不明的写出鉴别诊断并进行分析；并对下一步诊治措施进行分析。

4. 诊断格式　初步诊断：中医病名＿＿＿＿＿＿，中医证候＿＿＿＿＿＿；西医诊断＿＿＿＿＿＿。

5. 诊疗计划　提出具体的检查及治疗措施安排。西医提出治疗方案和治疗大原则，再具体到每类的用药，并解释每类药物具体作用是什么；中医提出治疗原则，立法处方，开具具体的方药。

6. 签名

【与患者交流】

需向学生强调问诊过程需要注意与患者沟通、询问的技巧，举止礼仪要求仪表端庄，态度认真；注意倾听，语言亲切，非肢体语言运用恰当，体现人文关怀，关注患者反应，关心体贴患者。

【以呼吸科疾病为例教学内容】

收治住院的患者病情较门诊患者更重，呼吸科住院病房常见病包括社区获得性肺炎、慢性阻塞性肺疾病、支气管哮喘、支气管扩张、肺癌等。

一、以"咳嗽"为主要症状的问诊

以"咳嗽"为例，该症状是呼吸科最常见的症状，收治住院的患者往往影像学检查异常。首先询问患者主诉，患者发生咳嗽有多久了？了解患者病程后，结合患者影像学特点，若病灶集中在上肺，此时，急性起病还是慢性起病的询问尤为重要，肺结核的好发部位是双肺上叶尖后端和下叶的背段，因此，当影像学检查是以上肺为主的感染时，需要和肺结核相鉴别，若急性起病，肺结核的可能性相对小，而慢性起病，需要高度警惕肺结核，之后需要详细询问患者是否存在潮热、盗汗、消瘦、乏力等结核中毒症状，需要进一步完善特殊细菌涂片及染色、结核菌素试验、结核杆菌抗体、结核杆菌特异性免疫反应、结核杆菌核酸检测，以除外肺结核感染。

现病史采集：根据现病史采集七要素，详细询问患者病史，患者自发病时是否存在诱因导致出现"咳嗽"症状。比如近期是否受凉淋雨？是否近期有劳累或情绪波动？是否存在饮食不节、酗酒情况？咳嗽特点是什么，是否伴有咯痰，痰的色、质、量特点是什么？是白天咳嗽还是晚上咳嗽？若患者以夜间咳嗽为主，要结合患者的年龄，是否高龄，既往是否存在冠心病史？双下肢是否有对称性可凹性的水肿？除外由于心功能不全导致的咳嗽，有一部分老年人以夜间咳嗽为主，伴有双下肢水肿，影像学检查显示"蝶翼样"改变，即便既往并没有明确诊断冠心病，此时，考虑患者咳嗽不缓解的原因是心力衰竭导致的，需要积极抗心力衰竭治疗，心力衰竭纠正后咳嗽自然可以缓解，因此，正如《黄帝内经》所云"五脏六腑皆令人咳，非独肺也"。这提示不是所有的咳嗽都是呼吸系统疾病导致的，有可能是心血管系统疾病，要求熟练掌握呼吸系统和心血管系统常见西医内科常见疾病。询问患者咳嗽的伴随症状，是否有发热，是高热、中热还是低热，发热的时间是否有特点，是弛张热？稽留热？是否伴有潮热盗汗（与肺结核相鉴别）？结合病史，若患者慢性发热，伴有全身乏力及其他系统的问题，需要积极完善检查除外非感染性发热；若患者发热是急性起病，结合患者影像学特点，若见双侧胸膜下多发磨玻璃斑片影，需要除外病毒感染，完善新冠病毒核酸检测或新冠病毒抗原检测、咽拭子测甲乙流及其他呼吸道病原学检测（包括腺病毒、呼吸道合胞病毒等）；若以一个肺叶或肺段大面积实变为主，其中可见支气管充气征，此时多考虑为细菌感染，需要完善痰培养加药敏试验。若伴有咯血，在呼吸科最常见的咯血原因是支气管扩张、肺结核、肺癌，还有一部分肺炎，此时，要观察影像学特点，是否有双轨征、印戒征、囊性病变？以鉴别支气管扩张；或影像学检查见病变部位在双肺上叶尖后段或下叶背段，伴有卫星灶或树芽征，需完善检查除外肺结核；若见肺内局部团块影，伴见淋巴结肿大，需要除外肺癌。上述根据咳嗽不同的伴见症状举例说明临床思维过程，此过程需要足够的临床相关知识的储备。接下来询问患者是否到过医院就诊？到过什么医院就诊？做过什么检查？结果如何？诊断什么疾病？进行什么治疗？治疗效果如何？为何来诊？刻下症如何？刻下症问诊亦参考十问歌，明确患者阴阳寒热表里虚实，为中医辨证论治提供依据。

梳理知识点：社区获得性肺炎的诊治流程（包括病毒性肺炎的诊治流程）；心功能不全的诊疗规范；肺结核的诊疗规范；肺癌的诊疗规范。

二、以"喘息"为主要症状的问诊

呼吸科以"喘息"为主要症状的患者很常见，若最初接触以"喘息"为主诉就诊的患者，从这个症状来看可以联想到什么疾病？这可启发学生对既往所学知识的回顾，带领学生一起复习。首先询问患者喘息反复发作多久了？此次加重多久？若患者自青少年时期出现喘息，此类喘息很可能是哮喘；若患者既往有长期吸烟史，咳喘反复发作多年，活动后喘息明显，结合患者为老年人，此时慢性阻塞性肺疾病急性加重的可能性比较大。从主诉的发病时间大致判断患者是急性起病、慢性起病还是慢性疾病急性加重，最可能是什么病，做到心中有数。

现病史：患者第一次出现喘息症状有什么诱因？是由于接触花粉、装修房屋，或是既往有过敏性鼻炎，鼻炎发作后控制不佳，开始出现喘息症状。或患者既往长期接触有毒有害气体或患者长期吸烟史，或患者既往有自身免疫病、类风湿关节炎，一段时间后出现喘息。要详细询问患者诱因，积极寻找患者喘息可能的病因，从而为更准确地诊断疾病做好准备。患者出现喘息是否有伴随症状，如喉中哮鸣音，夜间加重，难以平卧，或伴见打喷嚏、流鼻涕症状，影像学检查可正常，需要积极除外哮喘；若患者既往吸烟史，近期出现喘息，伴咳嗽、咯痰的加重，活动耐力下降，呈逐年加重，影像学检查提示双肺肺气肿，考虑慢性阻塞性肺疾病的可能性大；还有一部分患者以喘息为主诉就诊，是育龄期，影像学检查伴见双肺多态性、游走性病变，伴见间断出现发热症状，此时需要警惕支气管结核；还有一部分患者儿童时期患过麻疹或者百日咳，后遗留支气管扩张，或支气管哮喘，之后间断发作，患者以喘息为主要表现，同时影像学检查可见中央型支气管扩张，此类患者需要除外慢性变应性肺曲霉病，需要完善血清总 IgE、烟曲霉 IgG、GM 试验等明确诊断。了解诱因后，需要询问患者当时是否就诊，做过什么检查，诊断什么疾病？给予什么治疗，治疗效果如何？治疗多久？此后多久复发一次？复发的诱因是什么？每次是如何缓解的？此次发病是什么诱因，此次是否就诊过，做过什么检查，结果如何？给予什么治疗，治疗效果如何？接下来是刻下症的采集，这部分病史采集亦可通过十问歌，掌握患者疾病的阴阳表里寒热虚实，为中医辨证分型提供依据。

梳理知识点：支气管哮喘的诊疗标准；支气管结核相关诊疗知识；慢性阻塞性肺疾病的诊断标准和分级标准；慢性变应性肺曲霉病的诊疗标准。

【思政教育】

端正学习态度，积极乐观，勤奋好学，做好"眼勤""手勤""嘴勤"，到临床工作中要善于观察思考，在跟随带教老师接诊过程中，注意老师如何询问病史，和患者沟通的方式；也要观察患者的情况、意识状态、吸氧状态、输液状态，是否需要帮助。

第二节　舌脉在疾病诊治中的应用

【培训目标】 通过培训掌握舌脉诊在疾病诊治中的要领，能运用舌脉正确诊断常见疾病。

【培训要求】 掌握舌脉包含内容及在疾病诊治中的注意事项，规范熟练运用舌脉的诊断方法。

舌　诊

舌诊是中医四诊（望、闻、问、切）中重要的内容，是中医诊断方法的组成内容之一。通过观察舌头的形态、颜色、润燥、舌苔等特征，通过观察患者舌头的各种变化来推断内脏器官的功能状况、了解疾病的性质和发展等，因此在疾病的诊断和治疗过程中占据着重要的位置。

想要准确地使用舌诊进行诊断，还需要具备丰富的临床经验和深厚的专业知识，同时尽可能控制影响舌诊的外部因素，确保舌诊的准确性和可靠性。在发现患者舌象受到影响时，医师应询问相关的饮食、药物使用等情况，以辅助诊断。

【训练步骤和方法】

一、实训前准备

1. 场所　模拟医院或实训中心（实训室），或医院门诊诊室。
2. 物品准备　小型手电筒、压舌板或棉签等。

二、实训步骤和方法

1. 基础理论讲授　带教老师先讲授舌诊包含内容、舌诊时应注意事项、舌诊的方法及舌面脏腑分布规律。重点强调操作过程中容易对舌诊造成影响的因素。
2. 操作示范　带教老师进行规范化的分解步骤的操作示教，边操作边进行操作要领的讲解。
3. 学生练习　学生分组进行操作练习，带教老师巡视并及时指导、纠错。
4. 操作考核　设置临床情景，学生进行课后独立操作，并进行现场评分。
5. 教师总结　重点讲解现场发现的主要问题及操作的难点。

【操作步骤与方法】

一、适用场景

所有来医院门诊、病房就诊的患者。

二、规范操作步骤及方法

1. 舌诊的方法
（1）查看姿势：医师姿势高于患者，患者采取坐位或仰卧位。
（2）伸舌姿势：患者自然伸出舌头，舌体放松，舌尖略向下，舌面平展，舌体充分暴露。
（3）望舌的顺序：先看舌尖，再观察舌中、舌边、舌根，最后嘱患者卷起舌尖，观察舌下络脉。
2. 舌诊注意事项
（1）光线的影响。
（2）饮食或药品的影响。
（3）口腔对舌象的影响。
（4）伸舌姿势的影响。

【疑点导航】

1. 舌诊时间　最好在早晨进行舌诊，经过一夜的休息，舌象比较稳定，不受饮食等影响。

2. 饮食（药品）影响　应避免在患者进食某些会改变舌苔颜色的食物（如含色素的饮料、糖果）后立即进行舌诊。

3. 光照条件　应在自然光或充足的人造光下观察，以便准确判断舌象的颜色。

4. 个体差异　在进行舌诊时应考虑到不同人的正常舌象有其自然的个体差异。需要有深厚的中医理论和临床经验，才不会错误地将正常的个体变异视为异常。

5. 疾病影响　应考虑到一些全身性或局部疾病可能对舌象造成的特殊影响，如慢性病患者，特别是慢性肝炎、胃炎及糖尿病等患者可见胖大舌伴有齿痕。

6. 患者配合性差　某些患者可能因为害怕或紧张而不能很好地展示舌象，如不能充分地伸出舌头，或不停地动舌头等，均会影响医师对舌象的观察。

7. 其他情况　如舌下静脉曲张可能与腑脏疾病有关；舌体上出现异常疼痛、溃疡等也是疾病的标志之一。

脉　诊

脉诊是中医诊断方法中的重要组成部分，它通过触摸患者的脉搏来感知脉象的变化，从而判断身体的健康状况和诊断疾病。通过观察脉象的变化，可以深入了解疾病的性质、位置、轻重及治疗的方向。脉象不仅能反映疾病状态，还与人的生命活动密切相关，通过脉诊可以观察到人体内气血、阴阳平衡的变化。

【训练步骤和方法】

一、实训前准备

1. 场所　模拟医院或实训中心（实训室），或医院门诊诊室。

2. 物品准备　脉诊垫、手消等。

二、实训步骤和方法

1. 基础理论讲授　带教老师先讲授脉诊内容、脉诊时应注意事项、脉诊的方法及脉象要素。重点强调操作过程中容易对脉诊造成影响的环节。

2. 操作示范　带教老师进行规范化的分解步骤的操作示教，边操作边进行操作要领的讲解。

3. 学生练习　学生分组进行操作练习，带教老师巡视并及时指导、纠错。

4. 操作考核　设置临床情景，学生进行课后独立操作，并进行现场评分。

5. 教师总结　重点讲解现场发现的主要问题及操作的难点。

【操作步骤与方法】

一、脉诊的方法

1. 最佳时间　以清晨（平旦）未起床，未进食时为宜。

2. 脉诊体位　患者取正坐，或仰卧位，前臂与心脏保持同一水平（坐位时屈肘），掌心向上，腕关节下垫一脉枕（平臂、直腕、仰掌）。

3. 平息　医师在诊脉时保持呼吸调匀，清心宁神，以自己的呼吸计算患者的脉率。

4. 布指方法　三指平齐、中指定关，食指于关前定寸，无名指于关后定尺，布指疏密应根据患者的身材高矮与医师手指的粗细来定。注意三指指端要平齐，手指略呈弓形，与病体脉成45°，以指头与指腹交界处的指目按脉。

5. 小儿寸口诊脉法——"一指定三关法"　用医师的食指或拇指，指尖朝向患儿肘关节，一指诊三部脉，不细分寸、关、尺三部。

6. 指法

（1）总按：用三指同时用力诊脉的方法，从总体上辨别寸关尺三部和左右两手脉象的形态、脉位的浮沉等。

（2）单按：用一个手指诊察一部脉象的方法，主要用于分别了解寸、关、尺各部脉象的形态特征。

7. 五十动　诊脉时间不少于 50 次脉搏跳动时间，即每手不少于 1min，两手以 3min 左右为宜，必要时可延至 3～5min。

二、脉诊注意事项

1）保持环境安静。
2）注意静心凝神。
3）选择正确体位。

【疑点导航】

1）诊脉时一般让患者在安静环境中休息 5～10min，保持患者情绪稳定。

2）平息以医师的一次正常呼吸为时间单位，检测患者脉动次数，一息四至（一呼一吸为一息）。平息有利于医生的思想集中和专一，可仔细地辨别脉象。

3）有医家提出了多种脉诊的方法和对不同脉象的解释，如"脉有过则病，病有所生，脉有不及则病，病有所归"等，这些体现了医者研究脉象、力求通过脉诊准确把握疾病本质的思想。

【临床思维分析】

情景实例一

临床场景　患者，女，14 岁。患者初因运动后受风，出现双侧头痛，头痛如裂，有搏动感。症状发作每日 2～3 次，持续 1～2h，最长发作时间不超过 4h，发作后喜食甘味食物，进食后症状有所好转。头痛时伴头部沉重感，无恶心呕吐，饮食可，口不渴，夜寐差，二便调。舌质淡，苔薄白，脉紧。于当地医院查头部 CT（－）及颈部 X 线片（－）。

本病应诊断为何病？请进行辨证。

案例分析　患者主因受风后"双侧头痛"来诊，根据发病诱因及症状表现，中医辨病当属头痛——外感头痛。患者感受风寒邪气，阻遏经气，清阳受阻，寒凝血涩，经脉不通，发为头痛；寒性收引、凝涩，故痛势剧烈；甘能缓急，故食甘味食物后疼痛减轻。舌质淡，苔薄白，脉紧，为风寒在表之征。综上所述应辨为头痛——风寒头痛。

情景实例二

临床场景　患者，男，30岁。恶寒发热1天。患者1天前因开车时开空调受凉而出现恶寒发热，头痛，周身疼痛，鼻塞。体温最高39.5℃，服解热镇痛药汗出热降，而旋即复升，现恶寒剧，发热，无汗，头痛，周身酸痛，鼻塞，口不渴，舌苔薄白，脉浮紧。

本病应诊断为何病？请进行辨证。

案例分析　患者恶寒发热，头痛，周身疼痛，鼻塞，有受凉史，诊断当属于感冒。由于恶寒甚，发热较轻，无汗，吐痰稀白，舌苔薄白，脉浮紧，可以辨证为风寒证。起居不慎，外受风寒，风寒外束肌表，卫阳郁遏，故恶寒重，发热，无汗；寒邪阻滞经络，则头痛，肢体酸痛；鼻为肺窍，风寒袭肺，则见鼻塞。舌苔薄白，脉浮紧均为风寒之象。综观舌脉症，病位在肺卫，病性属实。

情景实例三

临床场景　患者，男，67岁，有原发性高血压、肺气肿病史。因为受凉，胸闷咳喘加重，口服消炎化痰药1周无效来诊。症见咳嗽，咳痰黄稠而量多，胸闷，气喘息粗，甚则鼻翼扇动，痰鸣，烦躁不安，发热口渴，大便秘结，小便短赤，舌红苔黄腻，脉滑数。

本病应诊断为何病？请进行辨证。

案例分析　患者咳嗽，痰鸣，胸闷，气喘息粗，甚则鼻翼扇动，诊断为哮喘。患者咳痰黄稠而量多，气喘息粗，甚则鼻翼扇动，烦躁不安，发热口渴，大便秘结，小便短赤，舌红苔黄腻，脉滑数，证属痰热壅肺型。因其病位在肺，为六淫之邪郁阻肺道，导致气机不利，津液失布，聚津生湿为痰，蕴久化热，痰热互结，宣肃无权，日久痰瘀胶结而成。

第二章

外 科 技 能

第一节　止血、包扎

【培训目标】 训练各类止血、包扎方法的规范操作。
【培训要求】 掌握止血和包扎的操作方法及要领，增强人文关怀的意识与能力。

外伤出血是日常生活中最常见的外伤，小到割伤、划伤，大到创伤后的大面积出血。一般成年人的血量为体重的 7%~8%，当失血量达到总血量的 20%时，会出现明显的休克症状；失血量达到总血量的 40%时，出现重度休克的症状，会有生命危险。因此，快速止血在创伤救治中最为重要。另外，加压包扎法简便易行，在身体的各处伤口均可使用，亦是外伤出血时最先考虑的方法。止血包扎旨在控制出血、保护伤口、减少污染，并为后续的医疗处理创造条件。

【训练步骤和方法】

一、实训前准备

1. 场所 模拟医院或实训中心（实训室）。
2. 物品准备 技能操作模拟人、卷轴绷带、三角巾、止血带、棉垫等。

二、实训步骤和方法

1. 基础理论讲授 带教老师先理论讲授包扎及止血的适应证和禁忌证、操作规程及要领。强化操作过程中救死扶伤、关爱病患的执医素养的培养。
2. 操作示范 带教老师进行规范化的分解步骤的操作示教，边操作边进行操作要领的讲解。
3. 学生练习 学生分组进行操作练习，带教老师巡视并及时指导、纠错。
4. 操作考核 设置临床情景，学生进行课后独立操作，并进行现场评分。
5. 教师总结 重点讲解现场发现的主要问题及操作的难点。

【操作步骤与方法】

一、适用场景

适用于野外、施工工地、宿舍、急诊处置室等因外伤所致出血需采用止血、包扎救治的患者。

二、规范操作步骤及方法

（一）止血的操作规程

指压止血法	头颅顶部出血，可把手的拇指压住耳前一指宽、齐耳屏处跳动的颞浅动脉（图 2-2-1）	 图 2-2-1　头颅顶部出血指压法
	头颈部出血，把大拇指放在伤员颈后，四指放在颈前，压迫在气管旁边的颈总动脉（图 2-2-2）	 图 2-2-2　头颈部出血指压法
	面部出血时，用指头压住下颌角前半寸处的面动脉，可止住眼睛以下、下颌骨以上的面部出血（图 2-2-3）	 图 2-2-3　面部出血指压法
	肩、腋部与上臂出血时，用大拇指放在锁骨上面的凹陷处，向下向后压住锁骨下动脉（图 2-2-4）	 图 2-2-4　肩、腋部与上臂出血指压法

指压止血法	前臂出血时采用肱动脉指压法（图 2-2-5）	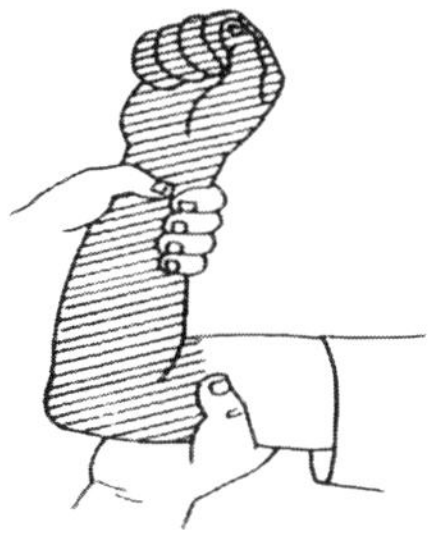 图 2-2-5　前臂出血指压法
	手掌出血时，压迫桡动脉或尺动脉（图 2-2-6）	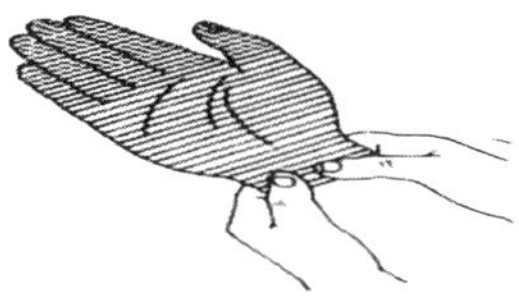 图 2-2-6　手掌出血指压法
	下肢出血时用两手大拇指按压大腿根中间的股动脉，可以止住大腿以下的出血（图 2-2-7）	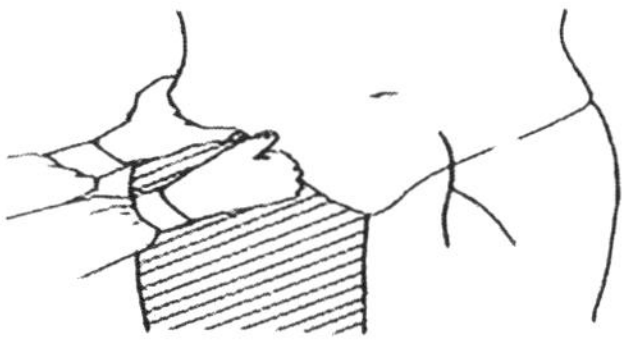 图 2-2-7　下肢出血指压法
	足部出血，可用两手的拇指，分别在足背及内踝与跟骨之间的胫前、后动脉压迫止血（图 2-2-8）	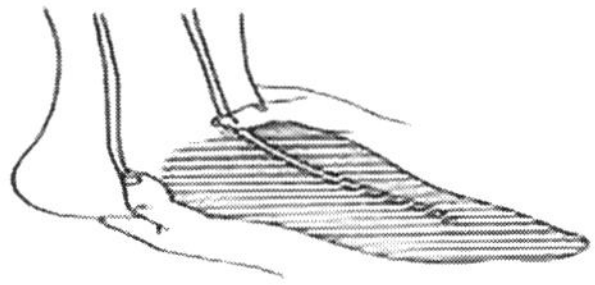 图 2-2-8　足部出血指压法
填塞止血法	用消毒纱布、敷料（可用干净的布料替代）填塞在伤口内，再用加压包扎法包扎。适用于伤口较深的伤口，如颈和臀部大而深的伤口（图 2-2-9）	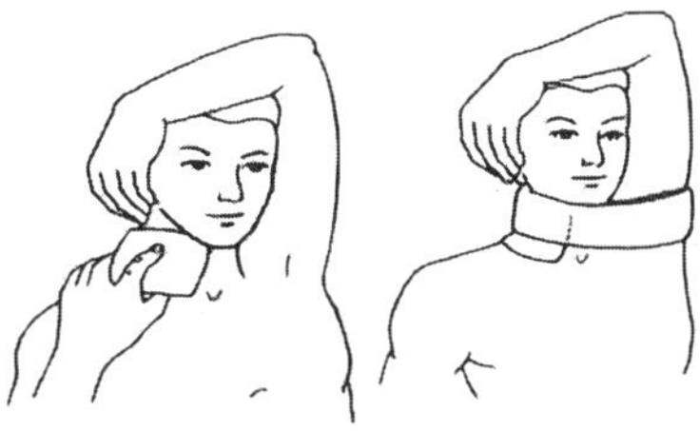 图 2-2-9　填塞止血法
止血带止血法	橡皮止血带止血法：抬高患肢，将软布料、棉花等软织物衬垫于止血部位。扎止血带时一手掌心向上，手背贴紧肢体，止血带一端用虎口夹住，留出长约 10cm 的一段，另一手拉较长的一端，适当拉紧拉长，绕肢体 2～3 圈，以前一手的食指和中指夹住橡皮带末端用力拉下，使之压在紧缠的橡皮带下面即可（图 2-2-10）	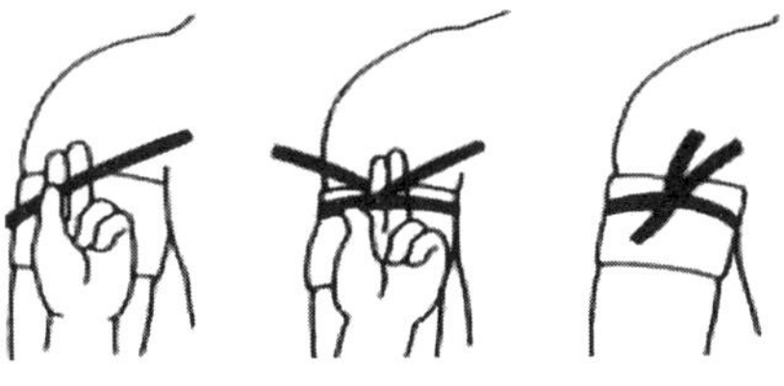 图 2-2-10　止血带止血法

续表

止血带 止血法	绞紧止血法：将三角巾叠成带状，在出血伤口上方绕肢体一圈，两端向前拉紧打一活结，并在一头留出一小套，取小木棒、笔杆、筷子等作绞棒，插在带圈内，提起绞棒绞紧，再将木棒一头插入小套内，并把小套拉紧固定即可（图2-2-11）	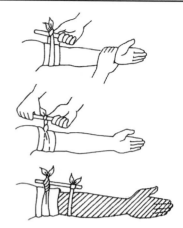 图2-2-11　绞紧止血法
强屈关节止血法	肘、膝关节远端肢体受伤出血时，在肘、腘窝垫以棉垫卷或绷带卷，将肘关节或膝关节尽力屈曲，借衬垫物压住动脉，并用绷带或三角巾将肢体固定于屈曲位，以阻断关节远端的血流，注意加垫屈肢止血法用于无骨折情况下的四肢部位出血（图2-2-12）	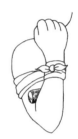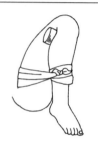 图2-2-12　强屈关节止血法

（二）包扎的操作规程

绷带包扎	环形包扎法：适用于绷带包扎开始与结束时，或包扎颈、腕、胸、腹等粗细相等的部位的小伤口（图2-2-13）	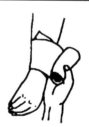 图2-2-13　环形包扎法
	蛇形包扎法：适用于需将绷带由一处迅速延伸至另一处时，如夹板固定（图2-2-14）	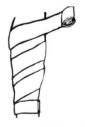 图2-2-14　蛇形包扎法

续表

绷带包扎	螺旋形包扎法：适用于包扎直径基本相同的部位如上臂、躯干、大腿等（图2-2-15）	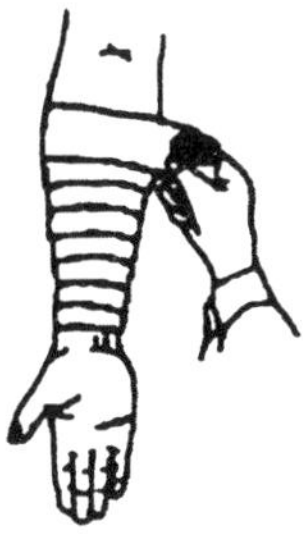 图 2-2-15　螺旋形包扎法
	螺旋反折包扎法：适用于直径大小不等的部位，如前臂、小腿等。注意不可在伤口上或骨隆突处反折（图2-2-16）	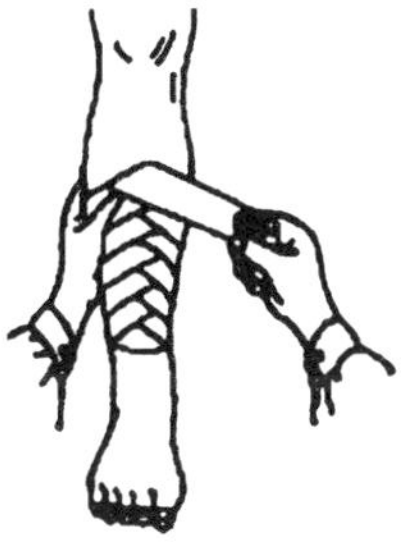 图 2-2-16　螺旋反折包扎法
	"8"字形包扎法：适用于直径不一致的部位或屈曲的关节如肘、膝、腕、踝、肩、髋等部位（图2-2-17）	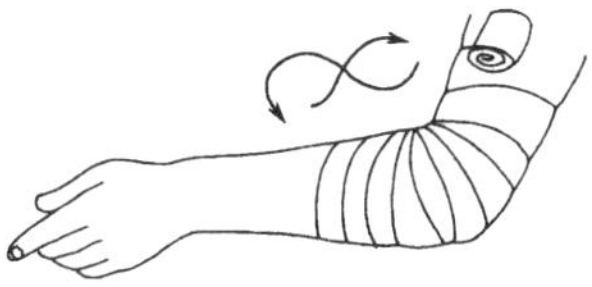 图 2-2-17　"8"字形包扎法
	回返包扎法：多用于包扎有顶端的部位如头部、断肢残端。比较有代表性的是头部帽式包扎法（图2-2-18）	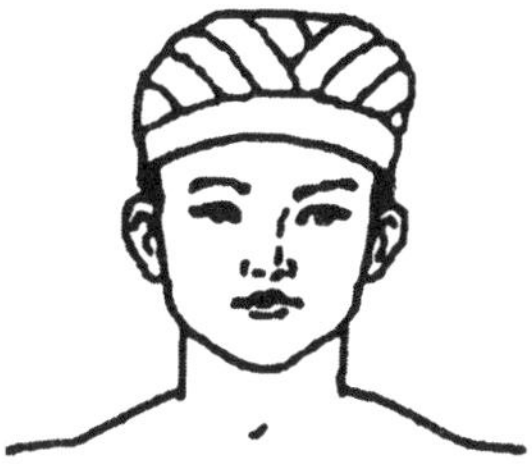 图 2-2-18　回返包扎法
三角巾包扎	头顶帽式包扎法：将三角巾的底边折叠2层约二指宽，放于前额齐眉以上，顶角向后拉紧，三角巾的底边经两耳上方向枕后，打个半结，把顶角压紧后，将左右底角包到前额打结（图2-2-19）	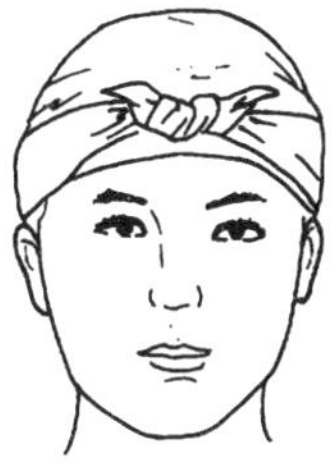 图 2-2-19　头顶帽式包扎法

续表

三角巾包扎	肩部包扎法：将三角巾底角拉向健侧腋下，顶角覆盖患肩并向后拉，用顶角上带子，在上臂1/3处缠绕，再将底角从患侧腋后拉出来，绕过肩胛与底角在健侧腋下打结（图2-2-20）	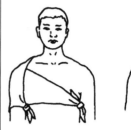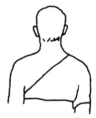 图2-2-20　肩部包扎法
	单胸包扎法：将三角巾底边铺放在胸部，顶角超过伤肩，并垂直向背部，两底角在背后打结，再将顶角带子与之相接，如是包扎背部，在胸前打结 双胸包扎法：将三角巾打成燕尾状，两燕尾向上，平放于胸部，两燕尾在颈前打结，将顶角带子拉向对侧腋下打结，如是背部包扎，将两燕尾拉向颈前打结（图2-2-21）	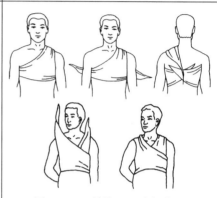 图2-2-21　单胸、双胸包扎法
	腹、臀部包扎法： （1）燕尾巾包扎腹（臀）部：将燕尾巾底边系带围腰打结，夹角对准大腿外侧中线，前角大于后角并压住后角。前角经会阴向后拉与后角打结。臀部包扎方法与腹部相同，只是位置相反，后角大于前角 （2）三角巾包扎腹（臀）部：三角巾顶角朝下，底边横放于脐部并外翻10cm宽，拉紧底角至腰背部打结，顶角经会阴拉至臀上方，同底角余头打结（图2-2-22）	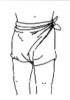 图2-2-22　腹、臀部包扎法

【疑点导航】

1. **出血的分类**　外出血是血液从损伤处向外流出，从体表可以看见出血情况；内出血是因为深部组织和内脏损伤，血液由破裂的血管流入组织或器官、体腔内，从外表看不见血。如胸腹部损伤后造成的血胸、腹腔积血。

2. **出血的性质**　动脉出血血液呈喷射状，速度快；静脉出血血液呈暗红色，流出速度较慢；毛细血管出血整个创面渗血，不易找到出血点；实质脏器破裂出血出血量大。

3. **止血带包扎位置**　在伤口的近心端，并应尽量靠近伤口；前臂和小腿不适宜扎止血带；扎在上臂上1/3处，不可扎在上臂下1/3处，以防损伤桡神经；大腿宜扎在上2/3处。

4. **止血带的松紧度**　以刚达到远端动脉搏动消失，刚能止血为度。

5. **止血带的使用禁忌**　止血带与皮肤之间要加衬垫，避免损伤皮肤；忌用绳索或铁丝直接加压包扎伤口。

6. 止血带的标记 止血带的标记要明显,标明使用止血带的日期、时间和部位并挂在醒目的部位。

7. 止血带使用时间 止血带使用不宜超过3h。每1h松止血带1次,每次放松2~3min;松解止血带前,要先补充血容量,做好纠正休克和止血用器材的准备;上止血带之前应抬高患肢2~3min,以增加静脉回心血量。

8. 其他止血方法 气囊止血法(用血压计袖带,把袖带绕在扎止血带的部位,然后打气至伤口停止出血);结扎止血法(先用止血钳的尖端对准出血点准确地夹住,然后用适当的丝线结扎和缝扎);电凝止血(利用高频电流的电热作用使血液凝结、碳化);用血凝酶、凝血酶、明胶海绵、淀粉海绵等药物或生物制品止血。

9. 包扎基本要求 包扎前需要简单清创;包扎用物选用大小规格合适,干燥、无污染的材料;包扎时可取坐位或卧位,需要抬高肢体时,应给适当的扶托物,包扎的肢体必须保持功能位置;皮肤皱褶处如腋下、乳下、腹股沟等,应用棉垫或纱布衬隔,骨隆突处也用棉垫保护再进行包扎;四肢包扎时指端尽量外露,便于观察血液循环情况。包扎动作要求:动作要规范,做到快、准、轻、牢。

10. 包扎方向 绷带的环绕方向一般由左向右,从远心端向近心端(有利于静脉血液的回流)。

11. 打结要求 要避开伤口。绷带或三角巾固定时的结应放在肢体的外侧面,包扎打结或用别针固定的位置,应在肢体外侧面或前面;切忌在伤口上、骨隆突处或易于受压的部位打结。

【临床思维分析】

情景实例一
临床场景 患者,女,30岁。因登山时意外跌倒,前臂及右下肢外伤,局部流血暗红,伤肢活动正常。

案例分析 四肢皮外伤,伤口处予以局部清洁、消毒,离心形消毒后伤口处覆盖敷料,并用绷带螺旋形包扎法包扎伤口。

情景实例二
临床场景 患者,男,28岁。因打架斗殴,被砍伤头部、右臂、右侧背部,流血暗红,伤肢手指各方向活动正常,伤肢内旋、外旋活动正常。

案例分析 伤口静脉出血,先局部清创,头部伤口清创、消毒,缝合4针,以无菌敷料覆盖伤口,戴头套或用三角巾头顶帽式包扎;伤肢及背部进行清创,不宜使用止血带,用敷料、三角巾覆盖伤口,加压包扎达到止血目的,注意绷带松紧适度,打结处避开伤口。

第二节 手术区域消毒与铺巾

【培训目标】 训练手术区域消毒、铺巾的规范操作。
【培训要求】 掌握手术区域消毒、铺巾的适应证、操作方法及要领,增强人文关怀的意识与能力。

外科手术是外科治疗疾病的基本方法，是临床最常用的有创性治疗措施。外科手术前对于确定的手术区域进行消毒及铺无菌手术巾，是外科手术重要的术前准备工作，是外科学最基本的临床技能之一，因此，手术区域消毒及铺巾是医务人员必须掌握的基本技能。手术区域消毒及铺巾，目的是确保手术区域的无菌状态，避免发生术中、术后医源性感染。

【训练步骤和方法】

一、实训前准备

1. 场所 模拟医院或实训中心（实训室），或医院手术室。

2. 物品准备 技能操作模拟人或手术消毒操作模块、手术消毒包、无菌铺单包、手术衣包、消毒用品、小推车等。

二、实训步骤和方法

1. 基础理论讲授 带教老师先理论讲授手术区域消毒及铺巾的适应证、操作规程及要领。重点强调操作过程中容易发生污染事件的环节。

2. 操作示范 带教老师进行规范化的分解步骤的操作示教，边操作边进行操作要领的讲解。

3. 学生练习 学生分组进行操作练习，带教老师巡视并及时指导、纠错。

4. 操作考核 设置临床情景，学生进行课后独立操作，并进行现场评分。

5. 教师总结 重点讲解现场发现的主要问题及操作的难点。

【操作步骤与方法】

一、适用场景

所有准备接受手术治疗的患者。

二、规范操作步骤及方法

消毒铺巾标准操作规程（下腹部正中切开手术为例）

准备	**医师准备** 换好洗手衣、裤、鞋，摘除首饰，戴口罩、帽子，洗手 与巡回护士和麻醉医师核对患者姓名、性别、年龄、科室、床号、诊断、手术类型、手术同意书及委托书，并在安全核查表上签名
	患者准备 手术区域皮肤清洁、备皮、做好切口标记，完成麻醉，摆好合适的手术体位；根据手术需要留置导尿管
	用物准备 手术消毒包（无菌治疗碗 2 个、海绵钳 3 把、无菌砂布数块）、络合碘或 2.5% 碘酊+75%乙醇、污物桶 1 个、无菌铺单包（小无菌巾 4 块、中单 3 块、大单 1 块）、手术衣包
	人文关怀 向患者及家属解释此操作的目的，缓解患者的紧张情绪，取得患者对操作的配合

续表

操作过程	巡回护士取手术消毒包、无菌铺单包及手术衣包，检查包的有效期
	用手打开包的外层 3/4
	持物钳打开包的外层 1/4 及内层
	消毒者完成手臂消毒
	器械护士正确穿好手术衣，戴好手套
	消毒者从器械护士手中接过 3 把夹持纱布的无菌卵圆钳
	站于患者右侧，先倒少许络合碘于脐部浸泡
	用无菌卵圆钳夹消毒纱布，低于手的高度
	消毒顺序 从切口中心开始，由内向外消毒
	消毒方式 绕过脐部，左右两边对称叠瓦状消毒，每次覆盖前一次的 1/3～1/2
	碘伏或络合碘消毒 3 次，消毒不留空隙，每次范围小于前一次
	消毒范围 双侧乳头水平线为上限，大腿中上 1/3 为下限，两侧为腋中线
	消毒结束时用纱布块反转拭去脐部消毒液
	操作者双手从器械护士内侧接过小无菌巾（近切口侧无菌巾向下反折 1/4，且反折部朝下）
	先铺会阴侧，再铺手术野对侧、上方，最后铺同侧
	用 4 把布巾钳夹住小无菌巾的 4 个角，或用薄膜手术巾覆盖切口
	与器械护士铺中单，先铺足部，再铺器械台，后铺头端
	消毒者再消毒手一次，穿好无菌手术衣，戴好无菌手套
	确定大单方向，大单孔洞对准切口后放置
	双侧抖开布单，手不过肩。打开大单，先头端再足端展开
	大单两端盖过麻醉架及器械台，两侧下垂超过手术台边缘 30cm
	操作严格遵守无菌原则
	处理用物
操作后处置	按照相应的手术室规章制度，合理处置医疗废物，并将手术消毒使用的物品放置在规定地点

【疑点导航】

1. 铺巾原则 铺巾者未穿手术衣铺巾时，应先铺对侧，后铺同侧；穿上手术衣后，先铺同侧，后铺对侧；先铺相对不洁区（如会阴、下腹部），后铺洁净区；先铺下方，后铺上方。

2. 消毒原则 清洁切口皮肤消毒采用离心形消毒，即从切口中心开始，由内向外消毒；感染伤口或肛门、会阴部消毒采用向心形消毒，即从手术区外周清洁部向感染伤口或肛门、会阴部涂擦。

3. 消毒方式 环形或螺旋形消毒，用于小手术野的消毒；平行环形或叠瓦形消毒，用于大手术野的消毒。

4. 消毒方法 若为 2.5%碘酊+75%乙醇消毒剂，碘酊消毒 1 次，待干燥后，乙醇脱碘 2 次，第 1 次乙醇脱碘范围应该完全覆盖碘酊范围，第 2 次乙醇脱碘范围小于第 1 次。目前消毒剂常用 2.5%碘酊+75%乙醇脱碘、0.5%吡咯烷酮碘、0.5%碘尔康溶液或 1：1000 苯扎溴铵溶液。若患者对某种消毒剂过敏应更换其他消毒剂进行消毒。

5. 消毒范围（图 2-2-23）

（1）头部手术：头及前额。

（2）口、唇部手术：面唇、颈及上胸部。

（3）耳部手术：患侧头、面颊及颈部。

（4）颈前部手术：上至下唇，下至乳头，两侧至斜方肌前缘。

（5）锁骨部手术：上至颈部上缘，下至上臂上 1/3 处和乳头上缘，两侧过腋中线。

（6）胸部手术（侧卧位）：前后过中线，上至锁骨及上臂 1/3 处，下过脐平行线。

（7）乳腺根治手术：前至对侧锁骨中线，后至腋后线，上过锁骨及上臂，下过脐平行线。

（8）上腹部手术：上至乳头、下至耻骨联合，两侧至腋中线。

（9）下腹部手术：上至剑突、下至大腿上 1/3，两侧至腋中线。

（10）腹股沟及阴囊部：上至肚脐线，下至大腿上 1/3，两侧至腋中线。

（11）颈部手术（俯卧位）：上至颅顶，下至两腋窝连线。

（12）胸椎手术（俯卧位）：上至肩，下至髂嵴连线，两侧至腋中线。

（13）腰椎手术（俯卧位）：上至两腋窝连线，下过臀部，两侧至腋中线。

（14）肾脏手术（侧卧位）：前后过中线，上至腋窝，下至腹股沟及大腿上 1/3。

（15）会阴部手术（截石位）：耻骨联合、肛门周围及臀，大腿上 1/3 内侧。

（16）髋关节手术：前后过正中线，上至脐平面，下至踝关节。

（17）四肢手术：周圈消毒，上下各超过一个关节。

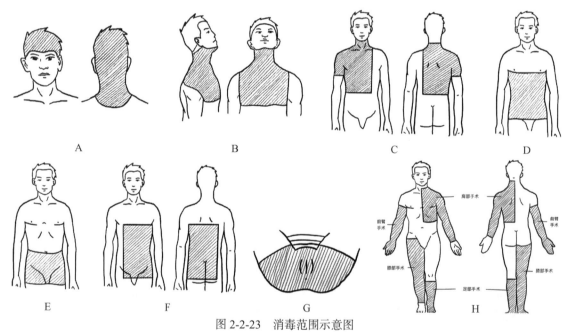

图 2-2-23　消毒范围示意图

A：头面部手术；B：颈部手术；C：胸部手术；D：上腹部手术；E：腹股沟及阴囊部手术；F：肾脏手术；G：会阴部手术；H：四肢手术

6. 备皮　在手术区的相应部位剃除毛发并进行体表清洁，有时术前还要做皮肤碘伏擦洗等；主张当日术前剃毛，备皮过程的执行应在手术室之外，使用备皮器备皮，应在术前 2h 内进行；若毛发细小，也可不剃毛，并不增加切口感染的概率；备皮范围不可少于切口周围 15～20cm。

【临床思维分析】

情景实例一

临床场景　患者，女，48岁。拟行左乳全乳切除术，请为患者消毒铺巾。

案例分析　Ⅰ类切口，按颈部手术皮肤消毒范围，采用离心形消毒方法，由内向外消毒，将无菌治疗巾叠成球状塞在颈部两侧固定及保护，再铺单，器械台应置于头部，注意托盘应用无菌中单覆盖。

情景实例二

临床场景　患者，男，42岁。因急性阑尾炎拟行阑尾切除术，请为患者行手术消毒铺巾。

案例分析　Ⅱ类切口，按下腹部手术皮肤消毒范围，采用离心形消毒方法，以切口为中心，由内向外消毒；亦可以下腹正中线为中心，左右对侧，呈平行叠瓦状向外侧消毒。

情景实例三

临床场景　患者，男，32岁。胆总管切开取石+T形管引流术后2周出现胆漏，拟行再次手术治疗，请为患者消毒铺巾。

案例分析　Ⅲ类手术切口，按照上腹部手术皮肤消毒范围，采用向心形消毒方法，由外向内消毒，脐部应倒少许消毒剂浸泡，皮肤消毒完毕后擦净。同时注意消毒前胆汁漏口应填塞无菌纱布，防止消毒过程中胆汁流出而污染手术野，消毒完后应将纱布去除。

第三节　清创缝合术

【培训目标】　掌握清创缝合术的适应证、处理原则、规范的操作流程。

【培训要求】　1. 掌握伤口损伤程度的判断，失活组织的判断，彻底清创。

2. 掌握清理、清创、缝合的流程。

3. 了解重要组织的修复原则。

4. 严格遵循无菌操作原则。

　　机械致伤因子造成皮肤破损，称为开放性损伤，严重者可伤及深部组织，如神经、血管、肌腱、骨骼、内脏等。新鲜开放性损伤均有不同程度的细菌污染，有发生感染的危险，务必及时、正确地采用手术方法清理伤口，修复重要组织，使开放污染的伤口变为清洁伤口，称之为清创术。清创的目的是防止感染，有利于伤口的一期愈合。

【训练步骤和方法】

一、实训前准备

1. 场所　模拟医院或实训中心（实训室），或医院急诊处置室、手术室。

2. 物品准备　技能操作模拟人、手术消毒包、无菌铺单包或无菌洞巾、手术衣包、75%酒精、碘伏、松节油、3%过氧化氢、2%利多卡因、生理盐水、软毛刷、肥皂水、无菌纱布、棉球、持针器、弯针、缝线、齿镊、止血钳。

二、实训步骤和方法

1. 基础理论讲授 带教老师先理论讲授清创缝合术的适应证、操作规程及要领。重点强调操作过程中伤口的清理、组织的清理和修复、无菌操作原则、缝合操作要点。

2. 操作示范 带教老师进行规范化操作示范，边示范边进行操作要领的讲解。

3. 学生练习 学生分组进行操作练习，带教老师巡视并及时指导、纠错。

4. 操作考核 设置临床情景，学生进行课后独立操作，并进行现场评分。

5. 教师总结 重点讲解现场发现的主要问题及操作的难点。

【操作步骤与方法】

一、适用场景

所有准备接受清创缝合术的患者。

二、规范操作步骤与方法

清创缝合术标准操作规程

项目	内容
准备	询问病史（外伤原因及时间）综合评估病情，测量生命体征，观察瞳孔表现、意识状态；如有颅脑损伤或胸腹严重损伤，或已有休克迹象者，应暂缓清创，及时采取综合治疗措施
	阅读 X 线片，了解是否有骨折及骨折的部位和类型
	早期、合理应用抗生素，注射破伤风抗毒素
	签署知情同意书；拉屏风，关门窗，清理无关人员；选择合适的麻醉方法
	用物准备 手消、无菌手术包、无菌软毛刷、肥皂水、无菌生理盐水、3%过氧化氢、0.5%活力碘或碘伏、75%酒精、0.1%苯扎溴铵、止血带、无菌敷料
	操作者戴好口罩、帽子、洗手，根据伤情准备和清点器械，检查无菌手术包的密闭性、有效期
皮肤清洗	先用无菌纱布覆盖伤口，剃去伤口周围的毛发（可由护士完成），其范围应距离伤口边缘 5cm 以上，有油污者，用松节油、酒精或乙醚擦除
	更换覆盖伤口的无菌纱布，戴无菌手套
	用无菌软毛刷蘸肥皂刷洗伤肢及伤口周围皮肤 3 次，每次用大量无菌生理盐水冲洗伤口周围，每次冲洗后更换毛刷、手套及覆盖伤口的无菌纱布，至清洁为止。注意勿使冲洗液流入伤口内
伤口清洗	揭去覆盖伤口的纱布，用无菌生理盐水冲洗伤口
	用无菌小纱布球轻轻擦去伤口内的污物和异物
	用 3%过氧化氢溶液冲洗，待创面呈现泡沫状
	再用无菌生理盐水冲洗干净。擦干皮肤，用活力碘在伤口周围消毒 3 次，由外向内，范围 15cm，铺无菌巾准备手术

续表

项目	内容
伤口清理	术者按常规刷手、穿手术衣、戴无菌手套
	依解剖层次由浅入深仔细探查，识别组织活力，检查有无血管、神经、肌腱与骨骼损伤
	妥善止血，肢体如有较大的出血量，可用止血带，并记录止血带的压力及使用时间
皮肤清创	切除因撕裂和挫伤已失去活力的皮肤
	对不整齐、有血供的皮肤，沿伤口边缘切除 2mm 的污染区域并加以修整
	彻底清除污染、失去活力、不出血的皮下组织，直至正常出血部位为止
	对于撕脱伤剥脱的皮瓣，切不可盲目直接缝回原位，应彻底切除皮下组织，仅保留皮肤，行全厚植皮覆盖创面
清除失活组织	充分显露潜行的创腔、创袋，彻底清除存留其内的异物、血肿
	沿肢体纵轴切开深筋膜，彻底清除挫裂严重、失去生机、丧失血供的组织，尤其是坏死的肌肉，应切至出血、刺激肌组织有收缩反应为止
重要组织清创	**血管清创** 血管仅受污染而未断裂，可将污染的血管外膜切除；完全断裂、挫伤、血栓栓塞的肢体重要血管，则需将其切除后吻合或行血管移植；挫伤严重的小血管予以切除，断端可结扎
	神经清创 对污染轻者，可用生理盐水棉球小心轻拭；污染严重者，可将已污染的神经外膜小心剥离切除，并尽可能保留其分支
	肌腱清创 严重挫裂、污染、失去的肌腱应予以切除；未受伤的肌腱应小心加以保护
	骨折断端清创 污染的骨折端可用刀片刮除、咬骨钳咬除或清洗；污染进入骨髓腔内者，可用刮匙刮除与周围组织失去联系、游离的小骨片，酌情将其摘除；与周围组织有联系的小碎骨片，切勿草率地游离除去。大块游离骨片在清创后用 0.1% 苯扎溴铵浸泡 5min，再用生理盐水清洗后原位回植
再次清创	经彻底清创后，用无菌生理盐水再次冲洗伤口 3 次，然后以 0.1% 苯扎溴铵浸泡伤口 3～5min
	若伤口污染较重、受伤时间较长，可用 3% 过氧化氢溶液浸泡，最后用生理盐水冲洗
	有重要的血管、神经、肌腱损伤应予以修复
伤口引流	伤口表浅、止血良好、缝合无死腔，一般不必放置引流物
	伤口深、范围大且重、污染重的伤口和有死腔、可能有血肿形成时，应在伤口最低位或另做切口放置引流物，并保持引流通畅
伤口闭合	组织损伤及污染程度较轻、清创及时（伤后 6～8h 以内）、彻底者，可一期直接或减张缝合；否则，宜延期缝合
	有大块皮肤缺损者可行植皮术
	若有血管、神经、肌腱、骨骼等重要组织外露者，宜行皮瓣转移修复伤口，覆盖外露的重要组织
	最后用活力碘消毒皮肤 1 遍，覆盖无菌纱布，并妥善包扎固定
缝合	清创后一期缝合一般采取间断缝合方式（图 2-2-24），以利于渗液或积液引流；如张力较高可用减张缝合方式（图 2-2-25）；肌腱采用双"十"字缝合（图 2-2-26）或 Kessler 缝合（图 2-2-27）

项目	内容
无菌观念	严格遵守无菌原则
	污染物品不能经过相对清洁区上方空间
	正确处理医疗废弃物
人文关怀	操作前应与患者沟通
	操作过程中需询问患者感觉，尤其在清除坏死组织时应注意询问患者患肢感觉，嘱患者握拳，观察肢端血供情况
	操作结束后交代注意事项（注意敷料有无渗血，肢体有无异常感觉，抬高患肢，勿使伤口沾水，勿剧烈活动伤肢）

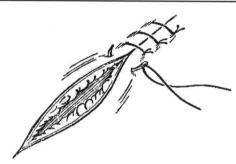

图 2-2-24　间断缝合

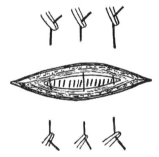
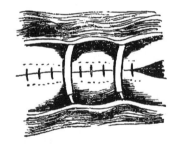

图 2-2-25　减张缝合

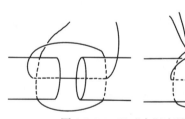

图 2-2-26　双"十"字缝合

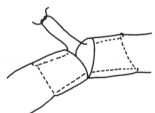
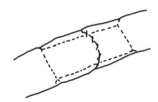

图 2-2-27　Kessler 缝合

【疑点导航】

1. 术前准备

（1）临床检查：对伤员进行全面、系统的检查，已明确有休克及合并颅脑、胸腹部严重损伤和四肢大血管损伤者，给予及时急救处理。

（2）四肢开放性损伤，要注意伤口的范围、深度及是否合并重要的神经、血管、肌腱损伤，是否同时合并骨折，必要时行X线摄片检查。

（3）防治体液代谢失衡。

（4）防治感染，合理应用抗生素及破伤风抗毒素。

2. 操作要点　严格遵守无菌操作原则和规程，重视外科基本操作技术，彻底清洗伤肢和周围健康组织上的污垢与异物。

3. 止血带的应用　对于四肢开放性损伤除大血管破裂外，原则上不用止血带，理由基于以下几点：①上止血带无法识别组织的活力及有血供的健康组织和失去血供的损伤组织；②伤口内组织因缺血其活力进一步降低；③伤口缺血有助于厌氧菌的繁殖。

4. 清理　依解剖层次由浅入深，仔细探查，认真操作，识别组织活力及血供，彻底清除伤口内血肿、异物及失去活力的组织，尽可能保留重要的血管、神经、肌腱，较大骨片即使已游离，亦应清洗后原位回植。

5. 修复　经彻底清创后，重新消毒铺巾，修复重要的神经、血管、肌腱，合并骨折者，合理选择石膏托、骨牵引或内固定进行固定。

6. 缝合　严密止血，逐层缝合，避免残留死腔。清创后一期缝合原则上不采用连续缝合，一般采取间断缝合方式以利于渗液或积液引流；如张力较高可用减张缝合方式，肌腱采用双"十"字缝合或Kessler缝合。

7. 引流　伤口低位放置引流物。

8. 皮肤缺损　皮肤缺损者，可依据患者的全身情况、局部皮肤缺损的大小及部位，采取减张缝合、游离植皮、皮瓣转移等措施修复创面。

9. 注意术后处理及观察

1）防治体液代谢和营养代谢失衡，将有助于伤口损伤组织的修复，尤其是严重的开放性损伤。根据血电解质、血红蛋白、血浆蛋白的测定等采取相应措施。

2）严重大范围开放性损伤，应注意维持呼吸、循环功能及肝肾功能的稳定。

3）防治感染，合理使用抗生素。

4）伤肢的观察，对合并血管神经损伤行修复者，定期观察伤肢血供、感觉和运动功能，合并骨折进行修复、固定者，应拍摄X线片了解复位情况。

5）伤口的观察，应检查伤口有无红肿、压痛、渗液及分泌物等感染征象。一般情况下，清创后3～5日体温可达38.5℃左右，如果全身情况稳定，伤口疼痛逐渐减轻，局部无红肿、热痛，不须特殊处理；否则一旦出现感染征象应拆除部分乃至全部缝线敞开引流。行皮瓣转移修复伤口者，应注意观察皮瓣血供，引流条一般于术后24～48h取出。拆线可根据伤口部位及愈合情况，于清创术后2～3周拆线，过早拆线有造成伤口裂开的危险。

【临床思维分析】

情景实例一

临床场景　患者，男，30岁。因头部外伤14h来诊。查体：头部可见一长约4cm伤口，深达头皮下层，局部红肿渗液，头颅 CT 未见明显异常。请对该患者进行相关处理。

案例分析　患者头部开放性损伤，时间超过 12h，考虑为感染伤口，行伤口的清创包扎，不宜行一期缝合。

情景实例二

临床场景　患者，女，60 岁。因车祸致颜面部损伤半小时来诊。查体：BP 80/60mmHg，P 120 次/分，面色苍白，精神差，左脸颊处可见 6cm 不规则伤口，深度可见颅骨，局部肿胀，压痛明显，有活动性出血，辅助检查未做。请为该患者做初步处理。

案例分析　患者因颜面部外伤入院，有失血性休克表现，应先处理休克，将伤口暂时加压包扎，待患者生命体征平稳后再做辅助检查和清创处理。

第四节　换　　药

【培训目标】　掌握外科基本换药的适应证、操作方法和注意事项。

【培训要求】

1. 掌握换药的目的。

2. 掌握换药物品的准备。

3. 操作过程严格遵循无菌原则，并注重人文关怀。

4. 掌握清洁伤口和污染伤口换药的区别。

换药又称更换辅料，用于创伤和手术后伤口、感染性伤口、体表溃疡及窦道等，包括检查伤口，清除脓液、分泌物及坏死组织，清洁伤口，伤口引流及覆盖敷料。根据伤口的性质，又分为清洁伤口（即无菌伤口）换药和污染伤口换药。换药的目的是保持伤口（切口）创面清洁，清除异物及坏死组织，通畅引流分泌物及脓液，促进组织生长。

【训练步骤和方法】

一、实训前准备

1. 场所　模拟医院或实训中心（实训室），或医院换药室。

2. 物品准备　技能操作模拟人或换药操作模块，根据伤口性质和情况准备相应的物品、器械、药品。

二、实训步骤和方法

1. 基础理论讲授　带教老师先理论讲授换药的目的、操作规程及要领。重点强调操作过程中容易发生污染事件的环节。

2. 操作示范　带教老师进行规范化的分解步骤的操作示教，边操作边进行操作要领的讲解。

3. 学生练习　学生分组进行操作练习，带教老师巡视并及时指导、纠错。

4. 操作考核　设置临床情景，学生进行课后独立操作，并进行现场评分。

5. 教师总结　重点讲解现场发现的主要问题及操作的难点。

【操作步骤与方法】

一、适用场景

1）观察和检查伤口局部情况后需更换敷料者。
2）伤口已化脓感染，需要定时清除坏死组织、脓液和异物者。
3）伤口辅料松脱需要更换者。
4）伤口渗血渗液、引流液等浸透辅料，或大、小便及各种消化液污染伤口者。
5）术后引流管松动拔出或更换者。
6）需要定时局部外用药物治疗者。
7）手术前创面准备，需要对其局部进行清洁、湿敷者。
8）各种瘘管漏出物过多者。
9）伤口愈合需要拆线者。

二、规范操作步骤及方法

项目	内容
准备	**医师准备**　穿工作服，戴口罩、帽子，七步洗手法洗手
	用物准备　换药包（一次性换药包，或无菌弯盘 2 个，有齿镊子 1 把，无齿镊子 1 把，治疗巾 1 个），75%酒精棉球、碘伏或安尔碘，生理盐水棉球或纱条，纱布块及干棉球若干，绷带，剪刀，胶布。必要时准备探针、冲洗器、引流管、血管钳、凡士林纱布、所需药物、过氧化氢溶液或其他消毒液等 注：特殊伤口在不增加患者痛苦的情况下，可事先查看伤口，以便根据需要准备换药物品
	环境准备　原则上在换药室进行，因病情也可在病房换药，光线应充足
	核对与沟通　核对患者床号、姓名、年龄、性别、换药部位；向患者讲解换药的目的，取得患者配合。如伤口较复杂或疼痛较重，可适当给予镇痛药物以解除患者的恐惧和不安
	暴露创面，根据操作需要安置体位及肢体，暴露伤口所在的部位。遮挡其他部位
操作过程	操作者准备完毕，戴手套
	揭开敷料　用手揭开外层敷料，再用镊子轻夹内层敷料，若粘连较紧，应先用盐水浸湿后再揭去（以免损伤肉芽组织或引起创面出血）。揭去内层敷料时应和伤口纵向保持一致，从一端揭向另一端，以免伤口裂开 **观察伤口愈合情况**　有无红肿、分泌物等
	消毒 （1）清洁伤口：用碘伏、安尔碘或 75%酒精对伤口进行消毒。持笔式持镊，镊子前端始终朝下，左手持一把无菌镊子将无菌弯盘内的 75%酒精棉球传递给右手的有齿镊子，两把镊子前端始终不能相互碰触，用右手有齿镊对伤口及皮肤进行消毒 （2）清洁伤口：以伤口为中心自内向外擦拭消毒，呈"回"字形或同心圆形单向擦拭，擦拭外圈的棉球不能再接触内圈，圈之间不能留白。一般消毒 2～3 遍，消毒范围距伤口边缘 5～10cm，第二、三遍消毒范围均比上一次略小 （3）污染伤口：以伤口为中心，距边缘外 10cm 处开始，自外向内消毒，呈"回"字形或同心圆形单向擦拭，擦拭内圈的棉球不能再接触外圈，圈之间不能留白。一般消毒 2～3 遍

续表

项目	内容
操作过程	**处理创面** 分泌物较多或创面较深时宜用生理盐水冲洗,如坏死组织较多,可用其他消毒液冲洗 高出皮肤或不健康的肉芽组织,可用剪刀剪平,或先用硝酸银棒腐蚀,再用生理盐水中和;或先用苯酚腐蚀,再用75%酒精中和 肉芽组织有较多水肿时,可用高渗盐水湿敷 一般创面可以用消毒凡士林纱布覆盖,必要时用引流物,上面加盖纱布或棉垫,包扎固定 **覆盖伤口,包扎固定** 覆盖无菌干纱布,其面积、厚度视创面大小、渗液情况及不同部位而定。一般覆盖 8~12 层,面积要超过伤口四周 3~5 cm,以达隔离作用,最里层纱布光面朝皮肤 胶布固定,其方向应与肢体或躯干长轴垂直,或与伤口长轴垂直。胶布不宜固定时,可用绷带包扎 **整理** 整理患者衣被,安置于舒适体位 撤出换药用品,更换下来的敷料等一次性物品放入黄色医疗废物桶;剪刀等金属器械冲洗干净后放入消毒桶浸泡;刀片、注射针头等锐器放入锐器桶
操作后处置	操作人员七步洗手法洗手

【疑点导航】

1. 人文关怀方面注意事项

1)换药前后都要观察伤口的变化,如肉芽生长、炎症轻重和渗出等情况;注意患者的全身和局部营养状况,评估伤口的演变趋势,及时采取相应的措施。

2)换药前半小时应停止打扫卫生、铺床。

3)换药时态度和蔼,动作轻柔、熟练,关心体贴患者,尽量减少患者痛苦。

4)避免不必要的暴露患者的身体,避免过久暴露创面,冬季应注意患者保暖。

2. 牢固树立无菌观念,严格遵守无菌原则

1)医护人员要保持自身清洁,换药前洗手或手消毒,换药后洗手。

2)所有一次性用品必须在消毒有效期内,凡接触伤口的器械、敷料必须经过灭菌处理。一次性用品不能重复使用。

3)凡接触伤口的物品,均须保持无菌。各种无菌辅料从容器内取出后,不得再放回,污染的敷料须放入污染弯盘内。放置污染物时,不可从无菌弯盘上方经过。

4)换药次序:先无菌伤口,后感染伤口;先闭合性伤口(缝合伤口),后开放性伤口;先感染轻的伤口,后感染重的伤口;先一般非特异性伤口,后特异性感染伤口(如破伤风、铜绿假单胞菌感染、气性坏疽、结核等)。

5)对有高度传染性的疾病(破伤风和气性坏疽等)的伤口换药时,应由专人负责处理,严格遵守隔离处理原则,医务人员应穿隔离衣,除必须物品外,不带其他物品,使用后的换药用具分别给予处理(高压、煮沸灭菌);换下的敷料应焚毁,医务人员换药后用肥皂水刷手、臂 3~5min,后用 75%酒精或碘伏擦拭。

6)换药的时间视伤口情况而定,无菌手术伤口可于术后 2~3 天换药一次,对分泌物多、感染较重的伤口,应增加换药次数,每日可换 1~2 次,必要时也可随时换药,以保持敷料干洁，避免和减轻皮肤糜烂。

7）换药时既不能使感染伤口的渗液或分泌物污染伤口周围的皮肤，也不能将周围皮肤上的细菌带入伤口。

8）清洁无菌的器械和敷料与污染的必须分开使用，不可混用。夹持污染棉球的镊子不可再进入消毒罐或无菌盘内取无菌棉球，从伤口取下的敷料应放入污物盘或污物桶。

9）右手侧镊子可直接接触伤口，左手侧镊子专用于从换药弯盘中夹取无菌物品，传递给右手侧镊子，两镊子始终不能触碰。

10）换药过程中，如需用两把镊子（或钳子）协同将有过多盐水或药液的棉球拧干时，必须左手镊子位置在上，右手镊子位置在下，避免污染。

【临床思维分析】

情景实例一

临床场景　患者，女，30岁。因甲状腺癌行甲状腺左叶+峡部切除术后2天，第一次换药。

案例分析　患者为清洁手术切口换药，注意消毒方向以切口为中心自内向外。

情景实例二

临床场景　患者，男，75岁。因脑梗死长期卧床，臀部压疮，皮肤及皮下组织破溃，创面直径3cm，有坏死组织及分泌物，每日换药行创面处理。

案例分析　患者为污染伤口换药，注意消毒方向以伤口为中心自外向内，需清理坏死组织及分泌物，应用抗菌药物或高渗盐水湿敷创面，或用油纱覆盖创面。

第三章

骨科基本技能

第一节 常见骨科疾病体格检查

脊柱常见体格检查

【培训目标】 训练脊柱检查的规范操作。

【培训要求】 掌握脊柱常见体格检查的操作方法、操作要领及阳性体征的临床意义，增强人文关怀的意识与能力。

脊柱体格检查技术是骨科临床中最常用的初步掌握患者病情的技术，对患者规范、详细地进行查体可以及时掌握患者脊柱病变的病情变化，并对患者进行有针对性的检查及治疗，避免病情进一步恶化。对于正在接受治疗的患者，体格检查还可以帮助医务人员评估治疗效果。因此熟悉掌握脊柱体格检查并掌握阳性体征的临床意义是医务人员必须掌握的基本技能。

【训练步骤和方法】

一、实训前准备

1. **场所** 模拟医院或实训中心（实训室），或医院骨科治疗室。
2. **物品准备** 技能操作模拟人、叩诊锤、检查床、凳子等。

二、实训步骤和方法

1. **基础理论讲授** 带教老师先理论讲授脊柱常见体格检查的操作方法及要领、阳性体征的临床意义，重点强调脊柱常见体格检查的易错点。
2. **操作示范** 带教老师进行规范化的分解步骤的操作示教，边操作边进行操作要领的讲解。
3. **学生练习** 学生分组进行操作练习，带教老师巡视并及时指导、纠错。
4. **操作考核** 设置临床情景，学生进行课后独立操作，并进行现场评分。
5. **教师总结** 重点讲解现场发现的主要问题及操作的难点。

【操作步骤与方法】

一、适用场景

所有考虑脊柱疾病的患者。

二、规范操作步骤及方法

脊柱体格检查标准操作规程

准备	医师准备	简要询问病情，暴露患者脊柱，查看是否存在外伤等情况
	用物准备	叩诊锤、检查床、凳子等
	患者准备	被检者取立位或坐位，上身保持直立，双手自然下垂
	人文关怀	向患者及家属解释此操作的目的，缓解患者的紧张情绪，取得患者对操作的配合
操作过程		检查者处于被检者侧面观察脊柱各部形态，了解有无前后凸畸形及侧凸畸形
		检查者用食、中指或拇指沿脊椎棘突以适当的压力由上向下划压，使被检者被压处皮肤出现一条压痕，以此压痕为标准，判断脊柱有无侧弯
		检查者固定被检查者的双肩，嘱其颈部做前屈、后伸、侧弯、旋转等动作，观察脊柱的活动情况及有无变形
		检查者固定被检查者的骨盆，嘱其腰部做前屈、后伸、侧弯、旋转等动作，观察脊柱的活动情况及有无变形
		嘱被检者取端坐位，身体稍向前倾，医师以右手拇指从枕骨粗隆开始自上而下逐个按压脊椎棘突及椎旁肌肉，检查有无压痛
		检查者采用直接叩击法，即用中指或叩诊锤垂直叩击胸、腰椎棘突（颈椎一般不用此法）；或间接叩击法，将左手掌置于被检者头部，右手半握拳，以小鱼际部位叩击左手背，了解被检查者脊柱各部位有无疼痛
操作后处置		告知患者检查结果，询问患者是否有不适，帮助患者整理衣物

【疑点导航】

1. 脊柱侧凸的分型 脊柱侧凸分为姿势性侧凸和器质性侧凸，姿势性侧凸即无脊柱结构的异常，改变体位即可使侧凸得以纠正。多见于儿童发育期坐立姿势不良下肢长短不一、椎间盘突出及脊髓灰质炎后遗症等。器质性侧凸即改变体位不能纠正的侧凸。多见于先天性脊柱发育不全、佝偻病、脊椎损伤、胸膜增厚、胸膜粘连等。

2. 脊柱活动度检查的禁忌证 若患者有脊柱骨折或脱位，应避免脊柱活动，防止损伤脊髓。

3. 脊柱正常活动度 由于年龄、活动训练及脊柱结构差异等因素，脊柱活动范围存在较大的个体差异（表 2-3-1）。

表 2-3-1　颈、胸、腰椎及全脊椎活动范围

	前屈	后伸	左右侧弯	旋转度（一侧）
颈椎	35°～45°	35°～45°	45°	60°～80°
胸椎	30°	20°	20°	35°
腰椎	90°	30°	20°～30°	30°

4. 脊柱检查的特殊试验

（1）叩顶试验：患者取正坐位，医师以一手平置于患者头顶，掌心朝下，另一手握拳叩击头顶部的手背。若患者感觉颈部疼痛，或疼痛向上肢放射，则为本检查阳性。多用于颈椎病或颈部损伤的检查。

（2）前屈旋颈试验（Fenz 征）：令患者取端坐位，头颈部前屈，再左右旋转活动，若颈椎处出现疼痛即为阳性，提示有颈椎骨关节病，表明颈椎有退行性变。

（3）椎间孔挤压试验（Spurling 征）：令患者取端坐位，将患者的头转向患侧并略屈曲，检查者双手手指互相嵌夹相扣，以手掌面压于患者头顶部，当出现肢体放射性疼痛或麻木感时，即为阳性。阳性者提示有神经性损害，常见于神经根型颈椎病。

（4）臂丛神经牵拉试验（Eaton 征）：令患者取端坐位，检查者一手握住患者病侧手腕，另一手放在患者病侧头部，双手向相反方向推拉，若患者感到疼痛并向上肢放射，即为阳性。用于颈椎病检查。但应注意，除颈椎病根性压迫外，臂丛损伤、前斜角肌综合征者均可阳性。

（5）直腿抬高试验（Lasegue 征）：患者取仰卧位，双下肢伸直。医师一手置于患者一侧大腿伸侧，另一手握其踝部，将该侧下肢抬高（屈曲髋关节），询问患者有何不适、何时出现不适，并两侧对比。健康人下肢可抬高至 70°以上。如果抬高不足 40°出现疼痛，且疼痛放射至大腿和小腿后外侧，则为阳性，见于腰椎间盘突出症，也可见于单纯性坐骨神经痛。如果抬高大于 40°出现疼痛，有或无放射痛，则见于腰椎间盘突出症、坐骨神经痛、腰部骨骼肌损伤。在直腿抬高试验阳性时，缓慢降低患肢高度，待放射痛消失后，再被动背屈患侧踝关节以牵拉坐骨神经，如出现放射痛称为加强试验阳性。

5. 检查注意事项　患者需去枕平卧，双下肢保持中立位，以避免增加椎管内脑脊液压力诱发假阳性结果或使直腿抬高的角度变小。检查时应缓慢、轻柔，粗暴的检查可致神经根受压，严重者可出现轴索断裂，加重患者痛苦，引起医疗纠纷。避免反复检查，引起神经根炎症水肿，加重患者症状。

【临床思维分析】

情景实例一

临床场景　患者，女，58 岁。患者长期伏案工作，出现颈部疼痛、僵硬，左手麻木，考虑存在颈椎疾病。请对患者进行颈椎体格检查。

案例分析　患者考虑存在颈椎疾病，按视、触、叩的顺序检查患者脊柱的弯曲度、活动度、压痛与叩击痛，同时对患者进行叩顶试验、前屈旋颈试验、椎间孔挤压试验、臂丛神经牵拉试验的检查。

情景实例二

临床场景　患者，男，12 岁。家长发现其出现"高低肩"体态，请对患者进行脊柱体格检查。

案例分析　患者考虑存在脊柱畸形，按视、触、叩的顺序检查患者脊柱的弯曲度、活动度、压痛与叩击痛。

四肢常见体格检查

【培训目标】 训练四肢常见体格检查的规范操作。

【培训要求】 掌握四肢常见体格检查的适应证、操作方法、要领及阳性体征的临床意义，增强人文关怀的意识与能力。

四肢体格检查技术是骨科临床中常用的初步掌握患者四肢及关节病情的技术，对患者进行规范、详细的查体可以及时掌握患者关节病变的病情变化，及时对患者进行有针对性的检查及治疗，避免病情进一步恶化。对于正在接受治疗的患者，体格检查还可以帮助医务人员评估治疗效果。因此四肢关节体格检查及阳性体征的临床意义是医务人员必须掌握的基本技能。

【训练步骤和方法】

一、实训前准备

1. 场所 模拟医院或实训中心（实训室），或医院骨科治疗室。

2. 物品准备 技能操作模拟人、叩诊锤、检查床、凳子等。

二、实训步骤和方法

1. 基础理论讲授 带教老师先理论讲授四肢常见体格检查的操作方法及要领、阳性体征的临床意义，重点强调四肢常见体格检查的易错点。

2. 操作示范 带教老师进行规范化的分解步骤的操作示教，边操作边进行操作要领的讲解。

3. 学生练习 学生分组进行操作练习，带教老师巡视并及时指导、纠错。

4. 操作考核 设置临床情景，学生进行课后独立操作，并进行现场评分。

5. 教师总结 重点讲解现场发现的主要问题及操作的难点。

【操作步骤与方法】

一、适用场景

所有考虑四肢疾病的患者及正在接受骨科治疗的患者。

二、规范操作步骤及方法

四肢体格检查标准操作规程（以下肢检查为例）

准备	医师准备	简要询问病情情况，暴露被检查部位，查看是否存在外伤等情况
	用物准备	叩诊锤、检查床、凳子等
	患者准备	被检者取立位、坐位或卧位
	人文关怀	向患者及家属解释此操作的目的，缓解患者的紧张情绪，取得患者对操作的配合

续表

操作过程	检查者观察下肢是否存在皮肤破损、皮疹、瘢痕、色素沉着、肿胀、瘀青、畸形、静脉曲张等情况，两侧对比检查是否存在双侧不对称
	触诊患者局部是否存在压痛，皮温升高或降低，动脉搏动情况
	检查髋关节活动　被检者取仰卧位，检查者站在被检者的右侧，依次使其屈髋、内旋、外旋
	检查双下肢近端肌力　被检者取仰卧位，检查者站在被检者的右侧，嘱其抬腿抵抗检查者，双侧肌力进行对比
	膝关节视诊　是否有膝外翻、膝内翻、膝反张、膝肿胀
	膝关节触诊　压痛、肿块、摩擦感、活动度
	检查屈膝、伸膝的肌力　被检者取仰卧位，检查者站在被检者的右侧，正推、反推患者小腿，嘱患者进行抵抗
	根据患者病情对存在病变的关节进行特殊检查
操作后处置	告知检查结果，询问患者是否有不适，帮助患者整理衣物

【疑点导航】

1. 各关节的正常活动度

（1）肩关节：中立位为上肢下垂。活动范围：前屈 90°，后伸 45°，外展 90°，内收 20°～40°，肘尖达腹中线，内旋 80°，外旋 30°，上举 90°。

（2）肘关节：中立位为肘关节伸直。活动范围：屈曲 140°，过伸 5°～10°，旋前（掌心向下）80°～90°，旋后（掌心向上）80°～90°。

（3）腕关节：中立位为手与前臂成直线，掌心向下。活动范围：背伸 35°～60°，掌屈 50°～60°，桡偏 25°～30°，尺偏 30°～40°。

（4）手部关节：掌指关节屈曲 60°～90°，近侧指间关节屈曲 90°，远侧指间关节屈曲 60°～90°，手指外展或内收≥20°，拇指外展 50°～70°，拇指屈曲 20°～50°。

（5）髋关节：中立位为髋关节伸直，髌骨向上。活动范围：屈曲 145°，后伸 40°，外展 30°～45°，内收 20°～30°，外旋、内旋各 40°～50°。

（6）膝关节：中立位为膝关节伸直。活动范围：屈曲 120°～150°，过伸 5°～10°。屈膝时内旋约 10°，外旋约 20°。

（7）踝关节：中立位为足与小腿成 90°角。活动范围：背伸 20°～30°，跖屈 40°～50°，外翻 30°～35°，内翻 30°。

2. 关节的特殊试验

（1）"4"字试验：患者取仰卧位，双下肢伸直。将一侧下肢屈曲，并使其外踝置于对侧髌骨上方，医师用手下压其膝关节，若同侧髋关节出现疼痛即为阳性，提示髋关节病变或内收肌痉挛。

（2）浮髌试验：患者取仰卧位，双下肢伸直放松，检查者用手掌压迫髌上囊，两手食指压迫髌骨的两侧，将积液挤聚于髌骨之下，食指反复垂直按压髌骨（但食指不能离开髌骨皮肤），在髌上囊处有浮动感，可以感到下压时髌骨碰触关节面，松开时髌骨浮起，即为浮髌试验阳性，提示膝关节内有中等量以上的积液。

（3）侧方加压试验：患者取仰卧位，膝关节伸直。检查者一手握住踝关节向外侧推抬，另一手置于膝关节外上方向内侧推压，使内侧副韧带紧张度增加，如膝关节内侧疼痛为阳性，提示内侧副韧带损伤，如向相反方向加压，外侧膝关节疼痛，提示外侧副韧带损伤。

（4）回旋挤压试验（McMurray 征）：患者取仰卧位，检查者一手按住患膝，最好拇指、食指按住半月板间隙部位，另一手握住踝部及足跟，将膝关节完全屈曲，然后将小腿极度外旋外展，或内旋内收，在应力状态下，逐渐伸直。在伸直过程中，如能听得到"咔嗒"声并伴有患者明显的自觉疼痛，即可考虑为半月板撕裂。如在较大屈曲位出现弹响伴有疼痛一般为后角的损伤，如上述情况出现于较大伸直位则表明损伤位于体部或前角。如仅出现弹响而患者没有明显的不适可能是正常的生理性弹响或半月板活动度较大造成的，此时应注意鉴别并与健侧关节对照。

（5）研磨试验：患者取俯卧位，屈膝至 90°，在加压情况下，研磨（旋转）膝关节可出现膝关节疼痛考虑有半月板损伤。

【临床思维分析】

情景实例一

临床场景　患者，男，54 岁。患者右膝活动受限 1 年，请对患者进行体格检查。

案例分析　患者考虑存在膝关节疾病，按视、触的顺序检查患者膝关节是否存在红肿、畸形、压痛。嘱患者进行主动、被动活动，检查患者膝关节活动度及肌力、肌张力是否存在异常。根据患者病情进行浮髌试验、侧方加压试验等检查明确患者病情。

情景实例二

临床场景　患者，女，70 岁。患者跛行，右下肢活动不利，髋关节疼痛，请对患者进行体格检查。

案例分析　患者考虑存在髋关节疾病，按视、触的顺序检查患者髋关节是否存在畸形、压痛。嘱患者进行主动、被动活动，检查患者髋关节活动度及肌力。

第二节　常见骨折的复位与固定

桡骨远端骨折的复位

【培训目标】　训练桡骨远端骨折复位规范操作。

【培训要求】　掌握桡骨远端骨折复位的适应证、操作方法及要领，增强人文关怀的意识与能力。

桡骨远端是指距桡腕关节面 3cm 的部位。桡骨远端骨折是常见的长骨骨折之一，主要分为伸直型桡骨远端骨折（Colles 骨折）和屈曲型桡骨远端骨折（Smith 骨折），临床表现为腕部肿胀、疼痛，腕关节功能障碍明显。无移位骨折虽无明显畸形，但桡骨远端掌、背、桡侧可查得环形压痛。伸直型骨折腕部可有"餐叉"样或"枪刺"样畸形，屈曲型骨折腕关节近端背侧突起，而远端掌侧饱满，并伴有腕桡偏现象，早期复位有助于骨折的修复及功能锻炼，因此，桡骨远端骨折复位是医务人员必须掌握的基本技能。

【训练步骤和方法】

一、实训前准备

1. **场所**　模拟医院或实训中心（实训室），或医院骨科诊室。
2. **复位前准备**　技能操作模拟人、消毒用品、绷带、小推车等。

二、实训步骤和方法

1. **基础理论讲授**　带教老师先理论讲授桡骨远端骨折复位的适应证、操作规程及要领。重点强调操作过程中容易出现意外事件的环节。
2. **操作示范**　带教老师进行规范化的分解步骤的操作示教，边操作边进行操作要领的讲解。
3. **学生练习**　学生分组进行操作练习，带教老师巡视并及时指导、纠错。
4. **操作考核**　设置临床情景，学生进行课后独立操作，并进行现场评分。
5. **教师总结**　重点讲解现场发现的主要问题及操作的难点。

【操作步骤与方法】

一、适用场景

所有闭合性桡骨远端骨折的患者。

二、规范操作步骤及方法

桡骨远端骨折复位标准操作规程

准备	**简要询问受伤情况，检查患肢**　暴露患肢，查看患肢的血运和神经感觉等情况
	医师准备　术者1名，助手2名，助手围绕患者患肢前后相对站立，术者站于患者患肢外侧
	患者准备　取坐位或卧位，肩外展90°，肘屈曲90°，前臂中立位
	人文关怀　向患者及家属解释此操作的目的，缓解患者的紧张情绪，取得患者对操作的配合
操作过程	**采用拔伸牵引手法纠正重叠移位**　令近端助手握住患肢前臂上端，远端助手双手握住患肢手掌部，先沿畸形方向然后沿前臂纵轴方向进行拔伸牵引
	横挤、尺偏腕关节，纠正侧方移位　术者一手置于骨折远端的桡侧，另一手置于骨折近端的尺侧相对横挤，同时令远端助手将患肢腕关节极度尺偏，以纠正桡侧移位，恢复尺偏角
	端提、屈曲腕关节，纠正骨折的掌背侧移位，恢复掌倾角：对伸直型骨折，术者双手拇指置于骨折远端的背侧，余指置于骨折近端的掌侧，相对用力挤压端提，同时令远端助手将腕关节极度屈曲，以纠正骨折的背侧移位和恢复掌倾角。注意保持腕部在旋前及轻度掌屈尺偏位，直至应用外固定
	对屈曲型骨折，术者双手拇指置于骨折远端的掌侧，余指置于骨折远端的背侧，相对用力挤压端提，同时令远端助手将腕关节极度背伸，以纠正骨折的掌侧移位和恢复掌倾角。注意保持腕部在旋后及轻度背伸尺偏

续表

操作后处置	进一步行骨折的小夹板或石膏固定，并观察患者手指的屈伸活动，固定后复查 X 线，查看复位后骨折对位情况，如有骨折移位应及时调整

【疑点导航】

1. 复位的标准 复位以后桡骨的高度比尺骨高 0.5～1cm、桡骨掌倾角维持在 15° 左右，关节面不能有台阶。

2. 注意事项 术者及助手可用绷带或纱布缠于虎口，增加拔伸牵引时的摩擦力，注意防滑防跌，防止二次损伤。

3. 判断效果 复位后嘱患者用力握拳并张开手掌，观察患者神经功能及血运恢复情况。

【临床思维分析】

情景实例

临床场景 患者，女，58 岁。摔倒后右手撑地，经检查诊断为桡骨远端骨折（伸直型），请你为患者进行桡骨远端骨折复位。

案例分析 桡骨远端骨折，按拔伸牵引、掌屈、尺偏的顺序进行复位，助手持患肢近端、术者持患肢手掌，拔伸并注意骨擦音，消失后掌屈并尺偏，维持姿势后予小夹板或石膏固定，观察患者手指活动及血运情况。

小夹板固定

【培训目标】 训练小夹板固定的规范操作。
【培训要求】 掌握小夹板固定的适应证、操作方法及要领，增强人文关怀的意识与能力。

小夹板固定是骨折、脱位等损伤经手法整复后，为了保持复位后的良好位置，防止骨折、脱位再移位常用的外固定方法之一。固定时一般不包括骨折的上、下关节，这样就便于及早进行功能锻炼，防止关节僵硬。因此，小夹板固定是医务人员必须掌握的基本技能。为防止骨折再移位、压迫性溃疡、缺血性肌挛缩甚至骨筋膜室综合征等后果，术后应严密观察肢体的血运，及时调整布带的松紧度，预防并发症。

【训练步骤和方法】

一、实训前准备

1. 场所 模拟医院或实训中心（实训室），或医院骨科诊室。
2. 物品准备 夹板、绷带、棉垫、棉绳、剪刀等。

二、实训步骤和方法

1. 基础理论讲授 带教老师先理论讲授小夹板固定的适应证、操作规程及要领。重点强调操作过程中的环节。

　　2. 操作示范　带教老师进行规范化的分解步骤的操作示教，边操作边进行操作要领的讲解。

　　3. 学生练习　学生分组进行操作练习，带教老师巡视并及时指导、纠错。

　　4. 操作考核　设置临床情景，学生进行课后独立操作，并进行现场评分。

　　5. 教师总结　重点讲解现场发现的主要问题及操作的难点。

【操作步骤与方法】

一、适用场景

　　四肢闭合性管状骨骨折、四肢开放性骨折、创伤小、经处理后创口已经愈合者；对于肌肉有较大力量的骨折，如股骨骨折等常需要结合持续牵引；或四肢陈旧性骨折手法复位者。

二、规范操作步骤及方法

小夹板固定标准操作规程（以 Colles 骨折为例）

准备	**医师准备**　核对患者后将其推至治疗室内或携带用物到患者处 清洁患肢皮肤
	患者准备　患者采取坐位
	用物准备　夹板、绷带、棉垫、棉绳、剪刀等
	人文关怀　告知患者及其家属小夹板固定的必要性、并发症及防范措施，缓解患者的紧张情绪，取得患者对操作的配合
操作过程	**确定夹板的长度和宽度**　准备四块夹板，长度上端均起于前臂中上 1/3 处，下端掌侧板至腕横纹上 1cm，背侧板止于掌骨背侧中段，桡侧板过腕横纹一横指，尺侧板至腕关节平面。宽度以缚扎后各夹板之间留有 1~1.5cm 的空隙为宜
	制作夹板　选择成年的杉树皮，削去外层的粗皮，保留纹理致密的里层。将其外表刨光，边角打圆。两端剪成弧形并向背侧压软 1cm（也可用市购成品夹板代替）
	制作固定垫　使用脱脂棉按照患者的肢体比例做两块横垫
	放置夹板固定　由一位助手固定患者手臂位置为掌屈尺偏位（骨折患者手法复位不在本章中操作演示，假定患者已达到解剖复位）
	先放置掌侧和背侧 2 块起主要作用的夹板（注意背侧超过腕关节，掌侧不超过腕关节）
	放置桡尺侧夹板，其中桡侧夹板超过腕关节，尺侧夹板不超过腕关节
	固定夹板　用扎带固定夹板，先捆扎中间的 1 条，再捆扎远端的 1 条，最后捆扎近端的 1 条。扎带之间距离要均等，捆扎时将扎带在夹板外缠绕 2 周后打活结，活结应打在前侧或外侧板部位（也有打在夹板间隙间），以便于调整
	扎带捆扎好后，用手指捏住活结，以能在夹板上面上下移动 1cm 为宜。扎带和夹板垂直，其带间距离相等，力量均匀，应随时调整
	固定体位　前臂中立位，曲肘 90° 悬托胸前。用绷带双圈固定于颈部

续表

操作后处置	在复位后 4h 内调整据扎带松紧度，4h 后若夹板松动应及时调整。固定初第 1 周内应透视或拍片 2 次，如有骨折移位或纸压垫移位应及时调整。及时指导患者进行患肢功能锻炼，宣教术后护理、并发症防治知识，确定复诊日期。整理用物，洗手

【疑点导航】

1. 观察评估 严密观察患肢血运和神经受压情况，如发现肢端动脉搏动减弱或消失、皮肤温度较健侧降低、颜色苍白或青紫、组织肿胀严重（皮肤正常纹理消失、皮肤发亮）或觉麻木、剧痛、手指足趾活动受限等，应及时调整小夹板固定的松紧度。

2. Colles 骨折固定位 应采取掌屈尺偏位，固定夹板时先放置掌侧和背侧 2 块起主要作用的夹板，再放置桡尺侧夹板。

3. 复位后注意事项 在复位后 4h 内调整扎带松紧度，4h 后若夹板松动应及时调整。固定初第 1 周内应透视或拍片 2 次，如有骨折移位或纸压垫移位应及时调整。

4. 出现固定后疼痛的处理 夹板内固定垫处、夹板两端或骨骼隆突部位出现固定的疼痛点时，应及时拆开夹板进行检查，防止压迫性溃疡的发生。

【临床思维分析】

情景实例

临床场景 患者，女，58 岁。摔倒后右手撑地，经检查诊断为桡骨远端骨折，已完成复位，请为患者进行小夹板固定。

案例分析 患者桡骨远端骨折已复位，应采取小夹板固定，前臂维持掌屈尺偏位，先放置掌侧和背侧 2 块起主要作用的夹板，再放置桡尺侧夹板，然后取扎带固定夹板，先捆扎中间的 1 条，再捆扎远端的 1 条，最后捆扎近端的 1 条。

长骨骨折的固定

【培训目标】 训练长骨骨折固定的规范操作。
【培训要求】 掌握长骨骨折分类、长骨骨折固定的操作方法及要领，增强人文关怀的意识与能力。

长骨骨折是骨科常见疾病，长骨骨折尤其是完全性骨折，搬运及转送前实施临时固定，可有效防止在搬运及转送过程中伤情加重，以及长骨骨折的断端损伤周围血管及神经、软组织等，便于转运。因此，长骨骨折固定术是医务人员必备技能，及时有效的固定可以有效避免长骨骨折后二次损伤，改善长骨骨折的预后。

【训练步骤和方法】

一、实训前准备

1. 场所 模拟医院或实训中心（实训室），或医院骨科治疗室。

2. 物品准备 技能操作模拟人、长度适宜的夹板（木质、塑料等）、棉垫、绷带、三角巾等。

二、实训步骤和方法

1. 基础理论讲授 带教老师先理论讲授长骨骨折的分类、操作规程及要领。重点强调操作过程中容易导致固定失败的环节。

2. 操作示范 带教老师进行规范化的分解步骤的操作示教，边操作边进行操作要领的讲解。

3. 学生练习 学生分组进行操作练习，带教老师巡视并及时指导、纠错。

4. 操作考核 设置临床情景，学生进行课后独立操作，并进行现场评分。

5. 教师总结 重点讲解现场发现的主要问题及操作的难点。

【操作步骤与方法】

一、适用场景

长骨骨折患者。

二、规范操作步骤及方法

长骨骨折固定标准操作规程（以上肢闭合性骨折为例）

准备	**医师准备** 评估伤者生命体征，如出现低血压休克、心搏呼吸骤停等危急情况，先予处理 简要询问受伤情况，检查患肢：暴露左上肢，了解左手的血运和感觉等情况	
	用物准备 根据骨折部位固定需要，准备数量、长度适宜的夹板、棉垫、绷带、三角巾等 充分暴露伤口，根据患者肢体长短选择合适的夹板	
	人文关怀 向患者解释此操作的目的，缓解患者的紧张情绪，取得患者对操作的配合	
操作过程	固定前将伤肢放到适当的功能位即肘关节屈曲直角位	
	皮肤清理，确认有无皮肤破损，如有破损出血，伤口处覆盖无菌纱布或棉垫并包扎	
	选用2块夹板，其长度超过肘关节及肩关节，置于左上肢两侧	
	固定前根据骨折类型将固定物与肢体之间加以衬垫，骨突部位加垫棉花或软布类加以保护	
	长夹板放在上臂的外侧，夹板长及肩关节及肘关节，短夹板放置在上臂内侧	
	先扎远心端，然后扎近心端，用绷带分三个部位捆绑固定	
	使用一条三角巾将伤肢前臂悬吊于胸前，使用另一条三角巾将伤肢与胸廓固定在一起	
	松紧程度以布带上下移动各1cm为准	
	检查肢体末端血液循环及感觉情况	
	及时调整捆扎布带松紧度	
操作后处置	向患者宣教进行长骨骨折固定后的注意事项	

【疑点导航】

1. 紧急情况　如骨折，现存无专用小夹板，可现场取材，用竹竿、木棍、纸板、雨伞、树枝及衣服、毛巾、围巾等代替。

2. 长骨骨折固定位原则　一般上肢骨折采用肘关节屈曲位，下肢骨折采用伸直位。长骨骨折患者禁止使用屈曲加垫止血法。

3. 固定松紧度原则　固定的松紧度要适中，既要固定牢靠，又不能过紧而影响局部血液循环，要露出指（趾）端以便观察伤肢的血液循环情况。

4. 血液循环障碍处理原则　如出现指（趾）苍白、青紫，肢体发凉、疼痛或麻木，提示局部血液循环不良，要立即查明原因，如为捆绑过紧，应放松后重新固定。

5. 止血带注意事项　用止血带止血者，要标明使用时间。止血带使用时间过长出现肢体疼痛时，应立即放松止血带恢复血流，然后根据需要重新捆扎止血。

6. 长骨骨折夹板固定部位

（1）肱骨骨折：长夹板放在上臂的外侧，长及肩关节及肘关节，短夹板放置在上臂内侧。

（2）尺骨、桡骨骨折：将两块夹板分别置于前臂的屈侧及伸侧面，伸侧面长夹板长及肘关节及腕关节。

（3）股骨骨折：①夹板固定法。取长夹板置于伤肢外侧面，夹板长及伤侧腋窝至脚踝，另一夹板放置在伤肢内侧。②健肢固定法。无长夹板时，在膝、踝关节及两腿之间的空隙处加棉垫或折叠的衣服，用绷带或三角巾将双下肢捆绑在一起。

（4）胫骨、腓骨骨折：取两块夹板分别放置在伤肢的内外两侧，夹板长及大腿中部至脚踝部，亦可用三角巾以相同方法将伤肢与健侧下肢捆绑固定在一起。

【临床思维分析】

情景实例一

临床场景　患者，男，62岁。因雪天跌倒发生右侧桡骨远端闭合性骨折，现需进行长骨骨折固定。

案例分析　本例需按照前臂骨折固定流程进行固定，将患者右臂取肘关节屈曲呈直角位，将两块夹板分别置于前臂的屈侧及伸侧面，用绷带分别捆绑固定肘、腕关节，然后用三角巾将肘关节屈曲悬吊于胸前，用另一条三角巾将伤肢固定于胸廓。

情景实例二

临床场景　患者，男，42岁。因外伤发生右侧胫骨闭合性骨折，请为患者进行骨折固定。

案例分析　将患者右腿取伸直固定位，取两块夹板分别放置在伤肢的内外两侧，夹板长及大腿中部至脚踝部，然后用绷带或三角巾分别在膝关节上方、膝关节下方、脚踝上方捆绑固定。

情景实例三

临床场景　患者，女，48岁。因暴力发生左侧股骨干骨折，事故现场无专用夹板仅有三角巾，请为患者使用健肢固定法进行骨折固定。

案例分析　将患者左腿取伸直固定位，在膝、踝关节及两腿之间的空隙处加棉垫或折叠的衣服，用三角巾将双下肢分别在大腿上部、膝关节上方、脚踝上方三处捆绑在一起。

脊柱损伤的现场搬运

【培训目标】　训练控制脊柱损伤的现场搬运的规范操作。
【培训要求】　掌握脊柱损伤的现场搬运的适应证、操作方法及要领，增强人文关怀的意识与能力。

脊柱损伤是骨科常见急症。对疑似脊柱损伤患者进行合理安全的搬运是防止引起或加重脊髓损伤，甚至造成生命危险，有利于进行下一步诊治的重要措施之一，因此，脊柱损伤的现场搬运是医务人员必须掌握的基本技能。

【训练步骤和方法】

一、实训前准备

1. 场所　模拟医院或实训中心（实训室）。

2. 物品准备　技能操作模拟人、绷带、三角巾、脊柱板及配套头部固定器、颈托、担架、可移动生命体征检测设备、除颤设备及急救、药品、输液设备、75%乙醇、无菌棉球等。

二、实训步骤和方法

1. 基础理论讲授　带教老师先理论讲授脊柱损伤现场搬运的适应证、操作规程及要领。重点强调操作过程中容易加重损伤的环节。

2. 操作示范　带教老师进行规范化的分解步骤的操作示教，边操作边进行操作要领的讲解。

3. 学生练习　学生分组进行操作练习，带教老师巡视并及时指导、纠错。

4. 操作考核　设置临床情景，学生进行课后独立操作，并进行现场评分。

5. 教师总结　重点讲解现场发现的主要问题及操作的难点。

【操作步骤与方法】

一、适用场景

怀疑有脊柱损伤的患者。

二、规范操作步骤及方法

脊柱损伤的现场搬运标准操作规程（以颈椎损伤为例）

准备	**医师准备**　评估周围环境是否安全
	患者清醒的情况下，简要询问受伤情况
	检查生命体征及四肢运动感觉功能

续表

准备	用物准备	担架、颈托、腰带、颈垫
	人文关怀	向患者解释此操作的目的，缓解患者的紧张情绪，取得患者对操作的配合
操作过程	用颈托固定颈部，颈下垫一颈垫	
	用腰带固定腰部	
	检查颈托、腰带固定是否可靠及松紧程度	
	保持患者双下肢伸直，两手相握放在身前	
	担架放在伤员左侧，采用平托法搬运	
	急救员 A 专司牵引，固定头部	
	急救员 B 一手放置在伤员胸背部，另一手放置在颈部，以防颈部发生扭曲及过度屈伸	
	急救员 C 一手放置在伤员腰背部，另一手放置在伤员臀部	
	急救员 D 一手放置在伤员双大腿中下段，另一手放置在双小腿中下段	
	三人在同一侧（右侧），同时单膝跪立	
	有人负责喊口令"准备，1，2，3，起"，同时抬起伤者	
	所有人的双手处于同一高度	
	同时将患者放置于担架上	
	转运中无轴向扭曲	
	再次检查伤员体位，确保患者固定于硬板担架中心线上，脊柱伸直，严禁弯曲、扭转	
	固定担架上的约束带，颈、躯干、四肢应分别固定	
	注意事项　①转运途中注意询问患者感受；②转运后观察患者反应及生命体征，交代下一步处理措施；③手法轻柔、熟练，不加重患者损伤	
操作后处置	整理衣物及所用设备	

【疑点导航】

1）搬运过程中始终保持脊柱伸直位，严禁脊椎发生弯曲或移动。

2）转运过程中，需密切注意观察伤者的生命体征和病情的变化，一旦发生心搏呼吸骤停，立即实施心肺复苏术。操作时应严密注意对伤处的保护，防止加重损伤引起不良后果。

3）禁止用软担架、被单或一人肩抬的方式搬运。

4）颈椎损伤的患者进行搬运时，可先用颈托固定颈部。搬运至担架后，放置头部固定器将伤者的头颈部与担架固定在一起，或在伤者头及颈部两侧放置沙袋或卷紧的衣服等，然后用三角巾或长条围巾等将伤者头颈部与担架（或木板）捆扎固定在一起，防止在搬运中发生头颈部移动，并保持呼吸道通畅。

【临床思维分析】

情景实例一

临床场景　患者，女，28岁。因运动时头部着地，颈部以下肢体活动障碍，请将患者搬运至担架上。

案例分析　颈椎损伤可能，按照颈椎损伤搬运要求，先用颈托固定颈部，同时求助周围的成年人协助搬运。注意搬运过程中始终保持脊柱伸直位，防止进一步加重损伤，搬运后及时进行下一步诊治。

情景实例二

临床场景　患者，男，53岁。因从5m多高处摔下，臀部着地，感颈部、腰部疼痛及双下肢感觉运动障碍，当时无昏迷、恶心、呕吐等不适；查体：生命体征平稳，腰1椎体棘突压痛明显，双下肢感觉运动消失，作为急救人员，现场要你用担架转运患者到救护车上。

案例分析　腰椎损伤可能，求助周围的成年人协助搬运。注意搬运过程中始终保持脊柱伸直位，防止进一步加重损伤，搬运后及时进行下一步诊治。

情景实例三

临床场景　患者，女，48岁。车祸后倒地，自觉胸腰部疼痛及双下肢感觉运动障碍，查体：生命体征平稳，胸部以下感觉异常，双下肢感觉运动消失，请将患者转运至安全地带等待下一步救治。

案例分析　胸椎损伤可能，求助周围的成年人协助搬运。注意搬运过程中始终保持脊柱伸直位，防止进一步加重损伤，搬运后及时进行下一步诊治。

第四章

妇产科基本技能

第一节　常规妇科检查

【培训目标】　熟练妇科检查规范操作。

【培训要求】　掌握妇科检查的内容、步骤；掌握阴道窥器放置方法及双合诊的检查方法、检查内容；注意人文关怀与隐私保护。

　　妇科检查，也称"盆腔检查"，主要包括检查外阴、阴道、子宫颈、子宫体、双附件及盆腔情况，是妇科最基本的临床技能之一，可协助妇科疾病的早期诊断。其检查方法主要是借助于阴道窥器、双合诊、三合诊及直肠-腹部诊，进行女性生殖器官的望诊、触诊检查，其中妇科双合诊是盆腔检查中最重要的一项检查。

【训练步骤和方法】

一、实训前准备

1. 场所　模拟医院或实训室，或妇科检查室。

2. 物品准备　技能操作模拟人、妇科检查床、一次性臀部垫单、一次性阴道窥器、无菌手套、润滑剂或生理盐水、棉拭子、试管、棉球、长镊子、宫颈取样刷和固定液。

二、实训步骤和方法

1. 基础理论讲授　实训室或妇科检查室，带教老师先讲解妇科检查适应证、禁忌证、操作规程及要领、注意事项，重点讲解双合诊检查。

2. 操作示范　带教老师进行规范化分解步骤的操作示教，边操作边进行操作要领的讲解。

3. 学生练习　学生分组进行操作练习，带教老师巡视并进行指导，及时纠错。

4. 操作考核　设置临床情景，学生进行独立操作，并进行现场评分。

5. 教师总结　重点讲解现场发现的主要问题及操作难点。

【操作步骤与方法】

一、适用场景

所有需要做妇科检查的患者。

二、规范操作步骤及方法

准备	**医师准备**	将一次性臀部垫单铺于检查床上，备好物品。面向患者，站在患者两腿之间
	患者准备	检查前先排空膀胱，取膀胱截石位（仰卧、双腿屈曲向两侧分开），臀部要置于检查台边缘，双手平放于身旁，以使腹肌松弛。大便充盈者应排便后检查
	用物准备	阴道窥器1个，无菌手套1包，润滑剂或生理盐水等
	人文关怀	向患者及家属解释此操作的目的，缓解患者紧张情绪，取得患者配合。注意隐私保护，检查前询问有无性生活。对于无性生活的患者，需做肛诊，避免阴道检查，必要时经患者本人同意签字或者监护人同意签字，方可实施阴道检查
操作过程	**1. 外阴部检查**	观察外阴发育、阴蒂长度和大小、阴毛多少和分布情况、皮肤和黏膜色泽及质地，注意有无畸形、皮炎、溃破、赘生物或肿块，有无色素减退，有无变薄、增厚或萎缩，有无陈旧性撕裂瘢痕等。用拇指和食指轻轻分开小阴唇，暴露阴道前庭，观察阴道口、处女膜和尿道口。必要时让患者向下屏气，观察有无阴道前后壁膨出、子宫脱垂或尿失禁等
	2. 阴道窥器检查	根据患者阴道口大小和阴道壁松弛情况，选用大小合适的阴道窥器。常用鸭嘴形阴道窥器 （1）放置阴道窥器：由助手打开阴道窥器外包装，医师戴无菌手套，取出阴道窥器，先将其前后两叶前端闭合，表面涂润滑剂或生理盐水。医师用拇指、食指将两侧小阴唇分开，另一手将阴道窥器斜行沿阴道侧后壁缓慢插入阴道内，边推进边旋转将阴道窥器两叶前后转正并张开，暴露宫颈、阴道穹隆及阴道壁 （2）检查阴道：观察阴道前后、侧壁及穹隆部黏膜颜色、皱襞，有无畸形、赘生物、裂伤、溃疡及囊肿等；观察阴道穹隆有无隆起或变浅。注意阴道分泌物量、性质、色泽及有无异味。若分泌物异常应用棉拭子取样检查，必要时进行培养 （3）检查宫颈：观察宫颈大小、颜色、外口形状，有无出血、肥大、囊肿、赘生物、息肉、肿块，宫颈管有无异常分泌物或出血等。同时应进行宫颈管分泌物取样检查，行宫颈癌筛查的患者在宫颈鳞柱交界处或移行区用取样刷取样 （4）取出阴道窥器：将窥器前后两叶合拢，然后沿阴道侧后壁缓慢取出
	3. 双合诊	是妇科检查中最重要的部分。医师一手的中指、食指两指或仅一指放入阴道内，另一手四指放在腹部，目的在于检查阴道、宫颈、宫体、输卵管、卵巢、子宫韧带、宫旁及盆腔有无异常 （1）检查阴道：了解阴道通畅度、深度、弹性，有无畸形、瘢痕、肿块等 （2）检查宫颈：了解宫颈质地、大小、形状，有无接触性出血、举痛等 （3）检查宫体：将阴道内手指放在宫颈后方，向上向前抬举宫颈，另一手掌心朝下四指放在腹部平脐处，往下往后按压腹壁，逐步向下移动至耻骨联合处，两手协调，通过内、外手指同时分别抬举和按压，扪清子宫位置、大小、质地、形状、活动度及有无压痛

续表

	（4）检查附件：将阴道内手指移向一侧阴道穹隆，同时另一侧手从同侧下腹壁髂嵴水平开始，由上往下按压腹壁，两手相互对合，以触摸该侧附件区有无包块、增厚及压痛，并触及包块质地、形状、活动度及与子宫的关系。以同法检查对侧
操作过程	**4. 三合诊** 经直肠、阴道与腹部联合检查，称为三合诊。一手食指放入阴道，中指放入直肠，其余检查步骤同双合诊。适用于估计盆腔病变范围、了解子宫后壁、直肠子宫陷凹、宫骶韧带及阴道直肠隔或直肠内有无病变等，是对双合诊检查的补充
	5. 直肠-腹诊 检查者一手食指伸入直肠，另一手在腹部配合检查，检查步骤同双合诊。对于未婚、阴道闭锁或因其他原因不宜行双合诊的患者，可以采用此方法进行检查
操作后处置	检查完毕，整理患者衣服及检查床

【疑点导航】

1. 物品准备 妇科检查前，需要选择合适型号的阴道窥器及备好润滑剂或生理盐水等。

2. 双合诊 检查者一手的中指、食指两指或仅一指放入阴道内，另一手四指放在腹部，两手配合检查，适用于有性生活的患者，最好避开月经期，异常出血者除外。

3. 三合诊 经直肠、阴道与腹部联合检查，一手食指放入阴道，中指放入直肠，其余检查步骤同双合诊，适用于有性生活的患者。估计盆腔内病变范围及其与子宫、直肠的关系，特别是癌肿与盆壁间的关系，并可扪诊阴道直肠隔、骶骨前方或直肠内有无病变。所以三合诊在生殖器肿瘤、结核、子宫内膜异位症检查时非常重要。

4. 直肠-腹部诊 检查者一手食指伸入直肠，另一手在腹部配合检查，检查步骤同双合诊。适用于未婚、阴道闭锁或因其他原因不宜行双合诊的患者。

【临床思维分析】

情景实例一

临床场景 患者，女，29 岁。下腹痛伴阴道分泌物量多有异味 2 天。

案例分析 患者阴道分泌物量多，有异味，下腹部痛，需要给患者做妇科检查，了解阴道、宫颈、子宫、附件及盆腔情况。置入阴道窥器，了解阴道内情况，如阴道壁黏膜色泽、有无溃破、阴道分泌物量、色泽、质地、味道，取阴道分泌物进行检查；宫颈情况，如宫颈大小、表面黏膜、宫颈管有无分泌物等，必要时取宫颈管分泌物检查并培养；双合诊了解宫颈质地、有无出血、有无举痛，子宫位置、大小、质地、形状、活动度及有无压痛，附件区有无增厚、包块、质地、形状及压痛情况，辨别患者腹痛原因及可能的感染因素。

情景实例二

临床场景 患者，女，40 岁。同房后出血一次，无其他不适。

案例分析 妇科检查视诊，外阴皮肤、黏膜及尿道口、阴道口情况，有无溃破、出血。阴道窥器检查，阴道黏膜有无损伤、阴道壁有无出血；宫颈表面有无赘生物、有无糜烂、有无触血、宫颈管有无血性分泌物等，必要时宫颈细胞取样刷于宫颈鳞柱交界处取样，辨别出血来源处于外阴、阴道、宫颈或者是宫腔。

第二节　常规产科检查

【培训目标】　训练产科四步触诊、胎心听诊检查的规范操作。
【培训要求】　掌握产科四步触诊、胎心听诊的基本方法及要领，增强人文关怀的意识与能力。

产科视诊、四步触诊及胎心听诊是经典的产前评估技术，旨在确定胎儿在母体子宫内的位置和姿势，并评估胎儿心率变化，这一系列检查有助于产科医生判断胎产式、胎儿先露部、先露部入盆情况及胎儿心率是否在正常范围，协助产科医师评估分娩的可行性和风险，并采取相应的管理措施。产科视诊、四步触诊及胎心听诊在临床实践中被广泛应用，是产前检查中不可或缺的一环。

【训练步骤和方法】

一、实训前准备

1. **场所**　模拟医院或实训中心（实训室），或产科检查室。
2. **物品准备**　技能操作模拟人、手消液、多普勒胎心监测仪或听诊器、软尺、手套、小推车等。

二、实训步骤和方法

1. **基础理论讲授**　带教老师先理论讲授产科检查相关适应孕周、操作规程及要领。重点强调操作过程中应动作轻柔、加强人文关怀。
2. **操作示范**　带教老师进行规范化的分解步骤的操作示教，边操作边进行操作要领的讲解。
3. **学生练习**　学生分组进行操作练习，带教老师巡视并及时指导、纠错。
4. **操作考核**　设置临床情景，学生进行课后独立操作，并进行现场评分。
5. **教师总结**　重点讲解现场发现的主要问题及操作的难点。

【操作步骤与方法】

一、适用场景

所有需要接受产科检查的孕妇。

二、规范操作步骤及方法

准备	用物准备	诊断床、孕妇腹部触诊模型、手消液、多普勒胎心监测仪或听诊器、软尺、手套
	孕妇准备	排空膀胱，松解裤带，取仰卧位、头部稍垫高，暴露腹部，双腿略屈曲稍分开
	医师准备	穿白大褂、戴口罩、帽子、洗手。位于孕妇右侧
	人文关怀	与孕妇交流，告知孕妇检查目的，缓解孕妇的紧张情绪，取得其对操作的配合

续表

操作过程	1. **视诊** 观察有无妊娠纹、手术瘢痕和水肿，注意腹部形状和大小。腹部过大、宫底过高者可能为多胎妊娠、巨大胎儿、羊水过多；腹部过小、宫底过低者，可能为胎儿生长受限、孕周推算错误等；腹部两侧向外膨出伴宫底位置较低者，胎儿可能是肩先露；尖腹（多见于初产妇）或悬垂腹（多见于经产妇），应想到可能伴有骨盆狭窄
	2. **基本触诊** 检查腹壁紧张度，检查有无腹直肌分离。用手测宫底高度，用软尺测自耻骨联合上缘至子宫底的弧形长度及腹围值
	3. **四步触诊** 做前三步手法时，检查者面向孕妇，做第四步手法时，检查者面向孕妇足端 第一步：检查者两手置于宫底部，测得宫底高度，估计胎儿大小与妊娠周数是否相符。然后以两手指腹相对交替轻推，判断宫底部的胎儿部分。硬而圆且有浮球感为胎头，软而宽且形状略不规则为胎臀。若在宫底部未触及大的部分，可能为横产式（图 2-4-1A） 第二步：检查者两手分别置于腹部左右两侧，一手固定，另一手轻轻深按检查，两手交替分辨胎背及胎儿四肢的位置。平坦饱满者为胎背，并确定胎背向前、侧或后方。可变形的、高低不平的、呈岛屿状的部分是胎儿肢体，若感胎儿肢体活动，更易诊断（图 2-4-1B） 第三步：检查者右手拇指与其余四指分开，置于耻骨联合上方，握住胎先露部，判断先露是胎头或胎臀，左右推动以确定是否衔接。若胎先露部仍浮动，说明先露尚未入盆。若已衔接则胎先露部不能被推动（图 2-4-1C） 第四步：检查者两手分别置于胎先露部的两侧，向骨盆入口方向向下深按，再次核对胎先露部，并判断胎先露部入盆的程度。若胎儿先露部为胎头，在两手分别下按的过程中，一手可顺利进入骨盆入口，另一手则被胎头隆起部阻挡不能顺利进入，该隆起部称胎头隆突。枕先露时，胎头隆突为额骨，与胎儿肢体同侧；面先露时，胎头隆突为枕骨，与胎背同侧，但多不清楚（图 2-4-1D）
	4. **胎心听诊** 1）根据不同胎位确定胎心音位置 2）结合胎心音及胎先露综合分析判断胎位 3）胎心音位置，枕先露：脐下方右或左侧；臀先露：脐上方右或左侧；肩先露：脐部下方。 4）胎心音正常值：110~160 次/分
操作后处置	1）扶孕妇坐起下床 2）告知胎儿大小及胎方位是否正常，胎儿是否入盆 3）若有异常，告知孕妇注意事项

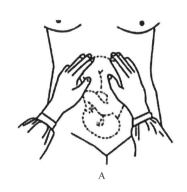

A

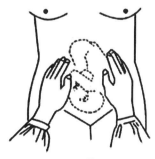

B

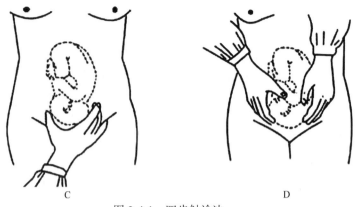

图 2-4-1   四步触诊法

A. 四步触诊法第一步；B. 四步触诊法第二步；C. 四步触诊法第三步；D. 四步触诊法第四步

【疑点导航】

1. 触诊常见异常原因分析

1）对腹部过大者，应考虑双胎、羊水过多、巨大儿的可能。

2）对腹部过小、子宫底过低者，应考虑胎儿生长受限、孕周推算错误等。

3）如孕妇腹部向前突出（尖腹，多见于初产妇）或向下悬垂（悬垂腹，多见于经产妇），应考虑有骨盆狭窄的可能。

2. 胎儿心率异常常见原因分析

（1）胎儿心动过速：①胎儿缺氧；②胎动过多：胎龄小，迷走神经不成熟；③母亲疾病：感染发热、母体甲状腺功能亢进等；④药物影响。

（2）胎儿心动过缓：胎儿心动过缓可能由多种因素引起，以下是一些常见的原因：①胎儿窒息：是导致胎心率过缓的主要原因之一。胎儿窒息可能是由于宫内缺氧、胎盘功能不全、宫内感染、脐带压迫等因素引起的。②胎儿心率异常：胎儿窦性心动过缓、房室传导阻滞等。③药物影响：母体使用某些药物，如镇静剂、阿片类药物等，可能影响胎儿的中枢神经系统和心血管系统，引起胎心率过缓。胎心率过缓是一种严重的情况，需要及时进行监测和处理，以保障胎儿的健康和安全。在发现胎心率过缓的情况下，医护人员通常会进行进一步的评估和治疗，以解决潜在的问题并保护胎儿。

【临床思维分析】

情景实例一

临床场景   孕妇，28 岁，G1P0，宫内妊娠 37 周，定期产前检查。请为其进行产科检查。

案例分析   妊娠 37 周已经足月妊娠，按照产科检查要求进行视诊，四步触诊，听诊。需要详细判断胎产式、胎儿先露部、先露部入盆情况，听诊胎儿心率是否在正常范围，评估适宜的分娩方式。

情景实例二

临床场景   孕妇，31 岁，G2P1，宫内妊娠 38 周，规律下腹痛、宫缩，无阴道流血流水，请为其进行产科检查。

案例分析   妊娠 38 周已经足月妊娠，既往有阴道分娩史，按照产科检查要求进行视诊，四步触诊，听诊。因孕妇已经规律宫缩，所有的触诊、听诊应在宫缩间隙完成。

第三节 正常分娩

一、分娩前准备

在进行分娩接生之前，产房医护人员需要进行一系列准备工作，以确保分娩过程的顺利进行。

1. 监护和评估 在分娩前，医护人员会对孕妇进行全面的监护和评估。这包括监测孕妇的血压、心率、胎心监测等生命体征，评估分娩的进展和胎儿的情况。

2. 心理支持 在分娩前，医护人员会与孕妇和家属沟通，制订分娩计划并解释分娩过程中可能发生的情况。向孕妇提供必要的信息和支持，确保她们对分娩过程有清晰的认识和理解。

3. 会阴消毒 初产妇宫口开全，经产妇宫口扩张 6cm 以上，将产妇送上分娩床。患者取膀胱截石位，用卵圆钳夹碘伏棉球按顺序消毒外阴三遍：大阴唇、小阴唇、阴阜、大腿内侧上 1/3、会阴及肛门周围。戴无菌手套，铺巾顺序：会阴单、腹部、腿套。

二、枕先露的分娩机制

1. 衔接（engagement） 胎头双顶径进入骨盆入口平面，颅骨的最低点接近或达到坐骨棘水平，称为衔接。胎头呈半俯屈状态进入骨盆入口，以枕额径衔接。部分初产妇在预产期前 1～2 周衔接，经产妇多在临产后才衔接。

2. 下降（descent） 胎头沿骨盆轴前进的动作称为下降。下降贯穿于分娩全过程，并与其他动作同时进行。观察胎头下降程度是临床判断产程进展的重要标志。

3. 俯屈（flexion） 当胎头继续下降至骨盆底时，处于半俯屈状态的胎头遇到肛提肌阻力，进一步俯屈，使胎儿下颏更加接近胸部，使胎头衔接时的枕额径变为枕下前囟径，有利于胎头继续下降。

4. 内旋转（internal rotation） 当胎头下降至骨盆底遇到阻力时，胎头为适应前后径长、横径短的特点，枕部向母体中线方向旋转 45°达耻骨联合后方，使其矢状缝与中骨盆及骨盆出口前后径相一致的动作称内旋转。

5. 仰伸（extension） 当胎头完成内旋转后，俯屈的胎头即达到阴道口。宫缩、腹压迫使胎头下降，而肛提肌收缩又将胎头向前推进，两者的合力使胎头沿骨盆轴下段向下向前的方向转向上。当胎头枕骨下部达耻骨联合下缘时，即以耻骨弓为支点，胎头逐渐仰伸，胎头的顶、额、鼻、口、颏相继娩出。当胎头仰伸时，胎儿双肩径进入骨盆入口左斜径。

6. 复位及外旋转（restitution and external rotation） 胎头娩出时，胎儿双肩径沿骨盆入口左斜径下降。胎头娩出后，为使胎头与胎肩恢复正常解剖关系，胎头枕部向母体左外旋转 45°，称复位。胎肩在盆腔内继续下降，前肩向前向母体中线旋转 45°时，胎儿双肩径转成与骨盆出口前后径相一致的方向，胎儿枕部需在外继续向母体左外侧旋转 45°，以保持胎头与胎肩的垂直关系，称外旋转。

7. 胎肩及胎儿娩出（delivery of shoulders and birth） 外旋转后，胎儿前肩在耻骨弓下先娩出，后肩从会阴体前缘娩出，胎体及下肢随之娩出，完成分娩全过程。

分娩机制的各个动作虽分别介绍，却是连续进行的，下降动作始终贯穿整个分娩过程。

三、分娩

1. 接产要领　向产妇做好分娩解释，取得产妇配合。接生者在产妇分娩时协助胎头俯屈，控制胎头娩出速度，适度保护会阴，让胎头以最小径线（枕下前囟径）缓慢通过阴道口，减少会阴严重撕裂伤风险。

2. 接产步骤　接生者站在产妇正面，当宫缩来临产妇有便意感时指导产妇屏气用力。胎头着冠时，指导产妇何时用力和呼气。会阴水肿、过紧、炎症，耻骨弓过低，胎儿过大，娩出过快等均易造成会阴裂。个体化指导产妇用力，并用手控制胎头娩出速度，同时左手轻轻下压胎头枕部，协助胎头俯屈，使胎头双顶径缓慢娩出。

当胎头枕部在耻骨弓下露出时，让产妇在宫缩间歇时期稍向下屏气，左手协助胎头仰伸，使胎头缓慢娩出，清理口腔黏液。胎头娩出后，等待宫缩使胎头自然完成外旋转复位，使胎肩旋转至骨盆出口前后径。再次宫缩时接生者右手托住会阴，左手将胎儿颈部向下牵拉胎头，使前肩从耻骨弓下顺势娩出，继之托胎颈向上，使后肩从会阴前缘缓慢娩出。双肩娩出后，保护会阴的右手放松。

四、胎儿附属物娩出

第三产程为胎盘娩出期，即从胎儿娩出到胎盘娩出，需 5～15min，不超过 30min。胎盘剥离征象如下。

1）宫体变硬呈球形，胎盘剥离后降至子宫下段，下段被动扩张宫体呈狭长形被推向上方，宫底升高达脐上。

2）阴道口外露的脐带段自行延长。

3）阴道少量流血。

4）用手掌尺侧在产妇耻骨联合上方轻压子宫下段，宫体上升而外露的脐带不再回缩。胎盘剥离后从阴道排出体外。

第五章

儿科基本技能

第一节　新生儿生理特点及体格检查特点

【培训目标】　通过讲授法，告知新生儿的各种分类方法，以及不同类型新生儿的区别。
【培训要求】　掌握新生儿分类的方法，了解各类新生儿的特点。

一、新生儿分类

新生儿（neonate，newborn）是指从出生后脐带结扎开始到整 28 天前的婴儿。根据胎龄、出生体重、出生体重与胎龄的关系及出生后周龄不同将新生儿进行分类，不同类型的新生儿各有自身特点，需要相应的医疗护理。

（一）根据出生时胎龄分类

1. 足月儿（term infant）　指胎龄（gestational age，GA）大于或等于 37 周，但小于 42 周（胎龄在 260～293 天）的新生儿。

2. 早产儿（preterm infant）　指胎龄小于 37 周（胎龄≤259 天）的新生儿。其中胎龄 34^{+0}～36^{+6} 周者为晚期早产儿（late preterm infant），胎龄小于 28 周者为超早产儿（extremely preterm infant）。

3. 过期产儿（post-term infant）　指胎龄大于或等于 42 周（胎龄≥294 天）的新生儿。

（二）根据出生体重分类

1. 正常出生体重儿（normal birth weight infant，NBW）　指出生体重 2500～3999g 的新生儿。

2. 低出生体重儿（low birth weight infant，LBW）　指出生体重＜2500g 的新生儿。

3. 极低出生体重儿（very low birth weight infant，VLBW）　指出生体重＜1500g 的新生儿。

4. 超低出生体重儿（extremely low birth weight infant，ELBW）　指出生体重＜1000g 的新生儿。

5. 巨大儿（macrosomia）　指出生体重≥4000g 的新生儿。

（三）根据出生体重与胎龄的关系分类

1. 小于胎龄儿（small for gestational age infant，SGA） 出生体重在同胎龄儿体重的第 10 百分位数以下的新生儿。

2. 适于胎龄儿（appropriate for gestational age infant，AGA） 出生体重在同胎龄儿体重的第 10～90 百分位数的新生儿。

3. 大于胎龄儿（large for gestational age infant，LGA） 出生体重在同胎龄儿体重的第 90 百分位数以上的新生儿。

我国不同胎龄新生儿出生体重及百分位数见表 2-5-1。

表 2-5-1 中国不同胎龄新生儿出生体重百分位数参考值

出生胎龄（周）	例数	P_3	P_{10}	P_{25}	P_{50}	P_{75}	P_{90}	P_{97}
24	12	339g	409g	488g	588g	701g	814g	938g
25	26	427g	513g	611g	732g	868g	1003g	1148g
26	76	518g	620g	735g	876g	1033g	1187g	1352g
27	146	610g	728g	860g	1020g	1196g	1368g	1550g
28	502	706g	840g	987g	1165g	1359g	1546g	1743g
29	607	806g	955g	1118g	1312g	1522g	1723g	1933g
30	822	914g	1078g	1256g	1467g	1692g	1906g	2128g
31	953	1037g	1217g	1410g	1637g	1877g	2103g	2336g
32	1342	1179g	1375g	1584g	1827g	2082g	2320g	2565g
33	1160	1346g	1557g	1781g	2039g	2308g	2559g	2813g
34	1718	1540g	1765g	2001g	2272g	2554g	2814g	3079g
35	2703	1762g	1996g	2241g	2522g	2812g	3080g	3352g
36	4545	2007g	2245g	2495g	2780g	3075g	3347g	3622g
37	11 641	2256g	2493g	2741g	3025g	3318g	3589g	3863g
38	29 604	2461g	2695g	2939g	3219g	3506g	3773g	4041g
39	48 324	2589g	2821g	3063g	3340g	3624g	3887g	4152g
40	40 554	2666g	2898g	3139g	3415g	3698g	3959g	4222g
41	12 652	2722g	2954g	3195g	3470g	3752g	4012g	4274g
42	1947	2772g	3004g	3244g	3518g	3799g	4058g	4319g

引自：朱丽，张蓉，张淑莲等. 中国不同胎龄新生儿出生体重曲线研制.中华儿科杂志，2015,53（2）：97-103.

（四）高危新生儿

高危新生儿（high risk infant）是指已经发生或潜在可能发生某些严重疾病而需要监护的新生儿。常见于以下情况。

1）孕母存在高危因素：孕母年龄>40 岁或小于 16 岁，孕母有慢性疾病如糖尿病、感染、慢性心肺疾病、吸烟、吸毒或酗酒史，孕母为 Rh 阴性血型，曾有死胎、死产或性传播疾病史等；母孕期有阴道流血、妊娠高血压、先兆子痫、子痫、羊膜早破、羊水胎粪污染、胎盘早剥、前置胎盘等。

2）出生过程存在高危因素：如早产或过期产、难产、手术产、急产、产程延长、分娩过程中使用镇静或止痛药物史等。

3）胎儿和新生儿存在高危因素：窒息儿、多胎儿、早产儿、小于胎龄儿、巨大儿、宫内感染和先天性畸形等。

二、新生儿体格检查的特点

1. 皮肤

（1）胎脂：出生时，皮肤覆盖一层灰白色胎脂，有保护皮肤的作用。胎脂的多少有个体差异，出生后数小时渐被吸收，但皱褶处胎脂宜用温开水轻轻擦去。胎脂若呈黄色，提示有黄疸、宫内窘迫或过期产存在。

（2）黄疸：生理性黄疸多在出生后 2～3 天出现，一般持续 1 周后消失。

（3）水肿：出生后 3～5 天，在手、足、小腿、耻骨区及眼窝等处易出现水肿，2～3 天后消失，与新生儿水代谢不稳定有关。

（4）新生儿红斑：常在出生后 1～2 天出现，原因不明。皮疹呈大小不等、边缘不清的斑丘疹，散布于头面部、躯干及四肢。婴儿无不适感。皮疹多在 1～2 天迅速消退。

（5）粟粒疹：在鼻尖、鼻翼、颊、颜面等处，常可见到因皮脂腺堆积形成针头样黄白色的粟粒疹，脱皮后自然消失。

（6）青记：一些新生儿在背部、臀部常有蓝绿色色斑，此为特殊色素细胞沉着所致，俗称青记或胎生青痣。随年龄增长而渐退。

（7）橙红斑：为分布于新生儿前额和眼睑上的微血管痣，数月内可消失。

2. 常见特殊生理现象

（1）"马牙"和"螳螂嘴"：在上腭中线和牙龈部位，由上皮细胞堆积或者黏液腺分泌物积留而形成的黄白色小颗粒，俗称"马牙"，数周内可以自然消退。新生儿两侧颊部各有一隆起的脂肪垫，俗称"螳螂嘴"，有利于吸吮乳汁。"马牙"和"螳螂嘴"都属于正常生理表现，不能挑割，以免发生感染。

（2）乳腺肿大：由于来自母体的激素中，雌激素和孕激素半衰期短，而催乳素半衰期较长，导致乳腺肿大。男女新生儿可于出生后 4～7 天出现乳腺肿大，如蚕豆或核桃大小，乳头处可伴有白色乳汁样小点，2～3 周后自然消退。切勿挤压，以免发生感染。

（3）假月经：部分女婴于出生后 5～7 天阴道流出少许血性分泌物，俗称"假月经"，也是雌激素中断所致。可持续 1 周左右，无须特殊处理。

第二节　婴　儿　抚　触

【培训目标】　训练婴儿抚触的规范操作。

【培训要求】　掌握婴儿抚触的适应证、操作方法及要领，注意加强人文关怀的意识。

婴儿抚触主要在健康婴儿身上实施，其主要是通过皮肤的接触和按摩，促进婴儿的大脑发育、安抚婴儿情绪、改善睡眠质量、促进婴儿消化功能。注意调整房间温湿度，适宜婴儿抚触。

【训练步骤和方法】

一、实训前准备

1. 场所 模拟医院或实训中心（实训室），或病房沐浴室。

2. 物品准备 操作台、干毛巾、小毛巾、抚触油或婴儿乳液、尿布。

二、实训步骤和方法

1. 基础理论讲授 带教老师先理论讲授婴儿抚触的适应证、操作规程及要领。重点强调抚触前的喂养间隔及抚触时的动作、力度等注意事项。

2. 操作示范 带教老师进行规范化的分解步骤的操作示教，边操作边进行操作要领的讲解。

3. 学生练习 学生分组进行操作练习，带教老师巡视并及时指导、纠错。

4. 操作考核 设置临床情景，学生进行课后独立操作，并进行现场评分。

5. 教师总结 重点讲解现场发现的主要问题及操作的难点。

【操作步骤与方法】

一、适用场景

所有准备接受婴儿抚触的婴儿。

二、规范操作步骤及方法

准备	**医师准备** 穿戴整洁工作服。戴口罩、帽子，洗手 与家长核对宝宝姓名、性别、年龄、科室、床号 选择两次喂奶间隔中间，宝宝清醒状态，播放轻柔音乐。 可提前沐浴，清洁全身，脱去衣物裸露全身皮肤，仅穿戴尿布
	用物准备 操作台、干毛巾1条、小毛巾2条、尿布几张、抚触油或者婴儿乳液
	人文关怀 向患儿及家长解释婴儿抚触的作用，比如促进发育、安抚情绪、改善睡眠质量、促进母子感情等。动作温柔，可边做边播放轻柔音乐，促使宝宝配合
操作过程	把宝宝放在抚触台上，手中倒适量的润肤油，轻轻搓热进行抚触
	面部抚触时，首先两个拇指指腹从眉尖向两侧推至太阳穴，自下而上逐渐上移，重复做至发髻，接着两个拇指从下颌部中央向两侧斜上方滑行，停留至耳前，让宝宝呈微笑状，最后一手托头，另一手指腹从前额发髻向脑后滑动，食指和中指分别停留在耳后乳突轻按，换手做对侧。接着，进行局部按摩，大拇指和食指轻按宝宝的鼻梁，然后双手沿着鼻梁处从上到下按摩，这样能刺激泪腺发育，对呼吸系统发育有很大的帮助
	胸部抚触时，两手分别从胸部外下方、肋下缘向对侧上方交叉滑动至肩部，要避开宝宝的乳房，重复进行4~6次

续表

操作过程	腹部抚触时，指腹依次从宝宝右下腹、右上腹、左上腹、左下腹最后回到右下腹，顺时针画圆圈，要避开宝宝的脐部和膀胱
	抚触四肢时，两手交替握住宝宝一侧上肢，自上而下轻轻滑行，同时自近端向远端分段紧捏，同法做对侧及下肢
	按摩背部时，以脊柱为中线，双手平行放于脊柱两侧，向相反方向滑动，自上而下重复至臀部，最后由头顶沿脊柱向下滑动至底部
	抚触完毕，快速给宝宝穿上衣物，安置舒适卧位
	操作完毕处理用具
操作后处置	按照医院感染管理相关制度，合理处置医疗废物，并将重复消毒使用的物品放置在规定地点

【疑点导航】

1. 禁忌证　①皮肤有破损处，如烧伤、烫伤、擦伤、裂伤及生有疮疖等。②各种恶性肿瘤，严重的心、肝、肺、肾病等。③某些感染性疾病，如蜂窝织炎、骨结核、骨髓炎、丹毒等。④骨折的早期、脱位等。

2. 适应证　所有没有病理情况的健康婴儿。

【临床思维分析】

情景实例

临床场景　正常新生儿，男，5 天。

案例分析　为促进其发育、安抚情绪、改善睡眠质量、促进母子感情，需进行婴儿抚触操作。

第三节　常用小儿外治法

小儿熏洗疗法

　　【培训目标】　训练小儿中药熏洗的规范操作。

　　【培训要求】　掌握小儿中药熏洗的适应证、操作方法及要领，注意加强人文关怀的意识。

　　中药熏洗法是利用中药药液的蒸气熏蒸及药液洗涤体表的治疗方法，儿童常用中药熏洗法治疗。根据疾病辨证处方用药。

【训练步骤和方法】

一、实训前准备

1. 场所　模拟医院或实训中心（实训室），或儿科病房。

2. 物品准备 根据疾病辨证处方用药的药物、熏洗盆、毛巾、布单、浴巾、外用中药熏洗机、中药熏蒸治疗机。

二、实训步骤和方法

1. 基础理论讲授 带教老师先理论讲授熏洗法的适应证、操作规程及要领。重点强调术前护理及不同熏洗方法操作过程中的注意事项。

2. 操作示范 带教老师进行规范化的分解步骤的操作示教，边操作边进行操作要领的讲解。

3. 学生练习 学生分组进行操作练习，带教老师巡视并及时指导、纠错。

4. 操作考核 设置临床情景，学生进行课后独立操作，并进行现场评分。

5. 教师总结 重点讲解现场发现的主要问题及操作的难点。

【操作步骤与方法】

一、适用场景

所有准备接受中药熏洗的儿童。

二、规范操作步骤及方法（以人工熏洗为例）

准备	**医师准备** 穿戴整洁工作服，戴口罩、帽子，洗手	
	与家长核对患儿姓名、性别、年龄、科室、床号、诊断	
	患者准备 患儿可提前沐浴，清洁全身，并根据需要药浴的部位，脱去衣物	
	用物准备 熏洗盆 1 个、毛巾 1 条、布单 3～5 条、浴巾 1 条	
	人文关怀 向患儿及家长解释此治疗的意义和注意事项，进行精神安慰与鼓励，消除患儿的紧张、恐惧情绪，取得患儿的配合	
操作过程	将熏洗盆、毛巾、布巾、浴巾洗净后浸泡在消毒液中 15～20min，消毒后冲洗干净，晾干备用	
	将中药用大砂锅加水煎煮、煮沸 40～50min，用干净纱布过滤后倒入熏洗盆中，兑入适量热水，水温 50℃左右为宜。趁热气蒸腾时，先用蒸气熏蒸全身或具体部位，待水温适中时可将身体或具体部位浸泡于药液中 15～30min。体位选取患儿舒适、施术者便于操作的体位，婴幼儿可抱持于施术者手臂上	
	浴毕用温水冲洗、擦干，协助衣着、安置舒适卧位	
	操作完毕处理用具	
操作后处置	按照医院感染管理相关制度，合理处置医疗废物，并将重复消毒使用的物品放置在规定地点	

【疑点导航】

1）注意做好相关器具的清洁、消毒。

2）熏洗时注意水温，避免烫伤或受凉。

【临床思维分析】

情景实例一

临床场景　患者，男，3 岁。因发热需口服药物及中药熏洗等治疗，请为患儿进行中药熏洗治疗。

案例分析　可据其发热的情况进行辨证后，口服药物的同时进行熏洗，促进体温的下降。注意避免烫伤。

情景实例二

临床场景　患者，女，15 天。因发现皮肤黄染需中药熏洗治疗，请为患儿进行中药熏洗治疗。

案例分析　因患者系新生儿，胃容量不足，中药口服不易完成，故针对其病情进行相应辨证后，可开具相应处方进行中药熏洗。熏洗过程中注意水温，避免烫伤及受凉。

情景实例三

临床场景　患者，女，1 岁。因出现皮疹 1 周需口服中药及中药熏洗等治疗，请为患儿进行中药熏洗治疗。

案例分析　可据其发热的情况进行辨证后，口服药物的同时进行熏洗，促进皮疹消退。注意避免烫伤。

小儿涂敷疗法

【培训目标】　训练小儿中药涂敷的规范操作。

【培训要求】　掌握小儿中药涂敷的适应证、操作方法及要领，注意加强人文关怀的意识。

涂敷疗法是将药物制成药液或药糊涂敷于体表的治疗方法。

【训练步骤和方法】

一、实训前准备

1. 场所　模拟医院或实训中心（实训室），或儿科病房。

2. 物品准备　根据疾病辨证处方用药的药物、消毒纱布、消毒棉球、油纸、绷带或胶布适量、药杵。

二、实训步骤和方法

1. 基础理论讲授　带教老师先理论讲授涂敷法的适应证、操作规程及要领。重点强调术前护理及施术方法。

2. 操作示范　带教老师进行规范化的分解步骤的操作示教，边操作边进行操作要领的讲解。

3. 学生练习　学生分组进行操作练习，带教老师巡视并及时指导、纠错。

4. 操作考核　设置临床情景，学生进行课后独立操作，并进行现场评分。

5. 教师总结　重点讲解现场发现的主要问题及操作的难点。

【操作步骤与方法】

一、适用场景

所有准备接受中药涂敷的患儿。

二、规范操作步骤及方法

准备	**医师准备**　穿戴整洁工作服，戴口罩、帽子，洗手
	与家长核对患儿姓名、性别、年龄、科室、床号、诊断
	患者准备　患儿可提前沐浴，清洁全身，并根据需要涂敷的部位脱去衣物
	用物准备　消毒纱布、消毒棉球、油纸、绷带或胶布适量、药杵
	人文关怀　向患儿及家长解释此治疗的意义和注意事项，进行精神安慰与鼓励，消除患儿的紧张、恐惧情绪，取得患儿的配合
操作过程	用 75%乙醇或 0.5%～1%碘伏棉球在施术部位消毒，医师双手用肥皂水清洗干净，环境清洁卫生，室内安静，温度适宜，选取患儿舒适、医师便于操作的治疗体位，可由家长协助固定
	敷药制备　用 95%乙醇浸泡药物 5～7 天，取浸泡液使用。或将新鲜草药在药杵中捣烂成糊使用，或取其药液使用。或将药物加水煎煮，取煎煮液浓缩，使其成为液状或糊状使用。或将药物研成粉末，加入适量湿润剂或黏合剂，制成糊状使用
	涂敷方法　用消毒纱布或棉球（签）蘸取药液涂敷患处，或者是直接将药糊涂敷患处
	涂敷后在药液纱布、药棉球或药糊外覆盖防止干燥的油纸，再用胶布固定
	操作完毕处理用具
操作后处置	按照医院感染管理相关制度，合理处置医疗废物，并将重复消毒使用的物品放置在规定地点

【疑点导航】

1）注意做好家长及儿童的心理护理，缓解其紧张情绪。
2）涂敷时注意局部皮肤情况，避免药物过敏或刺激后损伤。

【临床思维分析】

情景实例一

临床场景　患者，男，3 岁。因腹痛口服药物及中药涂敷等治疗，请为患儿进行中药涂敷治疗。

案例分析　可据其病情进行辨证后，口服药物的同时进行中药涂敷，促进病情缓解。注意局部皮肤情况，警惕皮肤敏感。

情景实例二

临床场景　患者，女，3岁。因发现局部皮疹需口服药物及局部中药涂敷治疗，请为患儿进行中药涂敷治疗。

案例分析　因患者局部皮疹，为促进皮疹缓解，故针对其病情进行相应辨证后，可开具相应处方进行中药熏洗。涂敷过程中注意局部皮肤的情况及皮疹变化。

情景实例三

临床场景　患者，女，1岁。因外伤后局部红肿、疼痛需中药涂敷缓解，请为患儿进行中药涂敷治疗。

案例分析　可据其局部肿胀的情况进行处理，利用中药涂敷，促进肿胀吸收，缓解疼痛。注意避免在损伤的皮肤上进行。

小儿敷贴疗法

【培训目标】　训练小儿中药敷贴的规范操作。

【培训要求】　掌握小儿中药敷贴的适应证、操作方法及要领，注意加强人文关怀的意识。

敷贴疗法是将药物制成软膏、药饼，或研粉撒于普通膏药上，敷贴于体表局部的治疗方法。

【训练步骤和方法】

一、实训前准备

1. 场所　模拟医院或实训中心（实训室），或儿科病房。

2. 物品准备　根据疾病辨证处方用药的药物、膏药数张、油纸、胶布适量。

二、实训步骤和方法

1. 基础理论讲授　带教老师先理论讲授敷贴法的适应证、操作规程及要领。重点强调术前护理及施术方法。

2. 操作示范　带教老师进行规范化的分解步骤的操作示教，边操作边进行操作要领的讲解。

3. 学生练习　学生分组进行操作练习，带教老师巡视并及时指导、纠错。

4. 操作考核　设置临床情景，学生进行课后独立操作，并进行现场评分。

5. 教师总结　重点讲解现场发现的主要问题及操作的难点。

【操作步骤与方法】

一、适用场景

所有准备接受中药敷贴的儿童。

二、规范操作步骤及方法

准备	医师准备	穿戴整洁工作服，戴口罩、帽子，洗手
		与家长核对患儿姓名、性别、年龄、科室、床号、诊断
	患者准备	可根据需要敷贴的部位，脱去患儿衣物，暴露局部皮肤
	用物准备	膏药数张、油纸、胶布适量
	人文关怀	向患儿及家长解释此治疗的意义和注意事项，进行精神安慰与鼓励，消除患儿的紧张、恐惧情绪，取得患儿的配合
操作过程		医师双手用肥皂水清洗干净，用 75% 乙醇或 0.5%～1% 碘伏棉球在施术部位消毒，环境清洁卫生，室内安静，温度适宜，选取患儿舒适、医师便于操作的治疗体位
		将所选药物制成软膏；或将药物研成细末，加适量溶剂调拌均匀，制成药饼；或将新鲜草药捣碎，制成药饼。软膏和药饼可直接敷贴病变局部或腧穴，外用油纸覆盖，胶布固定。膏药敷贴前应将膏药加温融化，使之粘贴，然后掺入药物做成的散剂，敷贴于病变局部或腧穴
	注意事项	刺激性小的药物，每隔 2～3 天换药 1 次；刺激性大的药物，应视患儿的反应和发疱程度确定敷贴时间，数分钟至数小时不等，再次敷贴时应待局部皮肤基本恢复正常后再敷药
		换药前用消毒干棉球蘸温水或各种植物油，或液状石蜡轻轻擦去粘在皮肤上的药物，擦干后再敷药
		操作完毕处理用具
操作后处置		按照医院感染管理相关制度，合理处置医疗废物，并将重复消毒使用的物品放置在规定地点

【疑点导航】

1）注意做好家长及儿童的心理护理，缓解其紧张情绪。
2）敷贴时注意局部皮肤情况，避免药物刺激损伤，或胶布过敏及粘连皮损。

【临床思维分析】

情景实例一

临床场景 患者，男，3 岁。因咳嗽需口服药物及中药贴敷等治疗，请为患儿进行中药贴敷治疗。

案例分析 可据其咳嗽的情况进行辨证后，口服药物的同时进行相应穴位的贴敷治疗，促进咳嗽愈合。注意避免局部皮肤损伤。

情景实例二

临床场景 患者，女，1 岁。因泄泻需口服中药及中药贴敷治疗，请为患儿进行中药贴敷治疗。

案例分析 可据其泄泻的情况进行辨证后，口服药物的同时进行相应穴位的贴敷治疗，促进脾胃功能，辅助缓解泄泻。注意避免局部皮肤损伤。

情景实例三

临床场景 患者，男，5 岁。因反复出现呼吸道感染需口服中药及中药贴敷等治疗，请为患儿进行中药贴敷治疗。

　　案例分析　可据其身体的情况进行辨证后，口服药物的同时进行相应穴位的贴敷治疗，以增强其正气，提高其抵抗力。注意避免局部皮肤损伤。

小儿擦拭疗法

　　【培训目标】　训练小儿中药擦拭的规范操作。
　　【培训要求】　掌握小儿中药擦拭的适应证、操作方法及要领，注意加强人文关怀的意识。

擦拭疗法就是用药液或药末擦拭局部的外用治疗方法。

【训练步骤和方法】

一、实训前准备

　　1. 场所　模拟医院或实训中心（实训室），或儿科病房。
　　2. 物品准备　根据疾病辨证处方用药的药物、搪瓷药杯、消毒棉签、生理盐水和蒸馏水适量。

二、实训步骤和方法

　　1. 基础理论讲授　带教老师先理论讲授擦拭法的适应证、操作规程及要领。重点强调术前护理及施术方法。
　　2. 操作示范　带教老师进行规范化的分解步骤的操作示教，边操作边进行操作要领的讲解。
　　3. 学生练习　学生分组进行操作练习，带教老师巡视并及时指导、纠错。
　　4. 操作考核　设置临床情景，学生进行课后独立操作，并进行现场评分。
　　5. 教师总结　重点讲解现场发现的主要问题及操作的难点。

【操作步骤与方法】

一、适用场景

所有准备接受中药擦拭的患儿。

二、规范操作步骤及方法

准备	**医师准备**　穿戴整洁工作服，戴口罩、帽子，洗手 与家长核对患儿姓名、性别、年龄、科室、床号、诊断
	患者准备　患儿可提前沐浴，清洁全身，并根据需要擦拭的部位脱去衣物
	用物准备　搪瓷药杯1个，消毒棉签，生理盐水和蒸馏水适量
	人文关怀　向患儿及家长解释此治疗的意义和注意事项，进行精神安慰与鼓励，消除患儿的紧张、恐惧情绪，取得患儿的配合

续表

操作过程	用 75%乙醇或 0.5%~1%碘伏棉球在施术部位消毒，医师双手用肥皂水清洗干净，环境清洁卫生，室内安静，温度适宜，选取患儿舒适、医师便于操作的治疗体位
	将所选药物按照口服药的方法煎煮，药液倒入消毒后的药杯中，药液 36℃左右时用棉签蘸之擦拭患处
	或将药物研成细末加蒸馏水调成糊状，用棉签蘸之擦拭患处
	操作完毕处理用具
操作后处置	按照医院感染管理相关制度，合理处置医疗废物，并将重复消毒使用的物品放置在规定地点

【疑点导航】

1）注意做好家长及儿童的心理护理，缓解其紧张情绪。
2）擦拭时注意局部皮肤情况，也要注意避免药液外渗及局部皮肤刺激损伤。

【临床思维分析】

情景实例一
临床场景　患者，男，6 岁。因局部皮肤瘙痒需口服药物及中药擦拭等治疗，请为患儿进行中药擦拭治疗。
案例分析　可据其局部皮肤情况进行辨证后，局部中药擦拭，同时口服药物治疗，促进皮肤瘙痒缓解。注意局部皮肤颜色和瘙痒缓解情况。

情景实例二
临床场景　患者，男，1 岁。因局部皮肤红肿需中药擦拭治疗，请为患儿进行中药擦拭治疗。
案例分析　针对其局部皮肤情况进行相应擦拭治疗，可开具相应处方进行中药擦拭。注意局部皮肤情况。

情景实例三
临床场景　患者，女，4 岁。因出现皮疹需口服中药及中药擦拭等治疗，请为患儿进行中药擦拭治疗。
案例分析　可据其皮疹情况进行辨证后，口服药物的同时进行中药擦拭治疗，促进皮疹消退。注意避免局部皮肤损伤。

小儿耳穴疗法

【培训目标】　训练小儿耳穴贴压的准确定位及规范操作。
【培训要求】　掌握小儿耳穴贴压操作的适应证、穴位选择、操作方法及要领，增强人文关怀的意识与能力。

耳穴疗法通过刺激耳廓的反应区来诊治疾病，包括耳毫针法、耳穴埋针法、耳穴贴压法、放血疗法等，具有治疗范围广、副作用少、应用方便的特点。耳穴诊治法是针灸学微针体系中的一种。本文以耳穴贴压法为主训练耳穴疗法的规范操作。

《灵枢·口问》提到"耳者，宗脉之所聚也"。《阴阳十一脉灸经》中记载了耳与眼、咽、喉等器官相联系的"耳脉"。《黄帝内经》将"耳脉"归为手少阳三焦经，并详述了耳与经脉、经别、经筋的关系。耳穴压豆在全息生物学说的基础上，融合经络学说、脏腑学说、中医的整体观与辨证论治等中医理论。耳穴压豆通过按压的方式对特定穴位进行强刺激，调整身体气血运行。

【训练步骤和方法】

一、实训前准备

1. 场所　模拟医院或实训中心（实训室），或门诊外治室。
2. 物品准备　技能操作耳模型、止血钳或镊子、消毒用品、各类耳贴、污物桶等。

二、实训步骤和方法

1. 基础理论讲授　带教老师先理论讲授耳穴疗法的适应证、操作规程及要领。重点强调操作过程中容易发生定位不准的环节。
2. 操作示范　带教老师进行规范化的分解步骤的操作示教，边操作边进行操作要领的讲解。
3. 学生练习　学生分组进行操作练习，带教老师巡视并及时指导、纠错。
4. 操作考核　设置临床情景，学生进行课后独立操作，并进行现场评分。
5. 教师总结　重点讲解现场发现的主要问题及操作的难点。

【操作步骤与方法】

一、适用场景

所有需要耳贴治疗的患者。

二、规范操作步骤及方法

耳贴标准操作规程

准备	**医师准备**　戴口罩、帽子，洗手 核对处置单上的耳穴	
	患者准备　患儿取坐位，小婴儿由家长抱坐	
	用物准备　技能操作耳模型、止血钳或镊子、王不留行耳贴或磁珠或揿针、75%乙醇、消毒棉签若干、污物桶1个	
	人文关怀　向患儿及家属解释此操作的目的，缓解患儿的紧张情绪，取得患儿及家长对操作的配合	

操作过程	探查耳穴，明确治疗穴位，以探棒找准阳性反应点 用75%的酒精棉球消毒耳廓，待晾干 用止血钳或者镊子夹王不留行或磁珠胶布的边将其取下，揿针可直接用拇指、食指取下，贴在已消毒的选好的耳穴上 敷贴耳穴后要逐渐在敷贴物上施加压力，根据患儿体质和疾病的虚实情况，选择刺激程度 每次用一侧耳穴，两耳交替使用；或者每次贴双侧耳穴。王不留行或磁珠每次贴压时间为5~7天，嘱家长自行取下；揿针每次贴压时间为1~3天，取下时应注意针是否连带取下未发生掉落。需休息2~3天后再次贴压。嘱贴压期间每日自行按压3~5次，每次按压1~2min
操作后处置	向患儿及家长进行居家健康护理指导；将用过的消毒棉签放入污物桶中；洗手；整理操作台
注意事项	耳廓有外伤、炎症不宜敷贴 对胶布过敏者可改为其他疗法，或缩短贴敷时间 防止胶布潮湿和皮肤感染 夏季因多汗，敷贴时间不宜过长 有明显出血倾向者或对不锈钢材料过敏者，避免选用揿针，采用王不留行或磁珠进行贴压 耳穴疗法可单独使用，也可结合其他疗法一起使用

【疑点导航】

1. 消毒原则 应先探查耳穴，再用75%的酒精棉球消毒耳廓，待晾干后再进行贴压。由于耳贴的用物可以是王不留行、磁珠或揿针，消毒可以避免感染，同时可擦去耳廓内油脂及污垢，使贴压更加牢固，不易脱落。

2. 贴压时间 贴压完成后嘱患儿进行每日3~5次、每次1~2min的按压，增强贴压的疗效。王不留行或磁珠每次贴压时间为5~7天，嘱家长自行取下，间隔1~2天后可再次贴压；揿针每次贴压时间为1~3天，嘱家长自行取下，间隔2~3天后可再次贴压。

【临床思维分析】

情景实例一

临床场景 患者，男，6岁。因抽动障碍-脾虚肝旺证行耳穴及口服药物等治疗，请为患儿进行耳穴贴压。

案例分析 耳部皮肤消毒完毕后待晾干。具体穴位为皮质下、神门、肝、脾、交感，在耳部模型中找到相应穴位，进行贴压操作。注意穴位定位和贴压胶布固定，尤其是耳轮部位。

情景实例二

临床场景 患者，女，7岁。因性早熟-阴虚火旺证行耳穴及口服药物等治疗，请为患儿进行耳穴贴压。

案例分析 耳部皮肤消毒完毕后待晾干。具体穴位为交感、神门、肝、肾、内分泌、子宫，在耳部模型中找到相应穴位，进行贴压操作。注意穴位定位和贴压胶布固定，尤其是耳轮部位。注意相邻穴位要区分明确。

情景实例三

临床场景 患者，女，4岁。因厌食-脾失健运证行耳穴及口服药物等治疗，具体穴位为脾、胃、肾、神门、皮质下，请为患儿进行耳穴贴压。

案例分析 耳部皮肤消毒完毕后待晾干。在耳部模型中找到相应穴位，进行贴压操作。与头面相应的穴位在耳垂，与上肢相应的穴位在耳舟，与躯干和下肢相应的穴位在对耳轮体部和对耳轮上、下脚，与内脏相应的穴位集中在耳甲。

小儿刺络放血疗法

【培训目标】 训练小儿刺络放血的规范操作。

【培训要求】 掌握小儿刺络放血的适应证、穴位选择、操作方法及要领，增强人文关怀的意识与能力。

刺络放血疗法是中医学中一种独特的、简便有效的针刺治疗方法，即用三棱针或其他针具刺入"络脉"，使血液适量流出或稍加挤压流出，以达到治疗疾病目的的一种独特的外治方法，俗称"放血疗法"。刺络放血疗法根据经络学说和针刺原理，具有泄热解毒、调和气血、活血化瘀、消肿止痛、定惊开窍等作用，可以调理人体脏腑，使经脉畅通，气血调和，阴阳平衡，治病祛疾。儿科常用于治疗外感发热、夜啼、急性扁桃体炎、咽炎、睑板腺囊肿、腮腺炎、腺样体肥大、疳证等病症。刺络操作方法包括点刺法、挑刺法、散刺法、刺络加拔罐法。

本节着重讲授小儿刺四缝疗法。四缝穴属于经外奇穴，为手三阴经所过之处，具有清热除烦，通调百脉的作用。刺四缝可以有效改善胃肠运动，增加消化酶的分泌，是治疗疳证、厌食、积滞等病症的经验效穴。古籍文献记载刺四缝治疗小儿猢狲劳即小儿疳积。现代将其运用在多种疾病，如小儿便秘、肠系膜淋巴结炎、疱疹性咽峡炎、鹅口疮等疾病。

【训练步骤和方法】

一、实训前准备

1. 场所 模拟医院或实训中心（实训室），或门诊外治室。

2. 物品准备 三棱针、梅花针或一次性采血针，消毒用品，污物桶等。

二、实训步骤和方法

1. 基础理论讲授 带教老师先理论讲授刺络放血疗法的适应证、操作规程及要领。重点强调操作过程中容易发生消毒不到位、出血量判断不好的环节。

2. 操作示范 带教老师进行规范化的分解步骤的操作示教，边操作边进行操作要领的讲解。

3. 学生练习 学生分组进行操作练习，带教老师巡视并及时指导、纠错。

4. 操作考核 设置临床情景，学生进行课后独立操作，并进行现场评分。

5. 教师总结 重点讲解现场发现的主要问题及操作的难点。

【操作步骤与方法】

一、适用场景

所有需要刺四缝治疗的患者。

二、规范操作步骤及方法

刺四缝标准操作规程

准备	**医师准备**　戴口罩、帽子，洗手，戴无菌手套 **患者准备**　患儿取坐位，小婴儿由家长抱坐；使患儿双手掌面向上伸平，家长固定好其待操作的手腕 **用物准备**　技能操作手模型或者同学之间互相操作，根据患儿年龄大小、手指粗细、病情需要选择不同规格的三棱针、梅花针或一次性采血针、75%乙醇、消毒棉签若干、污物桶 1 个 **人文关怀**　向患儿及家属解释此操作的目的，缓解患儿的紧张情绪，取得患儿及家长对操作的配合
操作过程	**四缝穴定位**　手掌掌面第二至四指中节横纹中点处 用 75% 的酒精棉球（或棉棒）消毒四缝穴 2 遍，待晾干 施术者左手固定患儿手指末端，右手拇、食两指捏住针柄对准已消毒的穴位迅速刺入，随即迅速退出，注意避开血管，深度为 0.5～3mm。针刺后，施术者用拇、食指适力挤压四缝穴，使黄白色黏液流出，并用干棉球（或棉棒）擦拭。完成后用 75% 的酒精棉球（或棉棒）消毒 2 遍。如有出血需使用无菌棉签按压 2min **疗程**　①1～3 岁：每周刺四缝 1 次，4 次为 1 个疗程，可双侧交替治疗。②3～7 岁：每周刺四缝 2 次，4 次为 1 个疗程，宜双侧同时治疗。③>7 岁：可隔日 1 次，4～6 次为 1 个疗程，宜双侧同时治疗
操作后处置	向患者进行居家健康护理指导；将用过的采血针放入利器盒中；将消毒棉签放入污物桶中；洗手；整理操作台
注意事项	点刺放血时，手法宜轻、宜浅、宜快，不可刺入太深 患儿四缝穴部位若有破溃、感染不宜针刺 刺络过程中出现头晕，面色苍白，心慌，出冷汗等症状，此为晕针现象，应停止针刺，迅速让患儿平卧，饮用温开水或糖水 刺络局部出现小块青紫或者血性包块，多为刺破局部小血管，针孔闭合过早，致血溢于皮下所致，一般不用处理，可以自行吸收消退。如果消退慢，可用热毛巾外敷 刺络操作要注意对针具、施术部位、医者手指严格消毒，避免出现局部感染 施术者避免接触患儿所出血液

【疑点导航】

刺四缝疗法禁忌证如下。

1）有出血疾病或者出血倾向，如血友病、血小板减少性紫癜等凝血障碍者禁用。

2）皮肤有感染、溃疡、癫痫、静脉曲张者，慎用或禁用。

3）四缝穴处若有血管瘤、不明原因的肿块禁用。

4）1岁以下患儿慎用。

【临床思维分析】

情景实例

临床场景　患者，男，6岁。因疳证-疳气证行刺四缝治疗，请为患儿进行此操作。

案例分析　四缝穴处皮肤消毒完毕后待晾干，进行点刺操作。应用一次性采血针可刺入2～3mm，操作后的消毒处理尤为重要。

小儿拔罐疗法

见成人拔罐疗法。

小儿涂擦疗法

【培训目标】　训练小儿中药涂擦的规范操作。

【培训要求】　掌握小儿中药涂擦的适应证、操作方法及要领，增强人文关怀的意识与能力。

中药涂擦疗法是中医治疗疾病的一种基本外治方法，是临床最常用的治疗措施。中药涂擦疗法是指将各种中药直接涂于患处，达到解毒消肿、祛风除湿、止痒镇痛等治疗效果。其剂型有水剂、酊剂、油剂、膏剂等。

【训练步骤和方法】

一、实训前准备

1. 场所　模拟医院或实训中心（实训室），或医院治疗室。

2. 物品准备　技能操作模拟人、治疗盘、治疗碗、涂擦药物、弯盘、无菌干棉签或棉球、镊子、生理盐水、纱布、绷带、橡胶单、中单等。

二、实训步骤和方法

1. 基础理论讲授　带教老师先理论讲授中药涂擦的适应证、操作规程及要领。重点强调操作过程中容易涂药不均匀的环节。

2. 操作示范　带教老师进行规范化的分解步骤的操作示教，边操作边进行操作要领的讲解。

3. 学生练习　学生分组进行操作练习，带教老师巡视并及时指导、纠错。

4. 操作考核　设置临床情景，学生进行课后独立操作，并进行现场评分。

5. 教师总结　重点讲解现场发现的主要问题及操作的难点。

【操作步骤与方法】

一、适用场景

所有准备接受中药涂擦的患者。

二、规范操作步骤及方法

中药涂擦标准操作规程（以如意金黄膏为例）

准备	**医师准备** 穿工作服，摘除首饰，戴帽子、口罩，洗手
	与治疗护士核对患者姓名、性别、年龄、科室、床号、诊断，并在外治治疗表上签名
	患者准备 摆好合适的体位
	用物准备 治疗盘、治疗碗、涂擦药物、弯盘、无菌干棉签或棉球、镊子、生理盐水、纱布、绷带、橡胶单、中单，必要时需要大毛巾
	人文关怀 向患者及家属解释此操作的目的，缓解患者的紧张情绪，取得患者对操作的配合
操作过程	协助患者摆好合适体位，充分暴露患处，注意保暖，必要时屏风遮挡
	在涂药部位下方铺橡胶单、中单，将弯盘移至患者身旁
	用镊子夹取生理盐水棉球彻底清洁局部皮肤
	再次核对药物后，用棉签蘸药物均匀涂于患处；面积大时，可用镊子夹棉球蘸取
	必要时用纱布覆盖，胶布或绷带妥善固定
	密切观察患者病情，随时询问患者感受
	协助患者衣着，安置舒适体位，整理床单元
	做好相关健康教育
	整理用物，按消毒隔离规范进行终末处理
	操作始终严格遵守无菌操作原则
操作后处置	按照相应的规章制度，合理处置医疗废物，并将剩余所有物品放置在规定位置

【疑点导航】

1）在患者体位与皮肤准备过程中要注意保护患者隐私，避免不必要的暴露。

2）涂擦操作过程中应注意避免过度用力或快速涂抹，以免刺激皮肤。

3）在涂擦时要根据患者皮肤状况和病情变化，适时调整涂擦时间和频率；对于需要长期涂擦的患者，应定期评估皮肤状况，调整涂擦方案。

【临床思维分析】

情景实例

临床场景 患者，男，4 岁。右侧颈部淋巴结肿大，拟行中药涂擦法涂抹如意金黄膏。

案例分析 用镊子夹取生理盐水棉球彻底清洁局部皮肤，去除油污、汗液等，保持皮肤干燥。使用棉签蘸取适量的如意金黄膏，以均匀的压力和适中的速度，在涂擦部位进行涂抹，再给予纱布覆盖，用胶布固定。交代患者遵循医嘱给予推荐的涂擦时间和频率。涂擦后如果出现异常情况，如红肿、瘙痒等，应及时停止操作并报告医生。另外要注意：避免在涂擦部位进行其他物理治疗或按摩等操作。

第四节　小儿推拿疗法

【培训目标】 训练小儿推拿常用手法的规范操作。
【培训要求】 掌握小儿推拿操作的适应证、穴位选择、操作方法及要领，学会安抚患儿情绪，增强爱伤观念。

小儿推拿疗法，是以中医学阴阳五行、脏腑经络等学说为理论指导，运用特定手法刺激相应穴位或部位，使经络通畅、气血流通，以达到调整脏腑功能、治病保健目的的一种方法。

儿科常用于急性上呼吸道感染、支气管炎、支气管哮喘、厌食、消化不良、蛋白质-能量营养不良、睡眠障碍、小儿腹泻、便秘、功能性腹痛、原发性遗尿、先天性肌性斜颈、面神经炎等疾病的治疗。

小儿推拿疗法主要应用于学龄前儿童，特别是 3 岁以内小儿疗效尤其明显。对部分病证可以应用于年龄偏大的患儿，但在穴位操作的时间或次数上应适当增加。临床应用时应根据患儿年龄、体质强弱、病情轻重等因素加以变化，才能更好地体现出治疗效果。

【常用手法】

小儿推拿手法在操作时主要强调"轻快柔和，平稳着实"。"轻"是指手法操作时所用的力度轻；"快"指操作时的频率快；"柔和"是指操作时手法不可生硬、呆板，应柔和舒适；"平稳"是指手法操作时用力的大小和速度的快慢应保持平稳，不可忽快忽慢；"着实"，即轻而不浮之意。

小儿推拿手法操作，一般来说以推法、揉法、运法次数为多，按法、捣法次数宜少，掐法、捏法等刺激性较强的手法，一般放在最后操作，以免刺激过强，使患儿哭闹，影响之后的操作治疗。

【训练步骤和方法】

一、实训前准备

1. 场所 模拟医院或实训中心（实训室），或门诊外治室。

2. 物品准备 推拿介质：①滑石粉、爽身粉或痱子粉等。②针对疾病的介质：由针对某种疾病的治疗药物配制而成的膏剂、汁剂等，可以起到润滑及外用药物的作用。

二、实训步骤和方法

1. 基础理论讲授 带教老师先理论讲授推拿操作的适应证、操作规程及要领。重点强调操作过程中容易发生定位不准、手法不标准的环节。

2. 操作示范 带教老师进行规范化的分解步骤的操作示教，边操作边进行操作要领的讲解。

3. 学生练习 学生分组进行操作练习，带教老师巡视并及时指导、纠错。

4. 操作考核 设置临床情景，学生进行课后独立操作，并进行现场评分。

5. 教师总结 重点讲解现场发现的主要问题及操作的难点。

【操作步骤与方法】

一、适用场景

所有需要推拿治疗的患者。

二、规范操作步骤及方法

（一）推法标准操作规程

准备	**医师准备** 戴口罩、帽子，洗手	
	患者准备 患儿取坐位或卧位，小婴儿由家长抱坐	
	用物准备 推拿介质、桌角等处适当包裹防护	
	人文关怀 向患儿及家属解释此操作的目的，缓解患儿的紧张情绪，取得患儿及家长对操作的配合	
操作过程	**直推法** 用拇指桡侧缘或指面，或食、中两指指面贴在穴位上，做直线单方向移动，称直推法。临床应用：直推法主要用在线状或面状穴位上，操作时宜做直线推动，不宜歪斜。推动时要有节律，用力均匀，始终如一（图 2-5-1）	
	旋推法 用拇指指面贴在穴位上，做顺时针或逆时针的单方向的环旋移动，称旋推法。临床应用：旋推法主要用于手指螺纹面等部位的穴位，操作速度较运法快，用力较指揉法轻（图 2-5-2）	
	分推法 用拇指桡侧缘或指面，或食、中两指指面由穴位中央向两侧做分向推动或做"∧"形推动，称分推法。临床应用：分推法多用于面穴、线穴及平面部位穴位的操作，做分向推动时，两手用力一般要均匀一致，用力切勿忽大忽小（图 2-5-3）	
	合推法 与分推相反，即由穴位两端向中央合拢推动。临床应用：合推法主要用于大横纹的操作，操作方法与分推法相反，用力一般要均匀，轻快柔和，平稳着力于皮肤（图 2-5-4）	
操作后处置	向患者进行居家健康护理指导	
注意事项	施术者应修剪指甲，长短适度，以免操作时损伤患儿皮肤 施术者应保持两手清洁，并使双手温度适当，治疗室内要保持一定的温度，不可过凉或过热，空气要新鲜 施术者要耐心、细心操作，操作手法应严格按照要求完成。治疗时要尽量保持患儿安静，在利于手法操作的前提下应让患儿体位尽可能舒适 操作前应做好充分的诊断和评估	

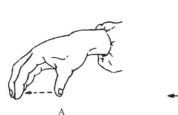

图 2-5-1　直推法

A. 拇指直推法；B. 食、中指直推法

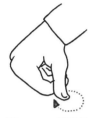

图 2-5-2　旋推法

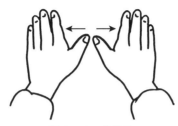

图 2-5-3　分推法

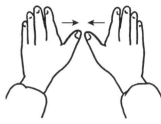

图 2-5-4　合推法

（二）揉法标准操作规程

准备	医师准备　戴口罩、帽子，洗手
	患者准备　患儿取坐位，小婴儿由家长抱坐或者取卧位
	用物准备　推拿介质
	人文关怀　向患儿及家属解释此操作的目的，缓解患儿的紧张情绪，取得患儿及家长对操作的配合
操作过程	用中指或拇指端，或掌根，或大鱼际，吸定于一定部位或穴位上，通过腕关节回旋活动或以腕关节和掌指关节活动为主，带动前臂做顺时针或逆时针方向旋转活动，称揉法。亦可分别称之为指揉法、掌根揉法、大鱼际揉法 **指揉法**　多用在点状穴位上，根据穴位和病情需要，可两指并揉或三指同揉，且常和按法、掐法合用（图 2-5-5） **掌根揉法和大鱼际揉法**　多用在面状穴位及部位上，特别是脘腹和头面部。操作时，压力要轻柔而均匀，动作要有节律。手指（大鱼际、掌根）不要离开接触的皮肤，不要在皮肤上摩擦，要使该处皮下筋脉随着揉动而滑动，所用力度较推法稍大（图 2-5-6、图 2-5-7）
操作后处置	向患者进行居家健康护理指导
注意事项	施术者应修剪指甲，长短适度，以免操作时损伤患儿皮肤 施术者应保持两手清洁，并使双手温度适当，治疗室内要保持一定的温度，不可过凉或过热，空气要新鲜 施术者要耐心、细心操作，操作手法应严格按照要求完成。治疗时要尽量保持患儿安静，在利于手法操作的前提下应让患儿体位尽可能舒适 操作前应做好充分的诊断和评估

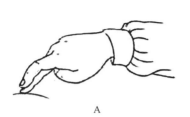
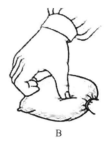

图 2-5-5　指揉法
A. 中指揉法；B. 拇指揉法

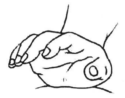

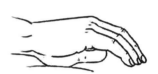

图 2-5-6　掌根揉法　　　　　　　图 2-5-7　大鱼际揉法

（三）摩法标准操作规程

准备	医师准备	戴口罩、帽子，洗手
	患者准备	患儿取坐位，小婴儿由家长抱坐或者取卧位
	用物准备	推拿介质
	人文关怀	向患儿及家属解释此操作的目的，缓解患儿的紧张情绪，取得患儿及家长对操作的配合
操作过程		用手掌面或食、中、无名指及小指指面附着于一定部位或穴位上，以腕关节连同前臂做顺时针或逆时针方向环形移动摩擦，称摩法。可分为指摩法（图 2-5-8）和掌摩法（图 2-5-9） 摩法主要用于头面部、胸腹部"面"状穴位或部位上。操作时用力要柔和自然，速度要均匀协调，压力大小适当
操作后处置		向患者进行居家健康护理指导
注意事项		施术者应修剪指甲，长短适度，以免操作时损伤患儿皮肤 施术者应保持两手清洁，并使双手温度适当，治疗室内要保持一定的温度，不可过凉或过热，空气要新鲜 施术者要耐心、细心操作，操作手法应严格按照要求完成。治疗时要尽量保持患儿安静，在利于手法操作的前提下应让患儿体位尽可能舒适 对一些急腹症等疾病，应鉴别诊断，以免贻误病情

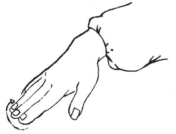
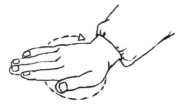

图 2-5-8　指摩法　　　　　　　图 2-5-9　掌摩法

（四）捏法标准操作规程

准备	医师准备	戴口罩、帽子，洗手
	患者准备	患儿取坐位，小婴儿由家长抱坐或者取卧位
	用物准备	推拿介质
	人文关怀	向患儿及家属解释此操作的目的，缓解患儿的紧张情绪，取得患儿及家长对操作的配合
操作过程		捏脊法有两种操作方法：①将双手食指屈曲，用食指桡侧缘顶住皮肤，拇指前按，两指同时用力捏拿皮肤，双手交替捻动向前（图 2-5-10）。②用拇指桡侧顶住皮肤，食、中两指前按，三指同时用力捏拿皮肤，双手交替捻动向前（图 2-5-11） 捏脊法主要用在背脊"线状"部位 操作时捏起皮肤多少及提拿用力大小要适量，而且不可拧转，捻动向前时，双手要交替使用，不可间断，直线前进不可歪斜，捏脊的方向应由下向上。捏脊具体操作时双手每交替三下即同时捏住皮肤向上提一下，称"捏三提一"
操作后处置		向患者进行居家健康护理指导
注意事项		施术者应修剪指甲，长短适度，以免操作时损伤患儿皮肤 施术者应保持两手清洁，并使双手温度适当，治疗室内要保持一定的温度，不可过凉或过热，空气要新鲜 施术者要耐心、细心操作，操作手法应严格按照要求完成。治疗时要尽量保持患儿安静，在利于手法操作的前提下应让患儿体位尽可能舒适 操作前应做好充分的诊断和评估

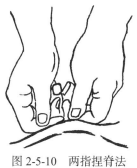

图 2-5-10　两指捏脊法

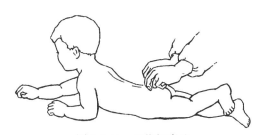

图 2-5-11　三指捏脊法

（五）运法标准操作规程

准备	医师准备	戴口罩、帽子，洗手
	患者准备	患儿取坐位，小婴儿由家长抱坐或者取卧位
	器械准备	推拿介质
	人文关怀	向患儿及家属解释此操作的目的，缓解患儿的紧张情绪，取得患儿及家长对操作的配合
操作过程		用拇指或中指面在一定穴位上由此往彼做环行或弧形推动，称运法（图 2-5-12、图 2-5-13） 以一手托握住患儿手臂，使被操作的部位或穴位平坦向上，另一手以拇指或中指的螺纹面着力，轻附着于治疗部位或穴位，做由此穴向彼穴的弧形运动，或在穴周做周而复始的环形运动

操作过程	运法多用在点状穴、面状穴、线状穴等小儿头面部及手部特定穴。运法是小儿推拿手法中最轻的一种，宜轻不宜重，宜缓不宜急，要在体表旋绕摩擦推动，不带动深层肌肉组织
操作后处置	向患者进行居家健康护理指导
注意事项	施术者应修剪指甲，长短适度，以免操作时损伤患儿皮肤 施术者应保持两手清洁，并使双手温度适当，治疗室内要保持一定的温度，不可过凉或过热，空气要新鲜 施术者要耐心、细心操作，操作手法应严格按照要求完成。治疗时要尽量保持患儿安静，在利于手法操作的前提下应让患儿体位尽可能舒适 操作前应做好充分的诊断和评估

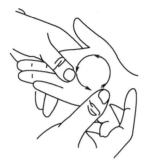
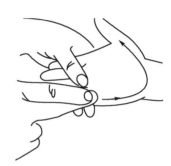

图 2-5-12　拇指运法　　　　　　　　图 2-5-13　中指运法

（六）捣法标准操作规程

准备	医师准备	戴口罩、帽子，洗手
	患者准备	患儿取坐位，小婴儿由家长抱坐或者取卧位
	用物准备	推拿介质
	人文关怀	向患儿及家属解释此操作的目的，缓解患儿的紧张情绪，取得患儿及家长对操作的配合
操作过程		医师沉肩、垂肘，以腕关节的屈伸带动中指指端（图 2-5-14）或食指、中指屈曲的近侧指间关节（图 2-5-15），有节奏地叩击穴位 注意指关节屈曲的程度，关节活动灵活，叩击力度适中
操作后处置		向患者进行居家健康护理指导
注意事项		施术者应修剪指甲，长短适度，以免操作时损伤患儿皮肤 施术者应保持两手清洁，并使双手温度适当，治疗室内要保持一定的温度，不可过凉或过热，空气要新鲜 施术者要耐心、细心操作，操作手法应严格按照要求完成。治疗时要尽量保持患儿安静，在利于手法操作的前提下应让患儿体位尽可能舒适 操作前应做好充分的诊断和评估

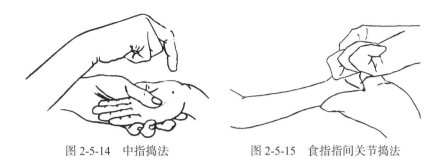

图 2-5-14　中指捣法　　　　　　图 2-5-15　食指指间关节捣法

【疑点导航】

1. 禁忌证　①皮肤有破损处，如烧伤、烫伤、擦伤、裂伤及生有疮疖等。②各种恶性肿瘤，严重的心、肝、肺、肾病症等。③某些感染性疾病，如蜂窝织炎、骨结核、骨髓炎、丹毒等。④骨折的早期、脱位等。

2. 小儿推拿常用穴位　小儿特定穴是指小儿推拿特有的穴位，这些穴位不仅有"点"状，还有"线"状及"面"状，且以两手居多，正所谓"小儿百脉汇于两掌"。临床中需根据患儿年龄、身体、病情等酌情加减推拿次数。上肢部穴位，一般不分男女，习惯于推拿左手（右手亦可）。小儿推拿操作的顺序，一般是先头面（图 2-5-16），次上肢（图 2-5-17），再胸腹（图 2-5-18）、腰背，最后是下肢（图 2-5-19）。亦有根据病情轻重缓急或患儿体位而定先后顺序。

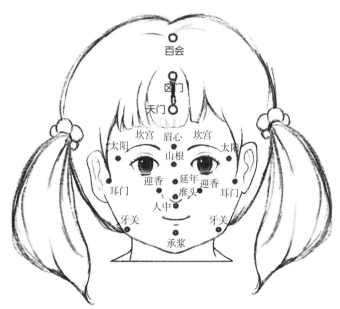

图 2-5-16　小儿推拿常用穴位（头面部）

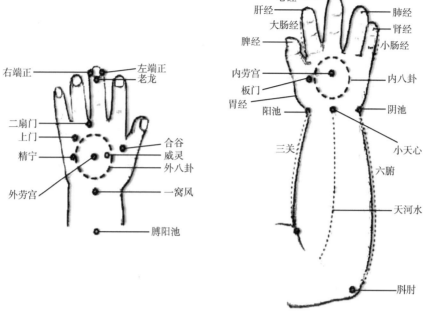

图 2-5-17   小儿推拿常用穴位（上肢部）

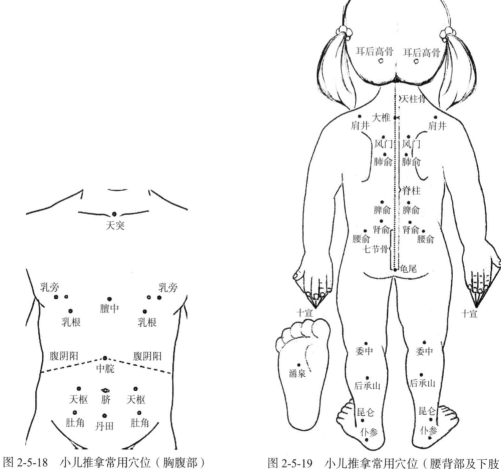

图 2-5-18   小儿推拿常用穴位（胸腹部）

图 2-5-19   小儿推拿常用穴位（腰背部及下肢）

【临床思维分析】

情景实例一

临床场景 患者，男，5岁。因感冒-风热上犯证行推拿及口服药物等治疗，具体推拿手法需要用到分推坎宫、开天门、揉太阳、揉耳后高骨、捏脊，请为患儿行此操作。

案例分析 患儿取坐位，小婴儿由家长抱坐或者取卧位，准备好推拿介质。坎宫、天门、太阳、耳后高骨为治疗外感表证的常用穴位。面部操作应注意力量不宜过大、次数不宜过多，每个穴位以50次左右为宜，以免损伤皮肤，揉耳后高骨可以做到100～200次。捏脊5～7遍。

情景实例二

临床场景 患者，女，4岁。因便秘-燥热便秘证行推拿及口服药物等治疗，具体推拿手法需要用到清大肠、退六腑、推下七节骨、捏脊，请为患儿行此操作。

案例分析 患儿取坐位，小婴儿由家长抱坐或者取卧位，准备好推拿介质。清大肠、退六腑、推下七节骨为治疗便秘的常用手法。此操作中的推拿以线性穴为主，注意力度均匀，每个穴位推100～300次，以皮肤微微发红为度，也要结合疾病的严重程度和患儿的耐受程度。捏脊5～7遍。

情景实例三

临床场景 患者，男，3岁。因积滞-乳食内积证行推拿及口服药物等治疗，具体推拿手法需要用到揉板门、清胃经、顺运内八卦、捏脊，请为患儿行此操作。

案例分析 患儿取坐位，小婴儿由家长抱坐或者取卧位，准备好推拿介质。揉板门、清胃经、顺运内八卦为治疗积滞的常用穴位。其中注意揉法、推法、运法的操作要领，每个穴位推100～300次。捏脊5～7遍。

第六章

眼耳鼻咽喉科基本技能

第一节　眼科常用检查与操作

远视力检查法

【培训目标】　熟练掌握远视力的检查方法。
【培训要求】　1. 了解远视力对临床诊断的意义。
　2. 掌握远视力检查的方法、要领、记录方法。

　　远视力是眼科医生做出临床诊断的重要依据。几乎所有的眼部疾病都有视力的改变。眼部视力检查有助于眼部疾病的发现，如屈光不正、白内障及其他缓慢进展的眼部疾病。视力是人体的主观感受，人们在用眼看世界的时候是两只眼睛共同工作，而当一只眼睛视力下降时往往因为另一只眼睛的正常工作而被忽视。所以，视力检查时通常需要左、右眼分别检查和记录。

【训练步骤和方法】

一、实训前准备

　　1. 场所　实训中心或眼科检查室。

　　2. 物品准备　标准对数视力表、遮眼板、指示棒、笔灯、圆凳、地面距离标示线（距离视力表 5m、4m、3m、2m、1m 处粘贴）。

二、实训步骤和方法

　　1. 远视力表讲授　带教老师讲解远视力表的用途、使用方法，五分记录法和小数记录法的换算。

　　2. 操作示范　带教老师进行规范化的视力检查方法的讲解、分解步骤的操作示教，边操作边进行操作要领的讲解。

　　3. 学生练习　学生分组进行操作练习，带教老师巡视并及时指导、纠错。

　　4. 操作考核　设置临床场景、学生进行课后独立操作，并进行现场评分。

　　5. 教师总结　重点讲解现场发现的问题及操作的难点。

【操作基本知识及操作步骤与方法】

一、适用场景

眼科就诊的所有患者。

二、规范操作步骤及方法

视力检查时应左、右眼分别进行，一般按照先右后左的顺序进行检查和记录，或按照先患眼再健眼的顺序检查。如果受检者戴远用眼镜，应先检查不戴眼镜侧的视力，再检查戴眼镜侧的矫正视力，并分别记录为裸眼视力、自镜视力。

准备	**医师准备** 室内标准照明；医师将圆凳放于 5m 标示线处，打开视力表照明开关 指导患者端坐于圆凳上，双眼垂直线与 5m 标示线对齐，注视正前方视力表，视力表上 1.0 行视标与患者眼睛高度平行即可 与患者核对姓名、性别、年龄。将遮眼板交于患者手中并告知其用途
	人文关怀 向患者及家属解释此操作的目的，缓解患者的紧张情绪，取得患者对操作的配合
操作过程	检查者手持指示棒站立于视力表左前或右前方 嘱患者双眼睁开，用遮眼板遮盖一只眼，不要压迫眼球 检查者用指示棒逐行指着视力表的视标，让患者说出或用手指出该视标的缺口方向，从 0.1 行开始由上至下；如果患者可以快速、流利、正确地说出前三行全部视标开口方向，则可以向下跳跃一行或两行进行检查 对于视标个数≥4 个的视标行，应让患者至少辨认四个不同方向的视标，直到找出患者能辨认出的最小的一行视标，该行两端标志的数字即为被检查眼的视力 如在 5m 处最低视力行视标（0.1）仍不能辨认时，嘱患者起立每次向前走 1m，询问是否能辨认 0.1 行视标方向，如果患者能辨认出该行 0.1 的视标，则记录患者的视力为 0.1 乘以患者所站标示线距离再除以 5 即为该眼的实际视力 如在 1m 处仍不能分辨 0.1 的视标，则查指数。嘱受检者背光而站，检查者自 1m 远处伸出不同数目的手指并逐渐移近，记录受检者能辨认手指数的距离，并做出记录，如"指数/20cm""指数/40cm"等 如距离眼睛 5cm 处仍不能正确数清几个手指，则在 1m 远处检查手动，在受检眼的眼前检查者左右晃动手掌，记录能正确判断有无手动的距离，如"手动/10cm""手动/30cm"等 如患者在 5cm 前不能判断手动，则检查有无光感。需在暗室内进行，首先关闭房间内照明、拉窗帘、关闭房间门，患者端坐于 5m 标示线处的圆凳上，严格遮盖对侧眼，检查者在 5m 远处用笔灯光照射受检眼，让受检者判断有无光亮，如判断正确，则记录"光感/5m"，否则，以每次向前走近 1m 的幅度逐渐靠近患者，如判断正确，则记录"光感/5m""光感/4m""光感/3m""光感/2m""光感/1m"。如果在眼前仍不能判断有无光感，则记录为"无光感" 对于视力低于 0.02 的患者应行光定位检查；光定位检查同样在暗室内检查。患者端坐，双眼向前平视，严格遮盖对侧眼；将笔灯光源放在距离受检眼 1m 处的上、下、左、右、左上、右上、左下、右下、中央 9 个方位，检查受检眼能否判定光源方向，回答正确记录为"+"，不能辨认或回答错误记录为"-"；检查时患者的头、眼均不能转动
操作后处置	收回患者手中的遮眼板，关闭灯箱视力表的开关

视力检查记录单

姓名：　　　　　　　　　　　性别：　　　　　　　　　　　年龄：

眼别 项目	右眼	左眼
裸眼视力		
自镜视力		

检查医师：　　　　　　　　　检查日期：

【疑点导航】

1）视力检查时，患者不能眯眼睛或身体前倾。

2）遮眼板遮盖眼睛时不能压迫眼睛，且需要双眼均睁开。

3）注意指示棒不要遮挡住上方所指示的视标，告诉患者说出指示棒所指的上方视标。

4）如患者需要歪头或仰头才能看清视标时，记录检查结果时需标明患者在某种情形下检查出的结果。

5）如最低视力行视标（0.1）仍不能辨认时，嘱受检者以每次前进 1m 的方式逐步向视力表走近，每次询问是否能辨认视标方向，直到在距离视力表 1m 时能辨认出最低视力行视标。记录受检者辨认出视标方向时距视力表的距离，用 0.1 乘以此距离再除以 5 即为该眼的实际视力：实际视力=0.1×实际距离（m）/5m。

【临床思维分析】

情景实例一

临床场景　患者，男，12 岁。双眼逐渐视远物模糊半年余，请为该患者查视力。

案例分析　患者为学龄儿童，双眼逐渐视远物模糊，视近物清晰，考虑为近视或近视散光。应先右后左检查其视力，并分别记录结果。

情景实例二

临床场景　患者，男，76 岁。双眼逐渐视物模糊 1 年余，加重 1 个月。目前视物模糊严重影响日常活动，看远看近均不清楚。请为该患者查视力。

案例分析　患者为老年男性，双眼逐渐视力下降，远近均看不清晰，考虑为患上老年性白内障。目前视力下降到影响日常生活，可见白内障程度较重，同时也可能合并其他眼底疾病。进行视力检查时，一般会在 0.1 以下，此时需要患者逐渐从 5m 远处标示线向前走近视力表，并换算视力结果。

直接检眼镜检查法

【培训目标】　训练直接检眼镜检查法的规范操作。

【培训要求】　1. 掌握直接检眼镜的操作方法及要领，增强人文关怀的意识与能力。

2. 了解直接检眼镜的基本结构。

3. 掌握直接检眼镜的检查内容和顺序、记录方法。

直接检眼镜是检查眼后节最常用的工具，眼后节包括玻璃体、视网膜、脉络膜、视盘，我们习惯所说的"眼底"就包括视网膜、脉络膜和视盘。直接检眼镜结构相对简单，使用方便，不需要散瞳就可以在暗室内检查眼底，又因其价廉实用、便于携带，所以直接检眼镜是眼科检查的基本设备。通过直接检眼镜可以观察到清晰的放大约 16 倍的眼底结构，通过观察视网膜、视盘和视网膜血管的情况，不仅可以判断是否存在视网膜脱离、黄斑变性、视网膜静脉阻塞等多种疾病，也能对高血压、糖尿病等一些全身性疾病做出判断。因此，直接检眼镜检查法是眼科医师需要掌握的基本技能之一。

【训练步骤和方法】

一、实训前准备

1. 场所 实训中心或眼科检查室。
2. 物品准备 直接检眼镜、可升降圆凳。

二、实训步骤和方法

1. 直接检眼镜结构讲授 带教老师讲解直接检眼镜的基本结构、使用方法和操作要领。
2. 操作示范 带教老师进行规范化的分解步骤的操作示教，边操作边进行操作要领的讲解。
3. 学生练习 学生分组进行操作练习，带教老师巡视并及时指导、纠错。
4. 操作考核 设置临床场景、学生进行课后独立操作，并进行现场评分。
5. 教师总结 重点讲解现场发现的问题及操作的难点。

【操作步骤与方法】

一、适用场景

需要进行眼底检查的患者。

二、规范操作步骤及方法

准备	**用物准备** 直接检眼镜、消毒湿巾、可升降圆凳 1 个
	医师准备 与患者核对姓名、年龄，医师进行简单的自我介绍
	关闭室内照明将室内光线调至略暗并告知患者这是检查的需要
	医师清洗双手或手部消毒
	人文关怀 向患者及家属解释此检查的目的，并告知此检查并无风险，但明亮的光线照进眼睛可引起不适的感觉
操作过程	**操作方法遵循"三右三左"的原则** 检查右眼时站在患者右侧，右手持镜，用右眼观察；检查左眼时站在患者左侧，左手持镜，用左眼观察
	患者取舒适坐姿，头微上抬，嘱其向正前方平视，如配戴框架眼镜需摘下
	先检查右眼，检查者站在患者的右侧，右手持镜，用右眼检查；先将检眼镜光阑手轮调到标准光斑（中光斑），食指放在检眼镜透镜转盘上，以便随时调整屈光度，其余手指握住镜柄；左手可以用于固定患者的头部及扒开上睑

操作过程	**透照法检查** 透照法可以检查屈光间质有无混浊。将检眼镜透镜盘拨到+8D~+10D，检查者弯腰，头向右肩倾斜，使眼睛、检眼镜检查孔与患者的瞳孔在一条直线上，距被检眼20cm左右，与视线成 15°夹角从颞侧照入患者瞳孔 如瞳孔区呈均匀一致的橙红色反光则表明屈光间质无混浊，如在橙红色反光中出现黑影则屈光间质有混浊。如瞳孔呈黑色或暗红色，光线完全不能射入则为晶状体混浊或玻璃体积血。检查屈光间质混浊的部位：嘱被检者眼球左、右转动，如为顺动（黑影移动的方向与眼球移动的方向一致），表明混浊位于晶状体前方；如为逆动（黑影移动的方向与眼球移动的方向相反），表明混浊位于晶状体后方；如不动则混浊位于晶状体 **眼底检查** 检查顺序一般为视盘、血管、视网膜和黄斑；嘱被检者向正前方注视，将检眼镜透镜盘拨近到"0"处，逐渐移近到被检眼前约1cm处，以不触及睫毛为度，根据患者屈光度调整透镜转盘，一般近视或白内障患者向红色方向旋转。直至眼底清晰可见 **先检查视盘** 观察视盘形状、大小、颜色、边界是否清晰、有无隆起及隆起的程度、杯盘比例（C/D）、有无近视弧形斑等 **再查血管及视网膜** 从视盘开始沿着4支主要的血管，按照颞上、颞下、鼻上及鼻下象限查看视网膜动静脉及视网膜，必要时可嘱咐患者向上下内外各方向转动眼球，动静脉直径比（A/V）正常为2∶3，有无视盘血管搏动，视网膜睫状血管等；检查视网膜：有无渗出、出血、色素、瘢痕、豹纹状改变、视网膜脱离等 **最后查黄斑** 将光阑调至小光斑，将光线向视盘的颞侧（即外侧）略偏下方向移动，若看不到黄斑，可将光线调整至垂直于眼睛方向，嘱患者看灯光，光线照射处便是黄斑；检查黄斑中心凹光反射是否存在，有无水肿、渗出、出血、裂孔等 站在被检查者左侧，左手持镜，头向左肩倾斜，同上述方法用左眼观察被检者左眼 询问被检者检查后有无不适，如有不适及时处理。耐心解答被检者的疑惑 认真核对、及时记录检查结果；告知被检者注意事项及随访时间
操作后处置	及时关闭电源，将检眼镜放回原处

【疑点导航】

1）应详细解释检查目的和方法及一些必要的示范，以取得被检者的配合。

2）检查时如果没有立即看到视盘，可以沿所见的视网膜血管朝管径粗的方向找到视盘。

3）检查视网膜血管，应沿血管方向依次检查颞上、颞下、鼻上及鼻下4支大血管。

4）检查视网膜，可嘱被检者向相应方向转动眼球。要仔细以免遗漏局部病变，病变大小位置用视盘直径（PD）来描述。

5）检查黄斑时，嘱被检者注视检眼镜灯光，检查者可适当调低检眼镜的亮度沿视盘向颞侧轻度转动检眼镜。

6）应注意及时准确记录检查结果。每一眼的记录需包括屈光介质有无混浊、视盘色泽、边界、C/D（水平和垂直）、视网膜血管动静脉比及是否有静脉搏动现象、黄斑及有无中心凹反光、视网膜有无病变及病变情况。

7）直接检眼镜检查法适合患者坐位检查。

【临床思维分析】

情景实例一

临床场景 患者，男，62 岁。主因右眼视物模糊 1 月余就诊，外院诊断为"右眼视网膜中央静脉阻塞"，既往高血压病史 10 余年。请为该患者进行眼底检查。

案例分析 视网膜中央静脉阻塞是常见的眼底疾病，直接检眼镜检查可见视盘边界不清、充血；视网膜静脉迂曲、扩张；视网膜广泛火焰状出血，可合并渗出；黄斑区水肿。通过典型的眼底表现，结合患者主诉、病史基本可做出明确诊断。

情景实例二

临床场景 患者，男，50 岁。确诊为 2 型糖尿病 5 年，遵内分泌科医师建议到眼科就诊明确眼底有无病变。

案例分析 糖尿病患者常见的微血管并发症是糖尿病性视网膜病变（DR），DR 则是工作年龄人群首位的致盲眼病。据统计，我国糖尿病患者数量超过 1.4 亿，其中 DR 的患病率达到 22.4%。该患者确诊为 2 型糖尿病 5 年，经直接检眼镜检查见双眼视网膜散在微血管瘤及点片状出血。

附：直接检眼镜构造

直接检眼镜结构分为照明系统与观察系统两大部分。具体包含手柄、光源、视窗、一系列具有正负度数的镜片及光圈。红色刻度镜片代表凹透镜（近视片），黑色刻度镜片代表凸透镜（远视片）。光圈有小光圈、大光圈、裂隙光圈、刻度光圈与绿色光五种，最佳使用亮度为 80%～90%。

裂隙灯显微镜检查法

【培训目标】 训练裂隙灯显微镜检查法的规范操作。
【培训要求】 1.了解裂隙灯显微镜的基本结构。
2. 掌握裂隙灯显微镜的常用操作方法。
3. 掌握裂隙灯显微镜的检查内容和顺序、记录方法。

裂隙灯显微镜是眼科最常使用的必备检查设备，主要由照明系统和双目显微镜系统组成，利用"丁达尔效应"的原理观察不同放大倍率的眼部结构。通过裂隙灯显微镜检查可以明确患者结膜、角膜、前房、虹膜、晶状体有无病变及病变的位置、深度和大小等情况，也可以检查眼睑、睫毛和睑缘的情况，配合三面镜和前置镜等还可以检查房角、玻璃体、眼底情况。因此，熟练掌握裂隙灯显微镜的使用是眼科医师必备的基本技术之一。

【培训步骤和方法】

一、实训前准备

1. 场所 实训中心或眼科检查室。
2. 物品准备 裂隙灯显微镜、可升降圆凳。

二、实训步骤和方法

1. 裂隙灯显微镜结构讲授　带教老师讲解裂隙灯显微镜的基本结构、使用方法和操作要领。

2. 操作示范　带教老师进行规范化的分解步骤的操作示教，边操作边进行操作要领的讲解。

3. 学生练习　学生分组进行操作练习，带教老师巡视并及时指导、纠错。

4. 操作考核　设置临床场景、学生进行课后独立操作，并进行现场评分。

5. 教师总结　重点讲解现场发现的问题及操作的难点。

【操作基本知识及操作步骤与方法】

一、适用场景

眼科就诊的绝大多数患者。

二、规范操作步骤及方法

准备	**用物准备**　裂隙灯显微镜、消毒湿巾、棉签、可升降圆凳两个	
	医师准备　与患者核对姓名、年龄，医师进行简单的自我介绍	
	关闭室内照明将室内光线调至略暗并告知患者这是检查的需要	
	医师清洗双手，消毒裂隙灯显微镜与患者接触的部位：下颌托、额托	
	调整目镜瞳距和屈光度	
	根据患者身高调整裂隙灯工作台高度或圆凳高度，以患者舒适坐姿时头部正对头部支架系统为准，调整座椅高度处于舒适位置	
	人文关怀　向患者及家属解释此检查的目的，缓解患者的紧张情绪，取得患者对检查的配合	
操作过程	嘱患者下颌放在下颌托上，前额向前顶住额托（患者如配戴眼镜或帽子，需摘下）	
	通过旋转头部支架系统下方的旋转手柄，调整下颌托高度使患者外眦与支架纵杆上的眼位线对齐	
	按照先右眼后左眼、从前往后的顺序检查。特殊情况下可以先检查健眼再检查患眼	
	嘱患者闭上双眼，将照明系统旋转至右侧，与观察系统成 30°～50°，对准患者上睑皮肤打开裂隙灯光源，并调节照明光线的焦点至清晰。嘱患者双眼睁开，向正前方平视，检查右眼	
	双手操作，右手手握操纵摇杆，通过旋转摇杆或前后左右推动摇杆，可以上下前后左右移动裂隙灯显微镜观察系统和照明系统，左手操纵裂隙宽窄旋钮和照明系统角度，还可用于扒开或翻起患者眼睑	
	首先采用弥散光照射法，将目镜倍率调至低倍率（6 或 10），翻转毛玻璃片至投射镜前，旋转裂隙宽窄调节旋钮至光带开至最大	
	检查眼睑　有无红肿、肿物、瘢痕或内翻、外翻等情况	
	检查睫毛　有无倒睫、乱睫、睫毛根部有无袖套样分泌物等	
	检查睑缘　有无充血、油脂分泌物、鳞屑、溃疡等	

续表

操作过程	检查睑结膜　应先翻转下睑结膜，再翻转上睑结膜，查看有无乳头、滤泡、充血、结石等。同时检查上、下穹隆结膜 检查球结膜　用拇指和食指分开上下睑，令患者向各个方向注视，即可暴露球结膜。检查有无充血、水肿、异物、色素沉着、睑裂斑等 检查角膜　由颞侧到鼻侧的顺序检查角膜有无异物、溃疡、新生血管、水肿、瘢痕等 检查虹膜　颜色及纹理是否正常，有无萎缩、缺损、结节、新生血管、前后粘连 检查瞳孔　是否等大、圆形，对光反射是否正常 然后采用直接焦点照射法检查　将裂隙宽度调小至1～2mm，移开投射镜前毛玻璃片，目镜倍率调至高倍（16或25），将光源从颞侧成40°～65°投射到角膜组织上。依次检查角膜、前房、虹膜、晶状体 角膜　有无新生血管、水肿、上皮损伤 前房　深度情况、房水混浊情况 虹膜　有无新生血管、瞳孔有无粘连 晶状体　混浊情况 先后检查完双眼
操作后处置	检查完毕后，及时关闭裂隙灯电源

【疑点导航】

1）确保患者前额紧贴额托，下颌靠在下颌托上，不能让患者仰头或下颌内收。

2）为了避免角膜上的反光点影响观察，可将裂隙灯照明系统做轻微左右移动。

3）嘱患者向正前方平视或按指定方向转动眼球，不要注视光亮发出部位。

4）睑结膜反转法：①下睑翻转法：嘱患者向上看，以左手拇指向下牵拉下睑中部，即可充分暴露下睑结膜和下穹隆结膜。②上睑翻转法：嘱患者向下看，左手食指放置于被检者上睑中央的眉下凹处，并将拇指放在患者睑缘中央稍上方的睑板前，两只手指捏住此处的上睑皮肤，将其向前向下方牵引，食指轻轻向下推压睑板上缘，拇指同时向上捻卷皮肤，并用拇指将睑缘压在眶缘上并向上牵引，便可完成翻转上睑。

5）直接焦点照射法检查时可根据情况调节裂隙宽度和长度，用于检查前房的情况。光线越窄，切面越细，层次越分明。反之，光线越宽，局部照明度虽然增强了，但层次反而不及细隙光带清楚。

6）尽量避免长时间照射患者瞳孔区。

【临床思维分析】

情景实例一

临床场景　患者，男，72岁。主因双眼逐渐视物模糊3年余，加重1个月就诊，不伴有眼红、眼痛等情况。请用裂隙灯显微镜检查患者眼部情况。

案例分析　患者为老年男性，逐渐视物模糊，首先考虑为老年性白内障。裂隙灯显微镜检查可以检查患者角膜、瞳孔、晶体情况。通过弥散光照射法可以大致了解眼前节情况、晶体混浊情况。通过直接焦点照明法，可以观察到详细的晶体混浊情况。

情景实例二

临床场景 患者，男，36 岁，建筑工人。主因右眼异物溅入眼痛、流泪 3h 就诊。请用裂隙灯显微镜检查患者眼部情况。

案例分析 患者为中年男性，有明确异物溅入眼内史，首先考虑为角膜或结膜异物，并需排除异物有无穿通角膜或巩膜进入到眼球内，需详细检查患者眼前节情况及视力、眼压等。通过弥散光照射法可以检查异物的位置及大小。通过直接焦点照明法可以检查异物嵌入的深度情况，有无穿透角膜等。同时检查前房、瞳孔、晶体情况。

附：裂隙灯显微镜基本构造

裂隙灯显微镜由照明系统、双目立体显微镜（观察系统）、头部支架系统、运动滑台系统及工作台（底座）组成。

一、照明系统

1. 光源 灯盖、灯炮、灯座、反射镜。

2. 滤片杆 通光、隔热、减光（滤光）、无赤光、绿色光（绿色光方便观察血管）、钴蓝光（角膜荧光观察）。

3. 光栏盘 可在 1～8mm 控制光带的高度。

4. 裂隙旋转手柄 可变化裂隙灯的光带（横位、斜位、竖位）。

5. 裂隙宽窄调节旋钮 可在 0～9mm 任意控制光带宽度。

二、双目立体显微镜（观察系统）

1. 目镜 有放大 10 倍和 16 倍两种。

2. 变倍手柄 可调节放大 10 倍和 16 倍。

3. 目镜视度调节盘 可调整检查者屈光不正。

三、头部支架系统

1）额托、下颌托、额托调节旋钮。

2）固视灯：随检查的需要固定眼球用。

3）外眦线：与眼外眦等高。

四、运动滑台系统

1. 操纵手柄 可升、降、平移裂隙灯。

2. 底座固定螺丝 可固定裂隙灯，防止滑动。

五、工作台（底座）

（1）电源开关。

（2）工作台的升降开关。

第二节　耳科一般检查法

【培训目标】　训练耳部常规检查的规范操作。
【培训要求】　掌握耳部常规检查的操作方法及要领，增强人文关怀的意识与能力。

耳部检查包括耳廓、外耳道和鼓膜，由外及内采用相应的手法，为耳部疾病的诊断提供客观依据，动作要求轻柔、细致，避免引起或加剧患者疼痛不适感。

【训练步骤和方法】

一、实训前准备

1. **场所**　模拟医院中心或实训室。
2. **物品准备**　窥耳器、额镜、牛眼灯。

二、实训步骤和方法

1. **基础理论讲授**　带教老师先理论讲授操作规程及要领，重点强调窥耳器注意事项。
2. **操作示范**　带教老师进行规范化的分解步骤的操作示教，边操作边进行操作要领的讲解。
3. **学生练习**　学生分组进行操作练习，带教老师巡视并及时指导、纠错。
4. **操作考核**　设置临床情景，学生进行独立操作，并进行现场点评。
5. **教师总结**　重点讲解现场发现的主要问题及操作的难点。

【操作步骤与方法】

一、适用场景

耳科就诊的所有患者。

二、规范操作步骤及方法

准备	**医师准备**　室内标准照明；医师衣帽整洁、手消毒
	与患者核对姓名、性别、年龄
	患者准备　患者侧坐，受检耳朝向医师
	人文关怀　向患者及家属解释此操作的目的，缓解患者的紧张情绪，取得患者对操作的配合
操作过程	医师佩戴额镜，调整光源，使额镜的反光焦点投照于受检耳之外耳道口
	视诊　观察耳廓的形态、大小，注意两侧是否对称，有无副耳、畸形、缺损、局限性隆起、增厚；观察耳周及外耳道口有无红肿、瘘口、瘢痕、赘生物及皮肤损害
	触诊　检查者两手以相等压力触诊两侧乳突尖及鼓窦区，注意有无压痛，耳周淋巴结是否肿大。指压耳屏或牵拉耳廓时是否出现疼痛（可疑耳道炎或疖肿患者，尤应注意此动作务必轻柔，避免加剧疼痛感）

续表

操作过程	**嗅诊** 某些疾病的分泌物有特殊臭味,如中耳胆脂瘤的脓液有特殊的腐臭味,中耳癌等恶性肿瘤的分泌物常有恶臭味
	外耳道、鼓膜双手检查法:医师一手将耳廓向后、上、外方轻轻牵拉,使外耳道变直;另一手食指将耳屏向前推压,使外耳道口扩大,以便观察外耳道及鼓膜
	在鼓膜各标志中,以光锥最易辨识,初学者可先找到光锥
	外耳道、鼓膜单手检查法:便于医师右手进行操作(如拭洗脓液,钳取盯聍、异物等),查左耳时,左手从耳廓下方以拇指和中指夹持并牵拉耳廓,食指向前推压耳屏;查右耳时,左手则从耳廓上方以同法牵拉耳廓、推压耳屏
	窥耳器检查法:根据外耳道的宽窄选用口径适当的窥耳器,将其沿外耳道长轴置入,前端抵达软骨部(进入约 1/3)即可,注意勿超过软骨部和骨部交界处,以免引起疼痛
操作后处置	将使用后的窥耳器放置在规定地点,合理处置

【疑点导航】

1)医师需双耳交替检查,不能仅查看患耳,对比观察更有利于发现问题。
2)窥耳器不宜置入过深,前端抵达软骨部(进入约 1/3)即可,以免引起疼痛不适。
3)单手检查法更利于医师临床治疗操作。
4)耳部触诊力度适中。

【临床思维分析】

情景实例

临床场景 患者,男,25 岁。右耳痛 1 天,听力如常。请为患者进行耳部检查。

案例分析 受检者侧坐,头颈放松,检查者坐定后调整光源及额镜,观察耳廓及外耳道口有无红肿,指压耳屏或牵拉耳廓时是否出现疼痛;触诊乳突区是否有压痛,耳周淋巴结是否肿大;分别用双手、单手、窥耳器三种方法观察外耳道及鼓膜情况。

第三节　鼻科一般检查法

> 【培训目标】 训练鼻部常规检查的规范操作。
> 【培训要求】 掌握鼻部常规检查的操作方法及要领,增强人文关怀的意识与能力。

鼻部检查包括外鼻及鼻腔,由外及内采用相应的手法及辅助器械,为鼻部疾病的诊断提供客观依据,动作要求轻柔、细致,避免引起或加剧患者疼痛不适感。

【训练步骤和方法】

一、实训前准备

1. 场所 模拟医院中心或实训室。

2. 物品准备　前鼻镜、额镜、牛眼灯。

二、实训步骤和方法

1. 基础理论讲授　带教老师先理论讲授操作规程及要领，重点强调前鼻镜操作注意事项。

2. 操作示范　带教老师进行规范化的分解步骤的操作示教，边操作边进行操作要领的讲解。

3. 学生练习　学生分组进行操作练习，带教老师巡视并及时指导、纠错。

4. 操作考核　设置临床情景，学生进行独立操作，并进行现场点评。

5. 教师总结　重点讲解现场发现的主要问题及操作的难点。

【操作步骤与方法】

一、适用场景

鼻科就诊的所有患者。

二、规范操作步骤及方法

准备	**医师准备**　室内标准照明；医师衣帽整洁、手消毒 与患者核对姓名、性别、年龄 **患者准备**　患者面对医师端坐，上身稍前倾，头颈放松 不合作的小儿需由家长抱着，小儿背靠家长，家长用双腿夹住小儿双腿，一只手搂住小儿身体，另一只手按住前额固定头部 **人文关怀**　向患者及家属解释此操作的目的，缓解患者的紧张情绪，取得患者对操作的配合
操作过程	医师佩戴额镜，调整光源，使额镜的反光焦点投照于患者鼻部 注意听发音是开放性还是闭塞性鼻音，呼气有无臭味 观察外鼻形态及邻近部位有无畸形、缺损、肿胀或异常隆起 鼻腔需使用前鼻镜，以便从前鼻孔观察鼻内变化 检查者左手执前鼻镜，镜唇合拢，与鼻腔底平行伸入，镜唇前端勿超过鼻阈以防损伤鼻黏膜，轻轻张开鼻镜镜唇（可疑鼻前庭炎患者，尤应注意此时动作务必轻柔，避免加剧疼痛感），观察鼻前庭及固有鼻腔 观察鼻前庭，皮肤有无红肿、糜烂、皲裂、结痂，鼻毛脱落情况 观察固有鼻腔，右手扶持受检者的额部，随检查需要依次变换头位： 略向前倾——下鼻甲、下鼻道、总鼻道下部、鼻中隔前下区、鼻腔底部、鼻楯（萎缩性鼻炎）患者可看到鼻咽部 后仰30°——中鼻甲、部分中鼻道、鼻中隔和总鼻道中部、嗅裂前部 后仰60°——中鼻甲前段、鼻丘、嗅裂后部、鼻中隔上部

续表

操作过程	若下鼻甲黏膜肿胀妨碍观察，可用 1% 麻黄素鼻内喷雾 1～2 次，待黏膜收缩后再行检查 正常的鼻腔黏膜呈淡红色，光滑、湿润，触之柔软、有弹性，各鼻道无分泌物积聚
	如鼻腔分泌物较多，可嘱患者擤出或用吸引器吸出；鼻腔分泌物的来源不同，提示不同鼻窦的病变： 　　中鼻道前端——额窦炎 　　中鼻道中部——前组筛窦炎 　　中鼻道中部稍后——上颌窦炎 　　嗅裂——后组筛窦或蝶窦炎
	鼻窦触诊，压痛多见于急性炎症病变，才能引起相应位置的临床症状： 　　面颊部——急性上颌窦炎 　　鼻根两侧内眦部——急性筛窦炎 　　眼眶内上角近眉根部——急性额窦炎
操作后处置	将使用后的前鼻镜放置在规定地点，合理处置

【疑点导航】

1）额镜反光勿照射患者眼部。
2）前鼻镜检查时，镜唇前端勿超过鼻阈以免引起患者疼痛。
3）观察固有鼻腔需变换头位时，动作应轻柔，尤其对于高龄或颈椎病患者。
4）鼻窦体表投影区触诊力度适中。
5）前鼻镜撤出鼻腔时，保持镜唇处于张开状态，避免损伤鼻毛。

【临床思维分析】

情景实例

临床场景　患者，女，30 岁。鼻塞伴打喷嚏、水涕 1 周，每年春季发作，无喘憋、无头痛。请为患者进行前鼻镜检查。

案例分析　受检者端坐，上身稍前倾，头颈放松，注意听是否伴有鼻音；检查者左手执前鼻镜，镜唇前端勿超过鼻阈，轻轻张开；右手扶持受检者的额部依次变换头位，观察固有鼻腔黏膜色泽及分泌物性状，最后行鼻窦体表区触诊。

第四节　咽喉部一般检查法

【培训目标】　训练咽喉部常规检查的规范操作。
【培训要求】　掌握咽喉部常规检查的操作方法及要领，增强人文关怀的意识与能力。

咽喉部检查包括口咽、喉咽两部分，由浅入深采用相应的手法，为咽喉部疾病的诊断提供客观依据，动作要求轻柔、细致，减轻患者咽反射不适、避免损伤舌系带。

【训练步骤和方法】

一、实训前准备

1. 场所　模拟医院中心或实训室。
2. 物品准备　一次性压舌板、纱布、一次性防雾间接喉镜、额镜、牛眼灯。

二、实训步骤和方法

1. 基础理论讲授　带教老师先理论讲授操作规程及要领,重点强调压舌板使用及间接喉镜检查注意事项。
2. 操作示范　带教老师进行规范化的分解步骤的操作示教,边操作边进行操作要领的讲解。
3. 学生练习　学生分组进行操作练习,带教老师巡视并及时指导、纠错。
4. 操作考核　设置临床情景,学生进行独立操作,并进行现场点评。
5. 教师总结　重点讲解现场发现的主要问题及操作的难点。

【操作步骤与方法】

一、适用场景

咽喉科就诊的所有患者。

二、规范操作步骤及方法

准备	**医师准备**　室内标准照明;医师衣帽整洁、手消毒,佩戴额镜,调整光源 与患者核对姓名、性别、年龄
	患者准备　患者面对医师端坐,摆正头位,处于松弛状态
	人文关怀　向患者及家属解释此操作的目的,缓解患者的紧张情绪,取得患者对操作的配合
操作过程	**口咽**　用压舌板轻压患者舌体(切勿超过舌前 2/3 处,以免引起咽反射),使舌背低下,观察口咽部的形态和黏膜色泽
	软腭　观察软腭有无瘫痪,可嘱患者发"啊"声,一侧瘫痪者,健侧向上运动正常,患侧不能运动或下垂;另外应观察软腭上有无充血、溃疡、缺损、膨隆及新生物等
	悬雍垂　水肿多为急性咽炎的表现;过长可见于慢性咽炎或阻塞性睡眠呼吸暂停综合征;歪向一侧可能与咽部手术史有关
	腭扁桃体　观察腭舌弓及腭咽弓有无充血,扁桃体是否肿大,隐窝口处有无脓液或豆渣样物栓塞,有无溃疡、刺状角化物或新生物;对隐藏在腭舌弓后的扁桃体,需将腭舌弓拉开,检查有无病变;或将压舌板深压舌根部,使其恶心,趁扁桃体被挤出扁桃体窝时查看
	后壁　正常咽后壁黏膜呈淡红色,较光滑、湿润,有散在的小淋巴滤泡。若见多个较大的淋巴滤泡,或较多淋巴滤泡融合成片状,则为慢性咽炎体征;若一侧咽后壁肿胀、隆起,应考虑咽后脓肿或咽后间隙肿瘤可能;若黏膜表面干燥、菲薄,多为萎缩性咽炎的表现;咽后壁黏膜上有较多脓液或黏液,多为鼻腔或鼻窦涕后漏所致

续表

操作过程	**喉的外部检查**　注意喉部位置是否在颈前正中，两侧是否对称；可用拇指、食指按住喉体，向两侧推移，查看喉关节活动度，有无肿胀、触痛、畸形
	间接喉镜检查　受检者正坐，上身稍前倾，头稍后仰，张口，将舌伸出。检查者用纱布包裹舌前部 1/3，注意保护舌系带（避免下切牙损伤），以左手拇指（在上方）和中指（在下方）捏住舌前部，把舌拉向前下方，食指推开上唇抵住上列牙齿，以求固定。再用右手按执笔姿势持间接喉镜伸入咽内，镜面朝向前下方，镜背紧贴悬雍垂前面，将软腭推向上方，避免接触咽后壁引起恶心
	检查者可根据需要，略予转动和调整镜面的角度、位置，以求对喉咽部做完整的检查
	首先检查舌根、舌扁桃体、会厌谷、喉咽后壁、喉咽侧壁、会厌舌面及游离缘、杓状软骨及两侧梨状窝等处；然后嘱受检者发"衣"音，使会厌上举，可看到会厌喉面、梨状窝、杓会厌襞、杓间区（位于两侧杓状软骨之间）、室带与声带及其运动、闭合情况
	检查时应注意喉的黏膜色泽和有无充血、水肿、增厚、溃疡、瘢痕、新生物或异物存留等，同时观察声带及杓状软骨活动情况
	正常喉咽左右两侧对称，梨状窝无积液，黏膜呈淡红色，声带呈白色条状。发"衣"声时，声带内收，向中线靠拢；深吸气时，声带分别向两侧外展，此时可通过声门窥见声门下区或部分气管软骨环
操作后处置	将使用后的压舌板、间接喉镜放置在规定地点，合理处置

【疑点导航】

1）用压舌板轻压患者舌体时，切勿超过舌前 2/3 处，以免引起咽反射。

2）间接喉镜检查：受检者张口伸舌，检查者需要用纱布包裹舌前部 1/3，不要过于用力牵拉舌体，注意保护舌系带，避免下切牙损伤。

3）将间接喉镜伸入咽内，检查者转动、调整镜面角度和位置时，注意避免接触咽后壁引起咽反射。

【临床思维分析】

情景实例

临床场景　患者，男，41 岁。咽喉异物附着感 2 周，吞咽可，无声哑。请为患者行咽喉部检查。

案例分析　受检者正面坐，头颈放松，检查者面对患者坐定后调整光源及额镜，先观察口咽部，悬雍垂是否过长，腭扁桃体是否有慢性炎症，咽后壁是否有滤泡融合、黏液附着等；进一步行间接喉镜检查窥视喉咽部情况，注意喉的黏膜色泽和有无充血、水肿、增厚、溃疡、瘢痕、新生物或异物存留等，同时观察声带及杓状软骨活动情况。

第七章

针灸基本技能

第一节 毫针刺法

【培训目标】 训练毫针刺法的规范操作。
【培训要求】 掌握消毒方法、进针方法、基本行针手法、单式补泻手法、出针的操作，掌握针刺异常的处理，增强人文关怀的意识与能力。

毫针刺法是以毫针为工具，结合针刺手法，刺激人体的特定部位，以达到防治疾病的目的，操作中应注意符合操作流程和规范。

【训练步骤和方法】

一、实训前准备

1. 场所 模拟医院或实训中心（实训室）。
2. 物品准备 针刺模块或针刺练习包、75%酒精、无菌干棉签（或 75%酒精棉球）、一次性毫针（0.25mm×40mm）、止血钳、利器桶、医用垃圾桶、生活垃圾桶、小推车等。

二、实训步骤和方法

1. 基础理论讲授 带教老师先理论讲授毫针刺法的操作规程及要领。重点强调操作过程中容易遗漏的环节和操作难点。
2. 操作示范 带教老师进行规范化的分解步骤的操作示教，边操作边进行操作要领的讲解。
3. 学生练习 学生分组进行操作练习，带教老师巡视并及时指导、纠错。
4. 操作考核 设置临床情景，学生进行课后独立操作，并进行现场评分。
5. 教师总结 重点讲解现场发现的主要问题及操作的难点。

【操作步骤与方法】

一、适用场景

所有准备接受针灸治疗的患者。

二、规范操作步骤及方法

毫针刺法标准操作规程

准备	**医师准备** 戴口罩，七步洗手法洗手	
	根据针刺部位选择体位，指导患者摆放舒适体位，并暴露施术部位（初次训练先在针刺模块上操作，然后再指导学生互相针刺）	
	用物准备 75%酒精、无菌干棉签（或 75%酒精棉球）、一次性毫针（0.25mm×40mm）、止血钳、利器桶、医用垃圾桶、生活垃圾桶、小推车等	
	人文关怀 向患者及家属解释此操作的目的，缓解患者的紧张情绪，取得患者对操作的配合	
操作过程	**消毒** 医者双手消毒+穴位皮肤消毒。取无菌干棉签蘸取 75%酒精（或用止血钳夹取 75%酒精棉球），先消毒双手，再于穴位皮肤处由中心向外划圈消毒，消毒一遍即可	
	进针 选取单手进针法。持针：拇、食指持针，中指指腹抵住针身下段，指端比针尖略长出。进针：中指为押手，拇、食指为刺手。先以中指指端紧抵腧穴皮肤，再以拇、食指向下用力，中指随之屈曲，快速将针刺入	
	行针 捻转法：手持针柄，反复、均匀地向前、向后旋转。提插法：手持针柄，反复、均匀地上提、下插	
	单式补泻手法 **捻转补泻** 补法：进针得气后，捻转角度小、频率慢、操作时间短，拇指向前（左转）用力为主。泻法：进针得气后，捻转角度大、频率快、操作时间长，拇指向后（右转）用力为主 **提插补泻** 补法：进针得气后，先浅后深，重插轻提，提插幅度小、频率慢、操作时间短。泻法：进针得气后，先深后浅，轻插重提，提插幅度大、频率快、操作时间长 **迎随补泻** 补法：进针时针尖随着经脉循行去的方向刺入。泻法：进针时针尖迎着经脉循行来的方向刺入 **呼吸补泻** 补法：患者呼气时进针，吸气时出针。泻法：患者吸气时进针，呼气时出针 **疾徐补泻** 补法：进针时徐徐刺入，少捻转，疾速出针。泻法：进针时疾速刺入，多捻转，徐徐出针 **开阖补泻** 补法：出针后迅速按闭针孔。泻法：出针时摇大针孔而不按闭。平补平泻：进针得气后，均匀地提插、捻转	
	留针 留针 20～30min	
	出针 一手持消毒干棉签轻压针刺部位，另一手拇、食指夹持针柄，将针拔出，迅速以干棉签按压针孔片刻，防止出血。出针后再次检查，确认无遗漏	
	人文关怀 留针期间协助患者遮盖衣物以保暖	
操作后处置	**垃圾分类** 针灸针扔入利器桶，棉签扔入医用垃圾桶，针具、棉签的包装袋等扔入生活垃圾桶	
	人文关怀 告知患者治疗结束，交代医嘱和调护要点	

【疑点导航】

1. **进针要点** 押手配合刺手进针，针刺入皮肤层的动作应迅速，以减少疼痛。
2. **进针方法选择** 大部分腧穴均可选用单手进针法，或双手进针法中的指切进针法。长针进针可选择夹持进针法。皮肉浅薄部位的腧穴，如印堂、列缺等，选择提捏进针法。皮肤松弛部位的腧穴，如腹部腧穴等，选择舒张进针法。

3. 补泻手法难点

（1）提插法、捻转法：为基本行针手法，提插补泻、捻转补泻为单式补泻手法，两者不可混淆。

（2）提插补泻、捻转补泻、平补平泻：要在行针得气的基础上操作，其他单式补泻手法，如迎随补泻涉及针刺方向，疾徐补泻涉及进针、出针快慢等因素，无须行针得气步骤。

（3）疾徐补泻与开阖补泻：前者的要点为进针、出针快慢，后者的要点为起针时针孔的开阖状态，应注意区分。

（4）呼吸补泻：进针、出针跟随患者的自然呼吸，可通过观察患者仰卧时腹部的起伏确定，不可令患者深呼吸或刻意呼吸。

4. 针刺意外　针刺过程中可能出现晕针、血肿、滞针、弯针、断针、刺伤内脏、刺伤脑脊髓、外周神经损伤等针刺意外，应能及时识别，正确处理，注重预防。

5. 针具处理要点　进针后，针身已接触患者体液，故医者行手法或起针时，应以手指夹持针柄，避免接触针身，以防感染。用过的针具直接扔入利器桶，不可暂放于操作台或桌面上。

6. 人文关怀　根据针刺部位选取合适体位后，注意嘱咐患者放松、摆放舒适，防止留针期间患者因体位不舒适而改变体位，导致针体在肌肉中移动，出现疼痛或弯针等。

【临床思维分析】

情景实例一

临床场景　患者，男，25岁。受寒后出现恶寒，咳嗽、咳痰，痰色白质稀，拟取列缺、合谷穴治疗。请为患者针刺治疗。

案例分析　辨证为风寒咳嗽，针刺应选用泻法。先消毒医者双手和腧穴皮肤，列缺用提捏进针法，合谷用指切进针法，可施以补泻手法中的1种或多种结合，留针20min后出针。

情景实例二

临床场景　患者，男，37岁。因腰痛行针灸治疗，留针期间患者反复询问何时起针，5min后诉恶心欲吐。请为患者进行合理处置。

案例分析　患者反复询问起针时间的原因，是针刺后感觉不舒服，又无法准确描述症状，结合此后出现恶心欲吐症状，可判断为晕针，应立即起针，令患者去枕仰卧，轻症可自行缓解。初次针灸或恐惧针灸的患者，针刺手法宜轻，以预防晕针。留针期间嘱患者出现不适及时反馈，以尽早识别和处理晕针。

第二节　拔　罐　法

【培训目标】　训练拔罐法的规范操作。

【培训要求】　掌握留罐法、闪罐法、走罐法、刺络拔罐法、留针拔罐法的操作，掌握拔罐异常的处理，增强人文关怀的意识与能力。

拔罐法是以罐为工具，使罐内产生负压，从而将罐吸拔在一定部位，以达到防治疾病的目的。

临床最常用闪火法，操作中应注意用火安全和防止烫伤。

【训练步骤和方法】

一、实训前准备

1. 场所 模拟医院或实训中心（实训室）。

2. 物品准备 拔罐模拟人、95%酒精、干棉球（或 95%酒精棉球）、安尔碘、75%酒精、无菌干棉签、一次性针灸针（0.25mm×40mm、0.30mm×75mm）、玻璃罐若干、止血钳、打火机、一次性手套、三棱针（或一次性注射器针头）、利器桶、医用垃圾桶、生活垃圾桶、不锈钢托盘、小推车等。

二、实训步骤和方法

1. 基础理论讲授 带教老师先理论讲授拔罐法的操作规程及要领。重点强调操作过程中容易遗漏的环节和操作难点。

2. 操作示范 带教老师进行规范化的分解步骤的操作示教，边操作边进行操作要领的讲解。

3. 学生练习 学生分组进行操作练习，带教老师巡视并及时指导、纠错。

4. 操作考核 设置临床情景，学生进行课后独立操作，并进行现场评分。

5. 教师总结 重点讲解现场发现的主要问题及操作的难点。

【操作步骤与方法】

一、适用场景

所有准备接受拔罐治疗的患者。

二、规范操作步骤及方法（以背部拔罐为例）

准备	**医师准备** 戴口罩，七步洗手法洗手
	嘱患者采取俯卧位，暴露背部，观察局部皮肤有无破损、皮疹。若采用走罐法，先在背部涂抹适量润滑剂（初次训练先在拔罐模拟人上操作，然后再指导学生互相拔罐）
	用物准备 95%酒精、干棉球（或95%酒精棉球）、根据患者体型选择适宜大小的玻璃罐、止血钳、打火机、医用垃圾桶、生活垃圾桶、不锈钢托盘、小推车等
	人文关怀 向患者解释此操作的目的，缓解患者的紧张情绪，取得患者对操作的配合
操作过程	**准备引火工具** 以止血钳夹紧一个95%酒精棉球挤干，以防点燃的酒精滴落烫伤患者，用打火机点燃棉球
	拔罐操作 **1. 留罐法** 将棉球伸入罐内中段绕 1～3 圈，或短暂停留后立即退出，迅速将罐吸拔在背部，留罐 5～15min **2. 闪罐法** 如留罐法操作将罐吸拔在背部后，立即起下，如此反复地拔住起下、起下拔住，至皮肤潮红、充血或瘀血为度

续表

操作过程	**3. 走罐法**　如留罐法操作将罐吸拔在背部后,握住罐体在背部上下往返推移,至皮肤红润、充血或瘀血为度
	4. 刺络拔罐法　医者戴一次性手套,用碘伏消毒施术部位,持三棱针(或一次性注射器针头)点刺数下,使局部出血,用闪火法留罐 5～15min
	5. 留针拔罐法　常规消毒后进针,并行针得气,以针刺点为中心留罐 10～15min
	灭火　拔罐结束后吹灭火焰,或用流动水熄灭火焰
	起罐　一手握罐,另一手食指(刺络拔罐法用无菌干棉签数根)按压罐口周围的皮肤,使之凹陷,空气进入罐内,罐体自然脱落
	人文关怀　拔罐操作要熟练、流畅,避免患者背部长时间暴露,留罐期间为患者遮盖衣物以保暖
操作后处置	**垃圾处理**　确认棉球完全熄灭后扔入医用垃圾桶
	施术部位处理　走罐结束后用纸巾擦净患者背部的润滑剂
	用物处理 **留罐法、闪罐法、留针拔罐法**　用过的玻璃罐放入消毒液中浸泡消毒 **走罐法**　先用纸巾擦净罐口的润滑剂,再如上操作 **刺络拔罐法**　在专用洗手池内将罐内血液冲洗干净,再如上操作
	人文关怀　告知患者治疗结束,交代医嘱和调护要点

【疑点导航】

1. 体位　嘱患者俯卧时肩部放松,使背部平整便于拔罐。

2. 用火安全　夹取棉球后,把止血钳的卡槽扣紧,防止棉球掉落。挤干酒精棉球时,多余的酒精应挤入 95%酒精容器中,不可甩到地面上。拔罐时持止血钳的手应相对固定,防止在另一手吸拔罐体时随意摆动,使火焰点燃床帘等物。火焰变小时,提示酒精即将燃尽,应及时吹灭,重新蘸取酒精。灭火时应面对空旷处,正对火焰根部吹灭。

3. 留罐法难点　闪火时,罐不宜距离背部过远,闪火后将罐扣到皮肤上的动作应迅速,如此可防止过多的空气进入罐内,导致吸拔不住或吸拔力度过小。留罐 5min 以内较为安全,超过 5min 要注意观察皮肤变化,询问患者是否感觉瘙痒,及时起罐,防止出现水疱。

4. 闪罐法难点　反复拔住、起下时,不宜垂直向上拔下罐体,应向斜外侧 45°左右的方向用力以拔下罐体。

5. 走罐法难点　罐的吸拔力度不宜过大,走罐时微微垂直向上提起罐体,便于推移。背部走罐可沿膀胱经循行方向从上向下推移。润滑油可选用温水。

6. 刺络拔罐法难点　起罐时按压罐口用力不可过猛,防止血液喷溅。若出血较多,可在罐口垫纸巾,防止血液污染患者衣物和被褥。

7. 留针拔罐法难点　留罐时罐底不可压住针尾。罐内负压可使针刺深度加大,故胸背部不宜选用此法,多用于肌肉丰厚部位。

8. 拔罐意外的处理　应避免发生,以预防为主。局部出现小水疱,可待自然吸收,嘱患者防止擦破感染。如水疱较大,碘伏消毒后,用一次性注射器针头刺破水疱基底部,放出疱液,用无菌纱布敷盖,嘱患者暂勿洗澡。

【临床思维分析】

情景实例一

临床场景　患者，男，56岁。受风后出现左侧肩关节周围疼痛，前举、外展活动受限，局部无红肿。请为患者拔罐治疗。

案例分析　患者诊断为漏肩风，辨证为风邪侵袭，患者取侧卧位，先在肩部闪罐，然后在肩髃、肩髎、风门穴留罐。

情景实例二

临床场景　患者，男，32岁。左侧胁肋部出现呈带状分布的成簇水疱1天，疼痛剧烈。请为患者进行拔罐治疗。

案例分析　患者诊断为蛇串疮，选择刺络拔罐法治疗。根据疱疹面积，选择适宜大小的玻璃罐数个，局部碘伏消毒后，用一次性注射器针头在水疱上针刺数针，刺破疱壁或使局部出血，然后迅速用闪火法留罐，5～15min后起罐。

第三节　艾　灸　法

【培训目标】　训练艾灸法的规范操作。

【培训要求】　掌握艾灸的常见适应证及操作方法；熟悉艾条灸、艾炷灸、温针灸及艾灸异常的处理，增强人文关怀的意识与能力。

不同类型灸法的操作方法不同，但适应证大致相同，其临床应用各有侧重，本节重点介绍艾灸法。艾灸法是以艾绒为主要材料制成艾条或艾炷，点燃后熏灼穴位防治疾病的方法。具有温经散寒，调达气血，扶阳固脱，预防保健的作用。艾灸以温热刺激和药性作用为主，其适应证广，一般以寒证和虚证为主。

【训练步骤和方法】

一、实训前准备

1. 场所　模拟医院或实训中心（实训室），或医院针灸科。

2. 物品准备　技能操作模拟人或标准化（SP）患者，艾条、艾炷或艾绒，75%酒精，镊子，打火机，弯盘，小口瓶，垃圾桶等。

二、实训步骤和方法

1. 基础理论讲授　带教老师先开展理论讲授，包括艾灸法的适应证、操作规程及要领。重点强调操作过程中防止烫伤的关键要点。

2. 操作示范　带教老师进行规范化的分解步骤的操作示教，边操作边进行操作要领的讲解。

3. 学生练习　学生分组进行操作练习，带教老师巡视并及时指导、纠错。

4. 操作考核　设置临床情景，学生进行课后独立操作，并进行现场评分。

5. 教师总结　重点讲解现场发现的主要问题及操作的难点。

【操作步骤与方法】

一、适用场景

所有准备接受艾灸法的患者。

二、规范操作步骤及方法

准备	**医师准备**　衣服整齐，摘除首饰，戴口罩、帽子，洗手		
	核对患者姓名、性别、年龄、诊断等基本情况		
	患者准备　选取适当的体位，充分暴露施术部位		
	用物准备　艾条、艾炷或艾绒，75%酒精，镊子，打火机，弯盘，小口瓶，垃圾桶		
	人文关怀　向患者及家属解释此操作的目的，缓解患者的紧张情绪，取得患者对操作的配合		
操作过程	检查所用物品有效期		
	医生手部消毒		
	准确定位腧穴		
	患者的施术部位做常规消毒		
	艾条灸	温和灸	将艾条点燃，距施术部位皮肤 2～3cm 进行熏烤
			医者将食指、中指置于施灸部位两侧感受局部温度，以便调节施灸距离，防止烫伤
			使患者局部有温热而无灼痛感，灸至皮肤出现红晕为度
			一般每处灸 10～15min
		雀啄灸	点燃的艾条端与施灸部位的皮肤不固定在一定距离
			像鸟雀啄食一样，一上一下忽近忽远地移动施灸
		回旋灸	点燃的艾条端与施灸部位的皮肤保持一定距离，但不固定
			均匀向左右方向移动或反复旋转施灸
			灸毕将艾条燃烧端浸入清水中熄灭，艾条于通风处晾干待用
	艾炷灸	隔姜灸	在艾炷下垫衬姜片施灸
			将新鲜生姜切成直径 2～3cm，厚 0.2～0.3cm 的薄片，并刺数孔，将姜片置于施术部位
			然后放上艾炷点燃，艾炷燃尽更换下一壮（施灸时每燃烧 1 个艾炷为"1 壮"），灸至皮肤潮红为度
			当患者感到灼痛时，可将姜片上提片刻，或在姜片下衬纸片再灸
			更换艾炷时可将艾灰倒入清水中，以确保完全熄灭

续表

		将毫针刺入腧穴，行针得气后将针留置
操作过程	温针灸	在毫针刺入紧贴皮肤处放一小张纸片，防止艾绒燃掉灰烫伤皮肤
		再将 2cm 长的艾条或艾绒搓捏如麦粒大小的艾炷插入针柄处，插入针柄后要牢靠 　　稳固，不能偏斜
		点燃
		待艾炷燃尽更换下一炷，每穴每次可以灸 1～3 壮
		等针柄冷却后出针
		更换艾炷时可用止血钳将艾灰掸入弯盘中，注意防止烫伤
操作后处置		按照相应的实训室规章制度，合理处置医疗废物，并将物品放置在规定地点

附：艾灸异常处理

因个体差异，每个人艾灸后的反应有所不同。艾灸易激发阳气，灸后体内阴阳暂时被打破，可表现为上火的症状，此为正常现象；其次是艾灸时间较长也会产生上火现象，灸后若出现上火症状，可多服用温开水。

观察施灸部位皮肤情况。施灸过量，局部可出现水疱。小水疱无须处理，可待其自行吸收。大水疱应以碘伏消毒后，用无菌注射器针头刺破水疱基底部，放出疱液，用无菌纱布覆盖。

【疑点导航】

1. 医患沟通 与患者做好充分的沟通与解释工作，了解艾灸的治疗方案。

2. 艾炷大小 选择大小合适的艾炷，艾炷分为大、中、小三种，小者如小麦粒、中者如半枣核、大者如蒜头。

3. 壮数多少 按规定的壮数一次灸完称为顿灸；若分多次施灸称为报灸。灸的壮数应当因人、因病和因穴制宜。①因人而异：初病或体质强壮者壮数宜多，久病体弱及老幼妇孺壮数宜少。②因病而异：陈寒痼冷、阳气欲脱者，宜大炷且多壮；而风寒感冒、痈疽痹痛者宜少壮，否则易导致邪火内郁。③因穴而异：一般头面部、胸部、四肢皮薄多筋骨处，不宜多灸，而腰背部、腹部、肩部、两股部可多灸。直接灸多用麦粒大小的艾炷，根据实际情况，少则 3～5 壮，多则数十壮，甚至数百壮；但在一般情况下，成人每穴可灸 5～7 壮，小儿每穴可灸 3～5 壮，每次可灸 3～5 穴。

4. 施灸疗程 根据病情而定，急性病一般少灸，1～2 次即可，需要时可一日灸 2～3 次；慢性病可灸数月乃至 1 年以上，需要长期施灸者可隔 3～7 日灸 1 次。

5. 施灸程序 临床上一般遵循先上后下，先阳后阴，即先背部后胸腹，先头身后四肢；壮数先少后多、艾炷先小后大的原则。临床上还应结合病情，因病制宜。

6. 灸法补泻 艾灸补泻一般遵循慢火为补，急火为泻的原则："以火补者，毋吹其火，须自灭也。以火泻者，疾吹其火，传其艾，须其火灭也。"目前临床上也不必拘泥于此，可根据患者的具体情况，结合腧穴性能酌情运用。

7. 防止烧灼痛的方法 艾炷灸有直接灸、间接灸之分，隔姜灸属间接灸，临床较常用。另有无瘢痕灸（非化脓灸）与瘢痕灸（化脓灸），属直接灸，由于化脓灸疼痛剧烈，为防止疼痛，现代有人使用 1%普鲁卡因做皮下注射。

8. 艾灸适应证 临床上多用于治疗各种急、慢性疾病,隔姜灸常用于产后因寒而致的腹痛、呕吐，产后颈肩肌筋膜疼痛综合征，产后腰背肌筋膜疼痛综合征等。

9. 艾灸禁忌证 主要考虑病情和部位两个方面。①病情：阴虚阳亢及邪热内炽者一般不宜用灸或慎用。②部位：面部穴位不宜直接灸，以免烫伤形成瘢痕；关节活动处不宜化脓灸，以免化脓溃烂，不易愈合；重要脏器部位、乳头、大血管处、肌腱浅在部位，不宜直接灸。

【临床思维分析】

情景实例一

临床场景 患者，男，50 岁。夏季因饮食不当出现大便溏稀，拟使用艾灸法。请为患者施行艾灸法。

案例分析 取穴神阙、天枢，使用隔姜灸法，将姜切成厚 0.2～0.3cm 的薄片，其上放置艾炷施灸以皮肤潮红为度，施灸 20min 左右。

情景实例二

临床场景 患者，男，62 岁。素体较弱，一天前因急性腰扭伤出现腰部疼痛、活动受限。请为患者施行艾灸法。

案例分析 选取阿是穴、肾俞、腰痛点、次髎，使用艾条灸，可采用温和灸或回旋灸，灸至腰部皮肤潮红即可，每次施灸 20min 左右。

情景实例三

临床场景 患者，女，18 岁，因受寒饮冷，在月经期出现小腹部疼痛，痛引腰骶，拟行艾灸疗法。请为患者施行艾条灸。

案例分析 取穴中极、三阴交、关元、气海、归来，使用艾条灸或隔姜灸，艾条灸可采用温和灸或回旋灸，灸至皮肤潮红即可，每次施灸 20min 左右。

第四节 三 棱 针 法

【培训目标】 训练三棱针法的规范操作。
【培训要求】 掌握三棱针法的适应证、操作方法、禁忌证及注意事项，增强人文关怀的意识与能力。

三棱针法是用三棱针点刺穴位或浅表血络，放出适量血液，治疗疾病的方法。三棱针法刺激作用强，适用于青壮年、实热证者。

【训练步骤和方法】

一、实训前准备

1. 场所 模拟医院或实训中心（实训室），或医院针灸科。
2. 物品准备 技能操作模拟人或 SP 患者，一次性三棱针具，75%酒精棉球，干棉球，止血钳，无菌辅料，消毒手套，利器桶，医用垃圾桶，生活垃圾桶。

二、实训步骤和方法

1. 基础理论讲授   带教老师先理论讲授三棱针的适应证、操作规程及要领。重点强调操作过程中的无菌观念和操作环节。

2. 操作示范   带教老师进行规范化的分解步骤的操作示教，边操作边进行操作要领的讲解。

3. 学生练习   学生分组进行操作练习，带教老师巡视并及时指导、纠错。

4. 操作考核   设置临床情景，学生分组进行课后独立操作，并进行现场评分。

5. 教师总结   重点讲解现场发现的主要问题及操作的难点。

【操作步骤与方法】

一、适用场景

所有准备接受三棱针治疗的患者。

二、规范操作步骤及方法

准备	**医师准备** 衣服整齐，摘除首饰，戴口罩、帽子，洗手		
	核对患者姓名、性别、年龄、诊断等基本情况		
	患者准备 选取适当的体位，充分暴露施术部位		
	用物准备 一次性三棱针具，75%酒精棉球，干棉球，止血钳，无菌辅料，消毒手套，利器桶，医用垃圾桶，生活垃圾桶		
	充盈充血 针刺前先挤压推按施术部位，使血液聚集充盈		
	人文关怀 向患者及家属解释此操作的目的，缓解患者的紧张情绪，取得患者对操作的配合		
操作过程	医生手部消毒		
	准确定位腧穴		
	患者的施术部位做常规消毒		
	消毒顺序 从腧穴中心开始，由内向外消毒		
	持针手法 用拇指、食指、中指夹持针柄，指实掌空，露出针尖 3～5mm		
	点刺法	左手拇、食两指推按被刺部位	
		右手对准腧穴，迅速刺入 1.5～3mm	
		迅速退出，放出少量血液或黏液	
		如果血液或黏液流出不畅，可以在针孔周围推压挤捏，帮助血液或黏液流出	
		点刺结束后用消毒干棉球按压针孔	

续表

操作过程	散刺法	观察病变部位的大小
		用三棱针在病变局部及其周围多点点刺
		由病变部位外缘环形向中心点刺
		刺数多，刺入浅，一般点刺10~20针，以有小血珠渗出为度
		也可配合拔罐疗法增加出血量
		后用干棉球按压针孔
		若面积较大，可用无菌敷料
	刺络法	先沿静脉分布上下推按，使静脉怒张充盈
		或用橡皮管（止血带）结扎在针刺部位上端（近心端）
		严格消毒
		左手按压被刺部位下端，固定血络位置
		右手持三棱针沿着血络方向成45°缓慢刺入1~2mm
		然后出针，放出少量血液
		松开橡皮管（止血带），待出血自然停止
		用消毒干棉球按压针孔
		清理周边血渍
	挑刺法	左手按压腧穴两侧或者捏起皮肤，使皮肤固定紧绷
		右手持针快速刺入1~2mm
		刺入皮肤或静脉后，随即针身倾斜，挑破腧穴皮肤
		放出血液或黏液
		也可再刺入2~5mm
		使针身倾斜针尖挑断皮下纤维组织
		出针后，覆盖无菌敷料
操作后处置	按照相应的实训室规章制度，合理处置医疗废物，并将物品放置在规定地点	

【疑点导航】

1）与患者做好充分的沟通与解释工作，消除其对三棱针的恐惧与顾虑。

2）使用一次性三棱针，施术时必须无菌操作，以防感染。

3）点刺、散刺时手法宜稳准轻快巧，出血不宜过多，注意勿刺伤深部动脉。

4）刺络、挑刺时，应谨慎避免伤及其他组织，将血管划破即可，不要将血管割断。

5）每次放血不可太多，若需止血时只需用消毒干棉球按压片刻。

6）一般1日或2日放血1次，出血多者，1周放血2次，1~3次为1个疗程。

7）本法用于急救时仅为对症抢救，病情缓解后应进行细致、全面的检查，再做治疗。

8）患有血友病、血小板减少症及其他有出血倾向疾病的患者禁用。

9）过饥、过饱、醉酒、大汗、过度劳累时禁用。

10）病后体弱、贫血、孕妇和有出血倾向者禁用。

11）三棱针法刺激性较强，治疗过程中须注意患者体位，以防晕针。

【临床思维分析】

情景实例一

临床场景　患者，男，32 岁。因外感风热，出现咽喉红肿热痛，痛感明显，拟行三棱针法治疗。请为患者操作三棱针疗法。

案例分析　取少商、商阳、耳背静脉，点刺放血，操作时手法宜轻快，出血不宜过多，点刺后挤压出血，最后用消毒干棉球按压片刻。

情景实例二

临床场景　患者，男，58 岁。因长期血压增高（BP 150/90mmHg），拟采取三棱针法治疗。请为患者操作三棱针疗法。

案例分析　取穴耳尖、百会、大椎、太冲、曲池、印堂，每次选取 2～3 穴，用三棱针点刺出血 2～3 滴，每 2～3 日 1 次。

情景实例三

临床场景　患者，女，28 岁。因高热拟行三棱针法。请为患者操作三棱针疗法。

案例分析　取穴大椎、十二井穴、十宣，操作手法准、稳、快，大椎穴用三棱针点刺后留罐行刺络拔罐法，余穴挤压出血 2 滴，后用干棉球按压。

第五节　皮肤针法

【培训目标】　训练皮肤针法的规范操作。

【培训要求】　掌握皮肤针法的适应证、操作方法及注意事项，增强人文关怀的意识与能力。

皮肤针法是运用皮肤针叩刺人体一定部位，以激发经络功能，调整脏腑气血以防治疾病的方法。皮肤针刺激作用弱，适用于老人、小儿、体弱者。

【训练步骤和方法】

一、实训前准备

1. 场所　模拟医院或实训中心（实训室），或医院手术室。

2. 物品准备　技能操作模拟人或 SP 患者，皮肤针（软柄、硬柄）、75%酒精、干棉球、止血钳、医用垃圾桶等。

二、实训步骤和方法

1. 基础理论讲授　带教老师先理论讲授皮肤针的适应证、操作规程及要领，重点强调皮肤针三种刺激强度的不同操作方法。

2. 操作示范　带教老师进行规范化的分解步骤的操作示教，边操作边进行操作要领的讲解。

3. 学生练习　学生分组进行操作练习，带教老师巡视并及时指导、纠错。

4. 操作考核　设置临床情景，学生进行课后独立操作，并进行现场评分。

5. 教师总结　重点讲解现场发现的主要问题及操作的难点。

【操作步骤与方法】

一、适用场景

所有准备接受皮肤针治疗的患者。

二、规范操作步骤及方法

准备	**医师准备**　衣服整齐，摘除首饰，戴口罩、帽子，洗手	
	核对患者姓名、性别、年龄、诊断等基本情况	
	患者准备　选取适当的体位，充分暴露施术部位	
	用物准备　皮肤针具（软柄、硬柄），75%酒精棉球，干棉球，止血钳，医用垃圾桶	
	人文关怀　向患者及家属解释此操作的目的，缓解患者的紧张情绪，取得患者对操作的配合	
操作过程	医生手部消毒	
	患者的施术部位做常规消毒	
	硬柄皮肤针持针手法　用拇指和中指夹持针柄两侧，食指轻放在针柄上面，小指和无名指将针柄末端固定于大小鱼际	
	软柄皮肤针持针手法　将拇指放置在针柄上端，食指在下，针柄末端放置于手掌心，中指、无名指、小指微握拳固定针柄末端	
	叩刺　医者持皮肤针，用手腕之力将针尖垂直叩击施术部位的皮肤，弹起，反复进行。叩刺部位分为循经叩刺、穴位叩刺和病变局部叩刺三种	
	皮肤针操作有三种叩刺强度　弱刺激、中等刺激、强刺激	
	弱刺激	用较轻腕力叩刺
		针尖垂直叩刺皮肤
		弹起
		针尖接触皮肤时间较短
		皮肤局部轻微潮红
	中等刺激	用中等腕力叩刺
		针尖垂直叩刺皮肤
		然后弹起
		针尖接触皮肤时间略长
		皮肤局部潮红，稍有渗血

续表

操作过程	强刺激	用中重腕力叩刺
		针尖垂直叩刺皮肤
		然后弹起
		针尖接触皮肤时间长
		皮肤局部明显潮红出血
	用无菌干棉球擦拭	
操作后处置	按照相应的实训室规章制度，合理处置医疗废物，并将物品放置在规定地点	

【疑点导航】

1）与患者做好充分的沟通与解释工作，消除其对皮肤针的恐惧与顾虑。

2）使用皮肤针前，务必检查针具，如有钩曲、不齐、缺损等，应及时更换。

3）施术时必须严格消毒，以防感染。

4）根据体质、病情等选择合适的刺激强度。

5）叩刺按由上到下、由内到外的顺序进行。叩刺皮肤类疾病时多由外到内进行。

6）操作时针尖垂直上下，用力均匀，避免斜刺或钩挑。

7）施术部位叩刺后，如有出血，用消毒棉球擦拭，保持清洁，以防感染。

8）弱刺激和中等刺激可每日或隔日 1 次，重刺激 7 日 1 次。

9）患有血友病、血小板减少症及其他有出血倾向疾病的患者禁用。

10）皮肤有创伤、溃疡或瘢痕者，孕妇小腹部、腰骶部禁用。

【临床思维分析】

情景实例一

临床场景　患者，女，42 岁。因神经性皮炎拟行皮肤针法。请为患者操作皮肤针法。

案例分析　取患者阿是穴，用手腕之力将针尖垂直叩击施术部位的皮肤，弹起，反复进行叩刺，使有少量出血，每 3 日治疗 1 次。

情景实例二

临床场景　患者，女，36 岁。因过食大虾，皮肤表面出现丘疹并反复发作，拟行皮肤针法。请为患者操作皮肤针法。

案例分析　取大椎、大杼至白环俞，自上而下，用中等强度叩刺，以皮肤潮红为度，操作为循经叩刺。

情景实例三

临床场景　患者，男，69 岁。因日久不能随意运动导致肌肉萎缩，拟行皮肤针法。请为患者操作皮肤针法。

案例分析　选取手足阳明经体表循行路线、脾俞、肺俞、膈俞、胃俞，用皮肤针轻刺激强度叩刺，以皮肤微红为度，可隔日 1 次。

附：常用腧穴定位

1. 头面部腧穴

百会：在头部，前发际正中直上5寸。

四神聪：百会前后左右各旁开1寸，共4穴。

印堂：两眉毛内侧端中间的凹陷中。

听宫：在面部，耳屏正中与下颌骨髁状突之间的凹陷中。

下关：在面部，颧弓下缘中央与下颌切迹之间的凹陷中。

地仓：在面部，口角旁开0.4寸。

迎香：在面部，鼻翼外缘中点旁，鼻唇沟中。

水沟：在面部，人中沟的上1/3与中1/3交点处。

2. 颈项、肩背部腧穴

翳风：在颈部，耳垂后方，乳突下端前方凹陷中。

风池：在颈后区，枕骨之下，胸锁乳突肌上端与斜方肌上端之间的凹陷中。

肩髃：在三角肌区，肩峰外侧缘前端与肱骨大结节两骨间凹陷中。

肩井：在肩胛区，第7颈椎棘突与肩峰最外侧点连线的中点。

大椎：在脊柱区，第7颈椎棘突下凹陷中，后正中线上。

肺俞：在脊柱区，第3胸椎棘突下，后正中线旁开1.5寸。

膈俞：在脊柱区，第7胸椎棘突下，后正中线旁开1.5寸。

胃俞：在脊柱区，第12胸椎棘突下，后正中线旁开1.5寸。

肾俞：在脊柱区，第2腰椎棘突下，后正中线旁开1.5寸。

大肠俞：在脊柱区，第4腰椎棘突下，后正中线旁开1.5寸。

命门：在脊柱区，第2腰椎棘突下凹陷中，后正中线上。

次髎：在骶区，正对第2骶后孔中。

夹脊：在脊柱区，第1胸椎至第5腰椎棘突下两侧，后正中线旁开0.5寸，一侧17穴。

3. 胸腹部腧穴

膻中：在上腹部，横平第4肋间隙，前正中线上。

中脘：在上腹部，脐中上4寸，前正中线上。

天枢：在腹部，横平脐中，前正中线旁开2寸。

气海：在下腹部，脐中下1.5寸，前正中线上。

关元：在下腹部，脐中下3寸，前正中线上。

中极：在下腹部，脐中下4寸，前正中线上。

4. 上肢腧穴

曲池：在肘区，尺泽与肱骨外上髁连线的中点处（尺泽：在肘区，肘横纹上，肱二头肌腱桡侧缘凹陷中）。

尺泽：在肘区，肘横纹上，肱二头肌腱桡侧缘凹陷中。

支沟：在前臂后区，腕背侧远端横纹上3寸，尺骨与桡骨间隙中点。

外关：在前臂后区，腕背侧远端横纹上2寸，尺骨与桡骨间隙中点。

内关：在前臂前区，腕掌侧远端横纹上2寸，掌长肌腱与桡侧腕屈肌腱之间。

大陵：在腕前区，腕掌侧远端横纹中，掌长肌腱与桡侧腕屈肌腱之间。

神门：在腕前区，腕掌侧远端横纹尺侧端，尺侧屈腕肌腱的桡侧缘。

列缺：在前臂，腕掌侧远端横纹上1.5寸，拇短伸肌腱与拇长展肌腱之间，拇长展肌腱沟的凹陷中。

后溪：在手内侧，第 5 掌指关节尺侧近端赤白肉际凹陷中。

合谷：在手背，第 2 掌骨桡侧的中点处。

鱼际：在手外侧，第 1 掌骨桡侧中点赤白肉际处。

少商：在手指，拇指末节桡侧，指甲根角侧上方 0.1 寸。

十宣：在手指，十指尖端，距指甲游离缘 0.1 寸（指寸），左右共 10 穴。

5. 下肢腧穴

环跳：在臀区，股骨大转子最凸点与骶管裂孔连线的外 1/3 与内 2/3 交点处。

血海：在股前区，髌底内侧端上 2 寸，股内侧肌隆起处。简便取穴法：患者屈膝，医者以左手掌心按于患者右膝髌骨上缘（或者右手掌心按于患者左膝髌骨上缘），第 2～5 指向上伸直，拇指约成 45°斜置，拇指尖下是穴。

委中：在膝后区，腘横纹中点。

足三里：在小腿外侧，犊鼻下 3 寸，犊鼻与解溪连线上（犊鼻：在膝前区，髌韧带外侧凹陷中。解溪：在踝区，踝关节前面中央凹陷中，当姆长伸肌腱与趾长伸肌腱之间）。

丰隆：在小腿外侧，外踝尖上 8 寸，胫骨前肌的外缘。

阴陵泉：在小腿内侧，胫骨内侧髁下缘与胫骨内侧缘之间的凹陷中。

地机：在小腿内侧，阴陵泉下 3 寸，胫骨内侧缘后际（阴陵泉：在小腿内侧，胫骨内侧髁下缘与胫骨内侧缘之间的凹陷中）。

三阴交：在小腿内侧，内踝尖上 3 寸，胫骨内侧缘后际。

阳陵泉：在小腿外侧，腓骨头前下方凹陷中。

悬钟：在小腿外侧，外踝尖上 3 寸，腓骨前缘。

承山：在小腿后区，腓肠肌两肌腹与肌腱交角处。

昆仑：在踝区，外踝尖与跟腱之间的凹陷中。

太溪：在踝区，内踝尖与跟腱之间的凹陷中。

照海：在踝区，内踝尖下 1 寸，内踝下缘边际凹陷中。

申脉：在踝区，外踝尖直下，外踝下缘与跟骨之间凹陷中。

太冲：在足背，第 1、2 跖骨间，跖骨底结合部前方凹陷中，或触及动脉搏动。

内庭：在足背，第 2、3 趾间，趾蹼缘后方赤白肉际处。

公孙：在跖区，第 1 跖骨底的前下缘赤白肉际处。

至阴：在足趾，小趾末节外侧，趾甲根角侧后方 0.1 寸。

涌泉：在足底，屈足卷趾时足心最凹陷中。

第八章

推拿基本技能

第一节　推拿手法

【培训目标】　掌握一指禅推法、滚法、揉法、摩法、推法、擦法、拿法、抖法、搓法、按法、抹法的概念、操作方法和动作要领。

【培训要求】　掌握推拿手法的适用场景、适宜体位、操作方法及要领。

"手法"是指用手或肢体的其他部分，按照各种特定的技巧和规范化的动作，以力的形式作用于体表的特定部位或穴位，以达到防病治病、强身健体和延年益寿目的的一种治疗方法，属中医外治法范畴。一般来说，凡具有松解和温通作用的手法，要求做到"持久、有力、均匀、柔和、深透"的基本技术要求；凡具有整复作用的手法，要求做到"稳、准、巧、快"的技术要求。

【训练步骤和方法】

一、实训前准备

1. **场所**　模拟医院或实训中心（实训室）。
2. **物品准备**　治疗床、椅子、治疗巾、手消液、推拿介质等。
3. **医师准备**　指甲须修剪、手部保持清洁与温暖、保持良好的心情。

二、实训步骤和方法

1. **基础理论讲授**　带教老师先理论讲授手法的适应部位、操作规程及要领。
2. **操作示范**　带教老师进行规范化的操作示教，边操作边进行操作要领的讲解。
3. **学生练习**　学生分组进行操作练习，带教老师巡视并及时指导、纠错。
4. **操作考核**　设置临床情景，学生进行课后独立操作，并进行现场评分。
5. **教师总结**　重点讲解现场发现的主要问题及操作的难点。

【操作步骤与方法】

一、适用场景

所有符合推拿适应证的患者。

二、规范操作步骤及方法

（一）一指禅推法

以拇指着力，通过前臂的主动摆动，带动腕部的往返摆动，使所产生的力通过拇指持续地作用于治疗部位，称为一指禅推法。

准备	**环境准备** 空气清新，温度、湿度适宜
	用物准备 治疗床、椅子、治疗巾、手消液、推拿介质等
	医师准备 摘除手饰品，指甲修剪合适，保持手部清洁、温暖，保持良好的心情
	患者准备 患者取适当体位，肌肉放松，局部充分暴露，铺治疗巾（除头面部）
	人文关怀 向患者解释此操作的目的，缓解患者的紧张情绪，取得患者的配合
操作过程	拇指自然伸直，余指的掌指关节和指间关节自然屈曲，以拇指端或螺纹面或偏锋着力于治疗部位，沉肩、垂肘、悬腕、掌虚、指实，前臂摆动，带动腕关节有节律地内、外摆动，使所产生的功力通过拇指，持续地作用于治疗部位。手法频率为 120～160 次/分。可分为四种操作方法
	1. 一指禅指端推法 以拇指指端着力，前臂摆动，带动腕关节及拇指掌指、指间关节做如上所述的联合动作（图 2-8-1）
	2. 一指禅螺纹面推法 以拇指螺纹面着力于治疗部位，做如上所述的联合动作。本法以拇指螺纹面着力于治疗部位，其余四指附着于肢体的另一侧，通过腕关节的摆动和拇指螺纹面的左右推揉，使产生的力持续作用于治疗部位（图 2-8-2）
	3. 一指禅偏锋推法 以拇指偏锋部着力于治疗部位，做如上所述的联合动作。操作时拇指伸直并内收，腕关节微屈或自然伸直，腕部摆动幅度较小，紧推慢移（图 2-8-3）
	4. 跪推法 以拇指指间关节的背侧着力于治疗部位，通过腕关节的摆动，使产生的力持续作用于治疗部位（图 2-8-4）
操作后处置	向患者进行居家健康护理指导
注意事项	指间关节的屈伸和腕关节的摆动要协调一致 拇指在治疗部位上要相对固定

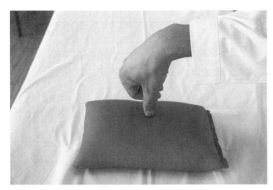

图 2-8-1 一指禅指端推法

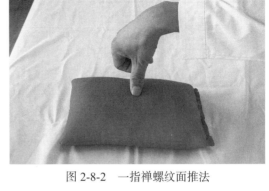

图 2-8-2 一指禅螺纹面推法

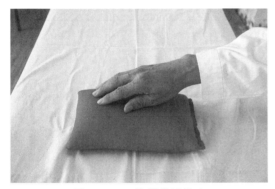

图 2-8-3 一指禅偏锋推法

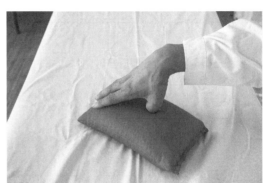

图 2-8-4 跪推法

【疑点导航】

1. 沉肩 肩关节放松，肩部自然下沉，不要耸肩用力，不要外展。

2. 垂肘 肘部自然下垂。肘关节不要向外支起，低于腕关节，亦不宜过度夹紧内收。

3. 悬腕 腕关节自然屈曲，使拇指垂直于治疗部位。

4. 掌虚 手握成空拳，四指及掌部均应放松（如握鸡蛋）。

5. 指实 着力部位要吸定在治疗部位上。

6. 紧推慢移 紧推是指腕部的摆动频率较快，可达 120～160 次/分；慢移是指拇指在治疗部位上移动的速度要慢，指下不可出现滑动或摩擦。

7. 蓄力于掌，发力于指 本法产生的力应从掌而发，通过手指作用于患者的体表。

（二）滚法

以手背部小指侧着力，通过前臂的旋转和腕关节的屈伸运动，使着力部在治疗部位持续不断地来回滚动，称为"滚法"。

准备	环境准备	空气清新，温度、湿度适宜
	用物准备	治疗床、椅子、治疗巾、手消液、推拿介质等
	医师准备	摘除手饰品，指甲修剪合适，保持手部清洁、温暖，保持良好的心情
	患者准备	患者取适当体位，肌肉放松，局部充分暴露，铺治疗巾（除头面部）
	人文关怀	向患者解释此操作的目的，缓解患者的紧张情绪，取得患者的配合

续表

操作过程	拇指自然伸直,余指自然屈曲,手背沿掌横弓排列呈弧面 沉肩、垂肘 以小指掌指关节背侧为吸定点,手背部第4~5掌骨基底部背侧着力于治疗部位 肘关节微屈并放松,腕关节放松 通过前臂主动推旋,带动腕关节屈伸的复合运动,使小鱼际和手背尺侧部在施术部位上持续不断地来回滚动(图2-8-5) 手法频率为120~160次/分
操作后处置	向患者进行居家健康护理指导
注意事项	腕关节的屈伸和前臂的旋转应协调一致 着力部位要吸定于治疗部位上

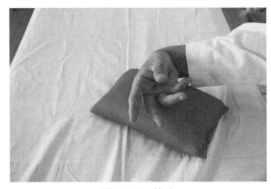

图2-8-5　滚法

【疑点导航】

1)肩关节宜放松下垂,屈肘成140°,上臂中段距胸壁约一拳远,松腕,食、中、无名指和小指的掌指关节屈曲幅度逐渐增加,其中无名指与小指应达到90°。

2)操作过程中,腕关节屈伸幅度应达到120°,即前滚至极限时屈腕约80°,回滚至极限时伸腕约40°,使手背部1/2的面积(尺侧)依次接触治疗部位。

3)滚法对体表应产生轻重交替的滚动刺激,前滚和回滚时着力轻重之比为3∶1,即"滚三回一"。

4)操作时不宜拖动、碾动、跳动和摆动。拖动是由于吸点不牢而形成拖擦;碾动是由于吸点位置错误后,将滚动的中心点移到了小鱼际处,且手法操作频率过慢而形成碾压;跳动是由于前滚时推旋力过大,回滚时回旋力过小而形成跳弹;摆动则是腕关节屈伸幅度过小所致。

5)滚法在移动操作时,移动的速度不宜过快,即在滚动的频率不变的情况下,于所施部位上缓慢移动。

（三）揉法

以手掌大鱼际或掌根、手指螺纹面等部位着力,吸定于体表治疗部位上,带动皮肤、皮下组织一起,做轻柔和缓的环旋动作,称为揉法。揉法是众多推拿流派常用手法之一,分为掌揉法、鱼际揉法、指揉法、前臂揉法和肘揉法等。

准备	环境准备	空气清新，温度、湿度适宜
	用物准备	治疗床、椅子、治疗巾、手消液、推拿介质等
	医师准备	摘除手饰品，指甲修剪合适，保持手部清洁、温暖，保持良好的心情
	患者准备	患者取适当体位，肌肉放松，局部充分暴露，铺治疗巾（除头面部）
	人文关怀	向患者解释此操作的目的，缓解患者的紧张情绪，取得患者的配合
操作过程		以手掌大鱼际或掌根、手指螺纹面等部位着力，吸定于体表治疗部位上，带动皮肤、皮下组织一起，做轻柔和缓的环旋动作 1. **大鱼际揉法** 沉肩，腕关节放松，呈微屈或水平状。大拇指内收，四指自然伸直，用大鱼际附着于施术部位，以肘关节为支点，前臂做主动运动，带动腕关节摆动，行上下、左右或轻度环旋揉动 2. **掌根揉法** 肘关节微屈，腕关节放松并略背伸，手指自然弯曲，亦可双掌重叠，以掌根部附着于施术部位，肘关节为支点，前臂做主动运动，带动腕及手掌连同前臂做小幅度的回旋揉动 3. **指揉法** 中指伸直，食指搭于中指远端指间关节背侧，中指螺纹面着力于一定的治疗部位，或者一手食、中、无名指并拢，三指螺纹面着力于一定的治疗部位，肘关节为支点，前臂做主动运动，通过腕关节使中指或三指螺纹面在施术部位上做轻柔的小幅度的环旋运动
操作后处置		向患者进行居家健康护理指导
注意事项		着力部位应吸定在治疗部位上，动作灵活协调而有节律 环旋揉动的幅度应适中，幅度过大或过小均会影响放松效果

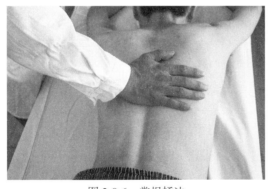

图 2-8-6 掌根揉法

【疑点导航】

1）应以肢体的近端带动远端做小幅度的环旋揉动，如用前臂带动腕、掌做掌揉法。

2）着力部位要吸定于治疗部位，并带动深层组织，不能在体表有摩擦运动。

3）揉动的幅度要适中，不宜过大或过小。

（四）摩法

用指或掌在患者体表做环形而有节律的轻抚摩动，称为摩法。分为指摩法、掌摩法两种。古代应用摩法还常配以药膏，以加强手法的治疗效果，称为"膏摩"。

准备	**环境准备**	空气清新，温度、湿度适宜
	用物准备	治疗床、椅子、治疗巾、手消液、推拿介质等
	医师准备	摘除手饰品，指甲修剪合适，保持手部清洁、温暖，保持良好的心情
	患者准备	患者取适当体位，肌肉放松，局部充分暴露，铺治疗巾（除头面部）
	人文关怀	向患者解释此操作的目的，缓解患者的紧张情绪，取得患者的配合
操作过程	**1. 指摩法**	食指、中指、无名指与小指并拢，指掌自然伸直，腕关节略屈，以四指面附着于治疗部位，做环形而有节律的抚摩（图 2-8-7）
	2. 掌摩法	手掌自然伸直，腕关节略背伸，将手掌平置于治疗部位上，使手掌随腕关节连同前臂做环旋摩动（图 2-8-8）
操作后处置		向患者进行居家健康护理指导
注意事项		指摩法作用于颜面、眼周时常用一些供美容使用的按摩乳、磨砂膏，以保护皮肤并使皮肤更具有活力 指摩法宜稍轻快，掌摩法宜稍重缓

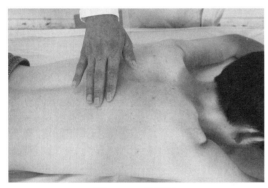

图 2-8-7 指摩法

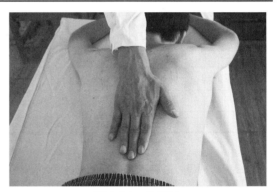

图 2-8-8 掌摩法

【疑点导航】

1）上肢及腕掌要放松，轻放于治疗部位。
2）前臂带动腕及着力部位做环旋活动。
3）动作要缓和协调。
4）用力宜轻不宜重，速度宜缓不宜急。
5）指摩法操作时腕关节应保持一定的紧张度，掌摩法操作时则腕部放松。

（五）推法

以指、掌、肘着力于治疗部位上，做单方向直线推动，称推法。推法分为指推法、掌推法和肘推法三种。

准备	**环境准备**	空气清新，温度、湿度适宜
	用物准备	治疗床、椅子、治疗巾、手消液、推拿介质等
	医师准备	摘除手饰品，指甲修剪合适，保持手部清洁、温暖，保持良好的心情
	患者准备	患者取适当体位，肌肉放松，局部充分暴露，铺治疗巾（除头面部）
	人文关怀	向患者解释此操作的目的，缓解患者的紧张情绪，取得患者的配合

续表

操作过程	1. **拇指端推法**　以拇指端着力于治疗部位，余四指置于对侧或相应的位置以固定，腕关节略屈并向尺侧偏斜。拇指及腕部主动施力。向拇指端方向呈短距离单向直线推进
	2. **拇指平推法**　以拇指螺纹面着力于治疗部位，余四指置于其前外方以助力，腕关节略屈。拇指及腕部主动施力，拇指向其示指方向做短距离、单方向直线推动。操作过程中，拇指螺纹面的着力部分应逐渐偏向桡侧，且随拇指的推进腕关节应逐渐伸直（图2-8-9）
	3. **三指推法**　食、中、无名指自然并拢，以指端部着力于治疗部位，腕关节略屈。前臂施力，通过腕关节及掌部使食、中及无名指三指做单方向直线推动
	4. **掌推法**　以掌根部着力于治疗部位，腕关节略背伸，肘关节伸直，以肩关节为支点，上臂部主动施力，通过肘、前臂、腕，使掌根部向前方做单方向直线推进（图2-8-10）
	5. **肘推法**　屈肘，以肘关节尺骨鹰嘴突起部着力于治疗部位，另一侧手臂抬起，以掌部扶握屈肘侧拳顶，以固定助力，以肩关节为支点，腰部发力，上臂施力，做缓慢的单方向直线推动
操作后处置	向患者进行居家健康护理指导
注意事项	压力适中，方向正确 可使用润滑剂，以防推破皮肤 拇指端推法与拇指平推法推动的距离宜短，其他推法则推动的距离宜长

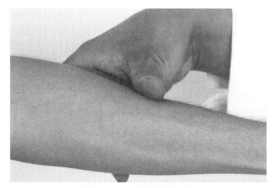
图 2-8-9　拇指平推法

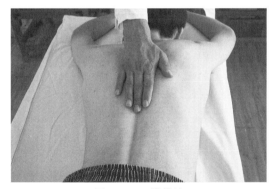
图 2-8-10　掌推法

【疑点导航】

1）着力部要紧贴体表，压力平稳适中，做到轻而不浮，重而不滞。
2）要单方向直线推进，速度宜缓慢、均匀。
3）应按经络走行、气血运行，以及肌纤维的方向推动。
4）非两手同时在身体两侧做推法时，应单手推。

（六）擦法

用指、掌贴附于体表施术部位，做较快速的往返直线运动，使之摩擦生热，称为擦法。擦法包括掌擦法、大鱼际擦法和小鱼际擦法。

准备	环境准备	空气清新，温度、湿度适宜
	用物准备	治疗床、椅子、治疗巾、手消液、推拿介质等
	医师准备	摘除手饰品，指甲修剪合适，保持手部清洁、温暖，保持良好的心情
	患者准备	患者取适当体位，肌肉放松，局部充分暴露，铺治疗巾（除头面部）
	人文关怀	向患者解释此操作的目的，缓解患者的紧张情绪，取得患者的配合
操作过程		以手掌的全掌、大鱼际、小鱼际着力于治疗部位，腕关节伸直，使前臂与手掌相平。以肘或肩关节为支点，前臂或上臂做主动运动，使手的着力部分在体表做适度均匀的直线往返快速擦动。可分为三种操作方法 **1. 掌擦法**　用掌着力于施治部位，做上述往返直线快速擦动（图 2-8-11） **2. 大鱼际擦法**　用大鱼际着力于施治部位，做上述往返直线快速擦动 **3. 小鱼际擦法**　用手的小鱼际侧着力于施治部位，做上述往返直线快速擦动（图 2-8-12）
操作后处置		向患者进行居家健康护理指导
注意事项		治疗部位应充分暴露，涂适量润滑剂，如冬青膏、按摩乳等，以保护皮肤 压力适中，若压力过大，则手法重滞，且易擦破皮肤。压力过小则不易生热 透热为度。因每一种擦法的着力面积不同，所以擦法产热的快慢强弱也不一样，但均以热达深层组织为度 本法多用在最后。擦法操作完毕，不可再于所擦之处使用其他手法，以免擦伤皮肤 术者要注意呼吸自然，不要憋气 要注意保持室内温暖，防止患者着凉

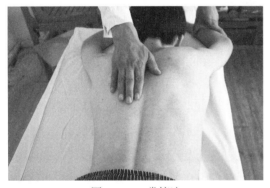

图 2-8-11　掌擦法

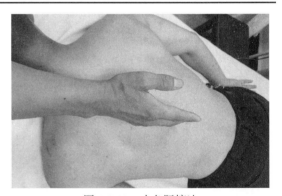

图 2-8-12　小鱼际擦法

【疑点导航】

1）着力部分要紧贴体表，压力适中。
2）沿直线往返操作，不可歪斜。
3）往返的距离应尽量拉长，动作要连续不断。
4）速度要均匀且快，不可擦破皮肤。

（七）拿法

以拇指和其余手指相对用力，提捏或揉捏肌肤，称为拿法，即"捏而提之谓之拿"。可单手操作，亦可双手同时操作。拿法可柔可刚，但临床所用以"刚"为多；刺激量较大时，每次每个部位所拿时间不宜过长。

准备	环境准备	空气清新，温度、湿度适宜
	用物准备	治疗床、椅子、治疗巾、手消液、推拿介质等
	医师准备	摘除手饰品，指甲修剪合适，保持手部清洁、温暖，保持良好的心情
	患者准备	患者取适当体位，肌肉放松，局部充分暴露，铺治疗巾（除头面部）
	人文关怀	向患者解释此操作的目的，缓解患者的紧张情绪，取得患者的配合
操作过程		以拇指指腹与其余四指指腹对合呈钳形，施以夹力 腕关节放松 逐渐将捏住的肌肤收紧、提起放松，有节律、轻重交替、连续不断地提捏治疗部位 以拇指和食、中两指对合用力为三指拿法（图2-8-13），拇指和其余四指对合用力为五指拿法（图2-8-14）
操作后处置		向患者进行居家健康护理指导
注意事项		以指面着力，忌以指端着力，否则易造成掐或抠的感觉，从而影响放松效果

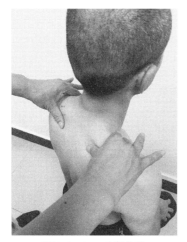

图 2-8-13　三指拿法

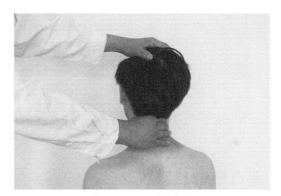

图 2-8-14　五指拿法

【疑点导航】

1）手掌空虚，指腹贴紧治疗部位，拇指指间关节与其他四指指间关节相对用力。

2）动作要有连贯性。

3）用力由轻到重，不可突然用力。

（八）抖法

用双手或单手握住患肢远端做连续抖动，称为抖法。分为上肢抖法、下肢抖法、腰部抖法。

准备	环境准备	空气清新，温度、湿度适宜
	用物准备	治疗床、椅子、治疗巾、手消液、推拿介质等
	医师准备	摘除手饰品，指甲修剪合适，保持手部清洁、温暖，保持良好的心情

续表

准备	**患者准备** 患者取适当体位，肌肉放松，局部充分暴露，铺治疗巾（除头面部）
	人文关怀 向患者解释此操作的目的，缓解患者的紧张情绪，取得患者的配合
操作过程	1. **上肢抖法** 握住患肢腕部，将上肢慢慢向前外上方抬起至 60°左右，然后两前臂稍用力做连续、小幅度的上下抖动，并使抖动所产生的抖动波似波浪般传到肩部（图 2-8-15） 2. **下肢抖法** 单手或双手握住患者踝部，将一侧下肢抬起，离开床面约 30cm，然后在拔伸状态下，腰部带动上肢施力，做连续、小幅度的上下抖动，使髋部和下肢有疏松感 3. **腰部抖法** 患者取卧位，一助手固定患者腋下。双手握住患者两个踝关节，两臂伸直，身体后仰，与助手相对用力，牵引患者腰部，待患者腰部放松后，身体先向前倾，然后身体长起后仰同时腰部用力，上下抖动，使患者腰部产生较大幅度的波浪状运动，反复操作 3～5 次
操作后处置	向患者进行居家健康护理指导
注意事项	肩关节习惯性脱位者禁用 抖腰时患者下肢与床面的角度不宜太大

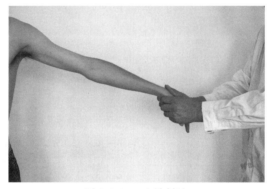

图 2-8-15 上肢抖法

【疑点导航】

1）操作时固定上肢远端的双手不要握得太紧，否则动作滞涩。

2）被抖动的肢体要自然伸直，肌肉放松；在抖动过程中，始终要有牵引的力量，但不要将其牵拉得太紧。

3）上肢部抖动幅度宜小，频率宜快，抖动频率为 250 次/分左右；下肢部抖动幅度宜稍大、频率宜稍慢，抖动频率为 100 次/分左右；腰部抖动幅度宜较大，频率宜较慢，应使抖动传至腰部。

4）操作时，呼吸自然，不能屏气。

5）抖腰法要掌握好发力时机。

（九）搓法

以双手夹持肢体或以单手、双手着力于治疗部位，做快速的交替运动或往返运动，称为搓法，分为夹搓法和推搓法两种。

准备	**环境准备**	空气清新，温度、湿度适宜
	用物准备	治疗床、椅子、治疗巾、手消液、推拿介质等
	医师准备	摘除手饰品，指甲修剪合适，保持手部清洁、温暖，保持良好的心情
	患者准备	患者取适当体位，肌肉放松，局部充分暴露，铺治疗巾（除头面部）
	人文关怀	向患者解释此操作的目的，缓解患者的紧张情绪，取得患者的配合
操作过程	快速地交替运动或往返运动，移动较慢，双手用力对称，以肩关节为支点，上肢发力，做相反方向的较快速往返搓动，肢体操作一般由近心端至远心端单向操作 **1. 夹搓法**　以双手掌面夹住治疗部位，嘱患者肢体放松，前臂与上臂部施力，带动双手做相反的快速搓动，同时沿治疗部位缓慢地上下往返移动（图 2-8-16） **2. 推搓法**　以单手或双手掌面着力于治疗部位，前臂施力，做较快速的推去拉回的搓动	
操作后处置	向患者进行居家健康护理指导	
注意事项	施力不可过重 自然呼吸，不宜屏气	

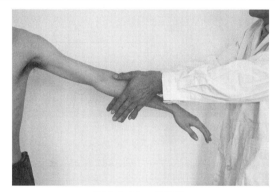

图 2-8-16　夹搓法

【疑点导航】

1）双手用力要对称。

2）搓动要快，移动要慢，紧搓慢移。

（十）按法

以手掌或手指着力于体表，逐渐用力按压，称为按法。分为指按法和掌按法。

准备	**环境准备**	空气清新，温度、湿度适宜
	用物准备	治疗床、椅子、治疗巾、手消液、推拿介质等
	医师准备	摘除手饰品，指甲修剪合适，保持手部清洁、温暖，保持良好的心情
	患者准备	患者取适当体位，肌肉放松，局部充分暴露，铺治疗巾（除头面部）
	人文关怀	向患者解释此操作的目的，缓解患者的紧张情绪，取得患者的配合
操作过程	上肢协同身体同时发力，垂直向下，用力由轻渐重，稳而持续，按而留之，再由重到轻。缓慢而有节律地重复操作	

续表

操作过程	**1. 指按法** 以拇指端或螺纹面着力,余四指张开置于相应位置以支撑助力,拇指垂直向下按压,可双拇指重叠按压 **2. 掌按法** 以单手或双手掌面置于治疗部位,以肩关节为支点,通过上臂、前臂传至手掌部,垂直向下按压(图2-8-17)
操作后处置	向患者进行居家健康护理指导
注意事项	忌突发突止、暴起暴落 掌握患者骨质情况,避免造成骨折 指按法接触面积较小,刺激性较强,常在按后施以揉法,有"按一揉三"之说 掌按法如将肘关节作为支点,则须上肢用力,既容易使操作者疲乏,力度又难以控制 作用于背部时,不可在吸气过程中按压,以免造成损伤 患者的胸前不要有硬物(如扣子),以免造成损伤

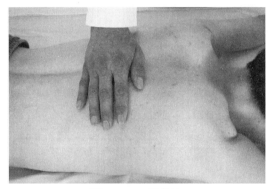

图 2-8-17 掌按法

【疑点导航】

1)用力由轻渐重,稳而持续,使刺激充分达到深层组织,用力由轻到重,按而留之,再由重到轻。

2)在治疗部位上垂直下压,操作应缓慢且有节律性。

3)着力部位要紧贴体表,不可移动。

4)不可突然施暴。

(十一)抹法

用拇指螺纹面或掌面在施术部位做上下、左右直线或弧形曲线移动的手法,称为抹法。分为指抹法与掌抹法两种。

准备	环境准备	空气清新,温度、湿度适宜
	用物准备	治疗床、椅子、治疗巾、手消液、推拿介质等
	医师准备	摘除手饰品,指甲修剪合适,保持手部清洁、温暖,保持良好心情
	患者准备	患者取适当体位,肌肉放松,局部充分暴露,铺治疗巾(除头面部)
	人文关怀	向患者解释此操作的目的,缓解患者的紧张情绪,取得患者的配合

续表

操作过程	1. **指抹法** 以单手或双手拇指螺纹面着力于治疗部位，余指置于相应的位置以固定助力。以拇指的近端带动远端做上下或左右直线或曲线的运动（图 2-8-18） 2. **掌抹法** 单手或双手掌面在施术部位，腕关节适度放松，前臂和上臂部协调用力，做上下、左右直线或弧形曲线的移动 掌指关节适当放松，腕关节协调用力 指掌面要紧贴治疗部位，不宜带动深部组织 两手速度要对称
操作后处置	向患者进行居家健康护理指导
注意事项	着力部位贴紧治疗部位体表 用力均匀适中，不可用力按压 不同于"推法"的单向、直线操作，其动作灵活

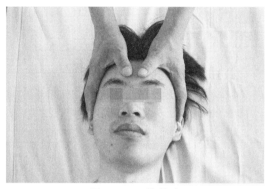

图 2-8-18 指抹法

【疑点导航】

1）指掌面要紧贴治疗部位，不宜带动深部组织。
2）指抹法用拇指近端带动远端进行操作。
3）两手速度要对称，宜缓不宜急。

【临床思维分析】

情景实例一

临床场景 患者，男，55岁。胸闷、胃胀，纳呆、二便调、夜寐欠安，舌淡、苔稍腻，脉弦，各项辅助检查未见明显异常。

案例分析 考虑气机不畅所致胸闷、胃胀，夜寐欠安，予健脾和胃、宽胸理气。患者取仰卧位，经穴治疗（一指禅推法、按法、揉法）；头面部治疗（指推法、指抹法、拿法）；腹部治疗（摩法）；胸部治疗（擦法）；腰背部及四肢经脉治疗（㨰法）。

情景实例二

临床场景 患者，男，46岁。因活动不慎出现腰痛伴左下肢放射痛1个月，休息后缓解，劳累后加重，不耐久行久坐，查体见 $L_4 \sim S_1$ 压痛（＋）、叩痛（＋），放射至左小腿外侧，左直腿抬高试验（＋），加强试验（＋），反射、肌力如常，病理征未引出，余（－），纳可、寐安、二便调。舌淡、苔薄、脉涩。MRI：$L_4 \sim L_5$ 椎间盘突出。

案例分析　症因活动不慎所致，专科检查见神经根症状，下肢感觉异常区域与影像学表现相符，诊断明确。以中医筋骨理论与现代脊柱病因理论为基础开展手法治疗，治疗部位一般以腰及下肢为主，选用手法同样以生物力学原理为主。

常用手法　㨰法、按法、揉法、推法、擦法、拿法。

鲜用手法　一指禅推法、摩法、抖法、搓法、指抹法。

第二节　推拿功法

【培训目标】　掌握弓步、马步、虚步的概念、操作方法和动作要领。

【培训要求】　掌握推拿功法基本步法的适用场景、适宜体位、练习方法及要领。

推拿功法是通过增强推拿专业人员指力、臂力、腰力及腿力等练功方法，掌握这些方法并注重意、气及力的转换，以内蓄功夫积聚霸力，从而达到内劲外壮的目的。也是借此指导和帮助患者进行功能锻炼，防治疾病的手段，要内外兼修、由外及内；动静结合、以动致静；练力重气、形神合一；意气合练、强调内劲；自我锻炼、贵在坚持。

【训练步骤和方法】

一、实训前准备

1. 场所　实训中心（实训室）。

2. 物品准备　准备好练功坐垫与器械练功的器具等。

3. 医师准备　身着宽松的练功服，保持温暖、良好的心情。避免在空腹、过饱或疲劳、女子孕期等特殊情况下练功。

二、实训步骤和方法

1. 基础理论讲授　带教老师先讲授功法理论的基本要求、操作规程及要领。

2. 功法示范　带教老师进行规范化的功法示教，边操作边进行功法要领的讲解。

3. 学生练习　学生分组进行功法练习，带教老师巡视并及时指导、纠错。

4. 操作考核　学生进行课后独立操作，并进行现场评分。

5. 教师总结　重点讲解现场发现的主要问题及操作的难点。

【操作步骤与方法】

一、适用场景

需要提升自身素质和体质的推拿专业人员、群众及练功爱好者。

二、规范操作步骤及方法

（一）弓步

准备	环境准备	空气清新，温度、湿度适宜
	用物准备	练功器械、坐垫、椅子等
	医师准备	衣服宽松、穿运动鞋、摘除手饰品，指甲修剪合适，保持良好的心情
	患者准备	患者按照要求着装，穿练功鞋，按要求姿势站立
	人文关怀	向患者解释此操作的目的，缓解患者的紧张情绪，取得患者的配合
操作过程	上身正对前方，挺胸，直腰塌臀 前腿屈似弓，后腿直如箭 两腿前后开立，相距为本人脚掌的4～5倍 脚掌着地，前腿屈膝半蹲，大腿接近水平，膝部和小腿与脚掌垂直 后腿挺膝蹬直，脚尖外展45°～60°，斜朝前方 眼向前平视，两手叉腰或抱拳于腰间 弓右腿为右弓左箭步；弓左腿为左马右箭步	
操作后处置	向患者进行居家健康护理指导	
注意事项	前腿脚尖可稍内扣 前脚尖与后脚跟呈一直线 前腿膝不超过脚尖	

【疑点导航】

1. 直腰塌臀　使腰部自然放松，腰背竖直，腹部略向内收，放松臀部，而保持直腰塌臀的状态。

2. 双眼平视　两眼平视前方，眼睑轻轻睁开，目光随着眼睑睁开而内收，与意念相合至一处。

（二）马步

准备	环境准备	空气清新，温度、湿度适宜
	用物准备	练功器械、坐垫、椅子等
	医师准备	衣服宽松、穿运动鞋、摘除手饰品，指甲修剪合适，保持良好的心情
	患者准备	患者按照要求着装，穿练功鞋，按要求姿势站立
	人文关怀	向患者解释此操作的目的，缓解患者的紧张情绪，取得患者的配合
操作过程	上身正直，挺胸直腰，收腹敛臀，上身下蹲 左足向左平行分开站立，足尖正对前方，脚掌着地 屈膝屈髋45°左右呈半蹲式，或大腿接近90°水平状半蹲，膝稍内扣 身体重心置于两脚之间，眼向前平视，两手叉腰或抱拳于腰间 两脚开立与肩等宽，屈膝屈髋下蹲45°，称为小马步 两脚左右平行开立约为本人五六脚掌宽，屈膝半蹲呈90°水平状,称为大马步，又称为悬裆	
操作后处置	向患者进行居家健康护理指导	
注意事项	两足之距等宽或略宽于两肩 膝不超过脚尖	

【疑点导航】

1. 挺胸直腰 胸前部肌肉放松，肩锁关节放松，两肩微向前合，两胁微敛，胸腔上下径放长，腰背部脊柱伸展挺拔，使腰背伸直，有利于督脉经气的运行。

2. 收腹敛臀 腹部略向内收，帮助元气内敛，加强内压，促进气的周身运动；臀部收紧，使双足踏实，使身体稳实而不倒。

（三）虚步

准备	环境准备	空气清新，温度、湿度适宜
	用物准备	练功器械、坐垫、椅子等
	医师准备	衣服宽松、穿运动鞋、摘除手饰品，指甲修剪合适，保持良好的心情
	患者准备	患者按照要求着装，穿练功鞋，按要求姿势站立
	人文关怀	向患者解释此操作的目的，缓解患者的紧张情绪，取得患者的配合
操作过程	上身正直，挺胸直腰，收腹敛臀，虚实分明	
	两脚前后开立，后腿屈膝屈髋下蹲，全脚掌着地	
	前腿膝关节微屈向前伸出，脚尖虚点地面	
	身体重心落于后腿，眼向前平视，两手叉腰或抱拳于腰间	
	左脚在前，脚尖虚点地面者称为左虚步；右脚在前，脚尖虚点地面者为右虚步	
操作后处置	向患者进行居家健康护理指导	
注意事项	后腿脚尖略外撇，前腿脚尖直向前	
	不可挺腰撅臀	

【疑点导航】

1. 挺胸直腰 胸前部肌肉放松，肩锁关节放松，两肩微向前合，两胁微敛，胸腔上下径放长，腰背部脊柱伸展挺拔，使腰背伸直，有利于督脉经气的运行。

2. 收腹敛臀 腹部略向内收，帮助元气内敛，加强内压，促进气的周身运动；臀部收紧，使双足踏实，使身体稳实而不倒。

【临床思维分析】

情景实例一

临床场景 患者，女，52岁。腰骶部酸胀疼痛，久站或久行后加重，偶有气喘乏力，查体见 $L_5 \sim S_1$ 压痛（＋）、叩痛（＋），无放射痛，直腿抬高试验（－），反射、肌力如常，病理征未引出，余（－），纳可、寐安、二便调。舌淡、苔薄、脉涩。MRI：$L_5 \sim S_1$ 椎间盘突出。

案例分析 症因劳损所致经脉瘀滞，从而腰骶部酸胀疼痛、脉涩，正气虚损故见气喘乏力，予强腰固肾类功法指导。八段锦之两手攀足固肾腰（壮腰固肾、伸筋健骨），易筋经之卧虎扑食式（壮腰固肾、伸筋健骨、舒筋通络，充盈任督二脉，强壮全身）。

情景实例二

临床场景 患者，女，37岁。大便溏泻，久站或劳累后加重，偶有气喘乏力，食生冷后易腹泻、腹胀，小便尚可，夜寐欠安，舌淡红、舌边有齿痕，苔稍腻，脉细弱，各项辅助检查未见明显异常。

案例分析 考虑脾虚湿滞所致大便腹泻、腹胀，气喘乏力，予健脾和胃、宽胸理气类功法指导。八段锦之两手托天理三焦（调畅上中下三焦气机以通利水道，运脾化湿）；八段锦之调理脾胃须单举（脾胃为气机升降之枢纽，通过此式的锻炼可健脾止泻）。

第九章

感染科基本技能

第一节　医院感染与隔离防护

【培训目标】　培训隔离技术的相关知识。
【培训要求】　掌握医院感染、隔离、标准预防的定义，感染性疾病病区建筑布局与隔离要求，了解不同传播途径的感染性疾病的隔离方式和防护技术，增强人文关怀的意识与能力。

　　医院感染又称院内感染、医院获得性感染，是指患者或医务人员在医院环境内发生的感染，包括在住院期间发生的感染和在医院内获得、出院后发生的感染，但不包括入院前已开始或入院时已存在的感染。医院感染的传播过程包括3个环节，即感染源、传播途径和易感人群，主要传播途径包括接触传播、飞沫传播、空气传播和虫媒传播。

　　正确的隔离技术和防护技术对控制感染源、切断传播途径、保护易感人群起着重要作用。隔离是指采用各种方法、技术，防止病原体从患者、携带者及场所传播给他人的措施。标准预防是基于患者的体液（血液、组织液等）、分泌物（不包括汗液）、排泄物、黏膜和非完整皮肤均可能含有病原体的原因，针对医院患者和医务人员采取的一组预防感染的措施，包括手卫生，根据预期可能的暴露穿戴手套、隔离衣、口罩、帽子、护目镜或防护面罩等个人防护用品，安全注射，以及穿戴合适的防护用品处理污染的物品与医疗器械等。

【训练步骤和方法】

一、实训前准备

1. 场所　模拟医院或实训中心（实训室），或传染病医院。
2. 物品准备　分区隔离标识，医用防护用品等。

二、实训步骤和方法

　　1. 基础理论讲授　带教老师先理论讲授医院感染、隔离、标准预防的定义，建筑布局与隔离要求，重点强调感染性疾病病区建筑布局与隔离要求，经空气传播的感染性疾病的隔离方式和防护技术。

　　2. 操作示范　带教老师带学生参观医院门急诊、普通病区、感染性疾病病区，重点参观传染病病房三区两通道。

3. **学生练习**　学生分组进行讨论，模拟不同区域收治传染病患者的流程及注意事项，带教老师巡视并及时指导、纠错。

4. **操作考核**　设置临床情景，学生独立回答问题，并进行现场评分。

5. **教师总结**　重点讲解现场发现的主要问题及学习难点。

【操作步骤与方法】

一、适用场景

即将进入医院实习的医学生、护士等。

二、规范操作步骤及方法

（一）隔离的管理要求

1）医院在新建、改建与扩建时，建筑布局应符合医院卫生学要求，并应具备隔离预防的功能，区域划分应明确，标识规范清晰。

2）应根据国家的有关法规，结合本医院的实际情况，制订隔离预防制度并实施。

3）应加强医务人员隔离与防护知识和技能的培训，为其提供合适、必要的个人防护用品。医务人员正确掌握常见感染性疾病的传播途径、隔离方式和防护技术，熟练掌握操作规程。个人防护用品应符合国家相关标准，有效期内使用，方便取用。

（二）建筑布局与隔离要求

1. **建筑分区与隔离要求**　医院建筑应根据患者获得感染危险性的程度划分为低度风险区域、中度风险区域和高度风险区域。低度风险区域是指没有患者存在或患者只作短暂停留的区域，如行政管理部门、图书馆、会议室、病案室等；中度风险区域是指有普通患者的诊疗，患者体液、分泌物、排泄物对环境表面存在潜在污染可能性的区域，如普通病区、门诊科室、功能检查室等；高度风险区域是指有感染或病原体定植患者诊疗的区域，以及对高度易感患者采取保护性隔离措施的区域，如感染性疾病科、手术部（室）、重症监护病区（室）、移植病区、烧伤病区（室）等。

2. **普通病区的建筑布局与隔离要求**　病区内病房（室）、治疗室等各功能区域内的房间应布局合理，洁污分明，标识清晰。设施、设备应符合医院感染防控的要求，应设有适于隔离的房间，病室内应有良好的通风设施。感染性疾病患者与非感染性疾病患者宜分室安置，同种感染性疾病、同种病原体感染患者宜集中安置，单排病床通道净宽不应小于 1.1m，双排病床（床端）通道净宽不应小于 1.4m，病床间距大于 0.8m。

3. **感染性疾病病区的建筑布局与隔离要求**　感染性疾病病区应设在医院相对独立的区域，并符合普通病区的建筑布局要求，应分区明确，标识清晰。不同种类的感染性疾病患者应分室安置，应配备适量非手触式开关的流动水洗手设施。

1）经接触传播疾病的隔离病区建筑布局与隔离要求参考上述通用要求。

2）经飞沫传播疾病疑似患者应单独安置；确诊患者宜单独安置，条件所限同种疾病患者必须安置于一室时，两病床之间距离不少于 1.2m。

3）经空气传播疾病患者的隔离病区要设置清洁区、潜在污染区和污染区，设立两通道和各区域之间的缓冲间，宜设置负压隔离病房。

清洁区：不易受到患者体液（血液、组织液等）和病原体等物质污染，以及传染病患者不应进入的区域。包括医务人员的值班室、卫生间、男女更衣室、浴室及储物间、配餐间等。

潜在污染区：位于清洁区与污染区之间，有可能被患者体液（血液、组织液等）和病原体等物质污染的区域。包括医务人员的办公室、治疗准备室、护士站、内走廊等。

污染区：传染病患者和疑似传染病患者接受诊疗的区域，以及被其体液（血液、组织液等）、分泌物、排泄物、污染物品暂存和处理的场所。包括病室，患者用后复用物品和医疗器械等的处置室，污物间，患者用卫生间，以及入院、出院处理室等。

两通道：在病区中要划分医务人员通道和患者通道，医务人员通道、出入口设在清洁区一端，患者通道、出入口设在污染区一端。

缓冲间：清洁区与潜在污染区之间、潜在污染区与污染区之间设立的两侧均有门的过渡间，两侧的门不同时开启，为医务人员的准备间。

负压隔离病区（室）用于隔离通过和可能通过空气传播的传染病患者或疑似患者的病区（病室），通过机械通风方式，使病区（病室）的空气按照由清洁区向污染区流动，使病区（病室）内的空气静压低于周边相邻相通区域的空气静压，以防止病原微生物向外扩散。

病区应严格执行工作流程和各区域、两通道等的管理，各区之间界线清楚，标识明显。疑似患者应单独安置；确诊患者宜单独安置，条件所限同种疾病患者必须安置于一室时，两病床之间距离不少于 1.2m；负压隔离病房一间宜安排一个患者，限制患者到本病室外活动，如需外出时戴医用外科口罩。经空气传播疾病患者出院所带物品应消毒处理，进入隔离病区的人员应根据进入的区域做好个人防护。

4. 门、急诊的建筑布局与隔离要求　普通门诊流程明确，标识清晰，路径便捷；门诊换药宜分别设立清洁伤口与污染伤口换药室，门诊手术室宜参照医院手术部（室）感染控制相关规范要求进行设置；儿科门诊应相对独立成区，出入方便；感染性疾病科门诊候诊应符合国家有关规定。各门诊宜分科候诊，门诊诊室应通风良好，应配备适量的流动水洗手设施和（或）配备速干手消毒剂，并设预检分诊台、隔离观察室等。

急诊医学科（室）应设单独出入口，流程清晰，路径便捷；并设预检分诊、普通诊室和适于隔离的诊室。应执行预检分诊制度，及时发现传染病患者及疑似患者，及时采取隔离措施。急诊观察室应按病区要求进行管理；对不明原因发热及不明原因肺炎患者进行诊疗时，应在标准预防的基础上按照空气传播疾病进行隔离预防。

（三）不同传播途径疾病的隔离预防原则与措施

1. 隔离预防原则

1）在标准预防措施的基础上，医院应根据疾病的传播途径（接触传播、飞沫传播、空气传播和其他途径传播如虫媒传播），结合本院的实际情况，制订相应的隔离与预防措施。

2）一种疾病可能有多种传播途径时，应在标准预防措施的基础上，采取针对相应传播途径的隔离与预防措施。

3）隔离病区（室）应有隔离标识，标识颜色和内容根据需求制订，如黄色标识一般用于经空气传播疾病的隔离，粉色标识一般用于经飞沫传播疾病的隔离，蓝色标识一般用于经接触传播疾病的隔离。

4）疑似呼吸道传染病患者应安置在单人隔离房间。

5）受条件限制的医院，同种病原体感染的患者可安置于一室。

6）应限制无关人员进入隔离区域，严格管理陪护及探视人员。

7）对隔离患者进行宣教，做好手卫生及相关隔离要求。

8）隔离患者外出检查、诊疗、手术、转科、转运等时，应通知相关接收部门或单位，同时采取有效措施，减少对其他患者、医务人员和环境表面的污染。

9）接收部门或单位应做好隔离准备，在隔离患者离开后，应采取相应的清洁与消毒措施。

2. 经接触传播疾病的隔离与预防措施　接触经接触传播疾病的患者及其污染物，如肠道传染病、经血传播疾病、多重耐药菌感染、皮肤感染患者等，在标准预防的基础上，还应采取接触传播的隔离与预防措施。

（1）患者的隔离：宜单间隔离；无条件的医院可采取床单位隔离或同种病原体感染患者隔离于一室。应限制患者的活动范围，减少转运。

（2）医务人员的防护：接触隔离患者的体液（血液、组织液等）、分泌物、排泄物等物质时，应戴一次性使用医用橡胶检查手套，手上有伤口时应戴双层手套；接触污染物品后、离开隔离病室前应摘除手套，洗手和（或）手消毒。进入隔离病室，从事可能污染工作服的操作时，应穿隔离衣；离开病室前，脱下隔离衣，按要求悬挂，每天更换清洗与消毒；或使用一次性隔离衣，用后按医疗废物管理要求进行处置。接触甲类及乙类按甲类管理的传染病患者应按要求穿脱医用一次性防护服，离开病室前，脱去医用一次性防护服，医用一次性防护服按医疗废物管理要求进行处置。

3. 经飞沫传播疾病的隔离与预防措施　接触经飞沫传播疾病的患者及污染物，如百日咳、白喉、流行性感冒、病毒性腮腺炎等，在标准预防的基础上，还应采取经飞沫传播疾病的隔离与预防措施。

（1）患者的隔离：宜限制患者的活动范围；患者病情允许时，应戴医用外科口罩，并定期更换。应减少转运，当需要转运时，医务人员应注意防护。探视者应戴医用外科口罩，宜与患者保持 1m 以上距离。加强通风，应遵循相关规定进行室内空气的消毒。

（2）医务人员的防护：应根据诊疗的需要，穿戴合适的防护用品；一般诊疗护理操作佩戴医用外科口罩，严格手卫生。与患者近距离（≤1m）接触或进行产生气溶胶的操作时，应戴帽子、医用防护口罩；进行可能产生喷溅的诊疗操作时，应戴护目镜或防护面罩，穿隔离衣；当接触患者及其体液（血液、组织液等）、分泌物、排泄物等时应戴一次性使用医用橡胶检查手套，操作完成后严格手卫生。

4. 经空气传播疾病的隔离与预防措施　接触肺结核等经空气传播的疾病时，在标准预防措施的基础上，还应采用经空气传播疾病的隔离与预防措施。

（1）患者的隔离：原则上应尽快转送至有条件收治经空气传播疾病的医院或科室进行收治，转运过程中做好医务人员的防护。具有传染性的肺结核患者宜安置在负压隔离病室。当患者病情允许时，宜戴医用外科口罩，定期更换；宜限制其活动范围。应遵循相关的规定进行空气消毒。

（2）医务人员的防护：应严格按照区域医院感染预防与控制要求，在不同的区域，穿戴不同的防护用品，离开时按要求摘脱，并正确处理使用后物品。进入确诊或可疑传染病患者房间时，应戴帽子、医用防护口罩；进行可能产生喷溅的诊疗操作时，应戴护目镜或防护面罩，穿隔离衣；当接触患者及其体液（血液、组织液等）、分泌物、排泄物等时应戴一次性使用医用橡胶检查手套。

控制医院感染的其他措施还包括加强医院感染培训与管理，建立有效的医院感染监测与报告制度，执行手卫生规范、严格消毒与灭菌操作、合理使用抗生素、医疗废物安全处理等，可以在今后继续学习相关知识。

【疑点导航】

1）经空气传播疾病患者的隔离病区设置清洁区、潜在污染区和污染区。
2）经飞沫传播疾病和经空气传播疾病的隔离与预防措施。

【临床思维分析】

情景实例一

临床场景 患者,男,56岁。在心内科普通病房住院期间,出现发热、鼻塞、流涕等症状,经检查确诊为流行性感冒,如何处置?

案例分析 流行性感冒为经飞沫传播疾病,确诊患者应单间收治,宜限制患者的活动范围;患者病情允许时,应戴医用外科口罩,并定期更换。应减少患者转运、外出检查及探视,探视者应戴医用外科口罩,宜与患者保持 1m 以上距离。病室内加强通风,应遵循相关规定进行室内空气的消毒。医务人员应根据诊疗的需要,穿戴合适的防护用品;一般诊疗护理操作佩戴医用外科口罩,严格手卫生。与患者近距离(≤1m)接触或进行产生气溶胶的操作时,应戴帽子、医用防护口罩;进行可能产生喷溅的诊疗操作时,应戴护目镜或防护面罩,穿隔离衣;当接触患者及其体液(血液、组织液等)、分泌物、排泄物等时应戴一次性使用医用橡胶检查手套,操作完成后严格手卫生。

情景实例二

临床场景 患者,男,42岁。因乏力、消瘦、腹泻收住消化科,拟行胃肠镜检查,术前检查人类免疫缺陷病毒(HIV)阳性,确诊艾滋病,如何处置?

案例分析 HIV可通过血液、体液等传播方式进行传播,属经接触传播疾病。患者宜单间隔离,无条件的医院可采取床单位隔离,应限制患者的活动范围,减少转运。医务人员接触隔离患者的体液、分泌物、排泄物等物质时,应戴一次性使用医用橡胶检查手套,手上有伤口时应戴双层手套;接触污染物品后、离开隔离病室前应摘除手套,洗手和(或)手消毒。进入隔离病室,从事可能污染工作服的操作时,应穿隔离衣;离开病室前,脱下隔离衣,按要求悬挂,每天更换清洗与消毒;或使用一次性隔离衣,用后按医疗废物管理要求进行处置。

情景实例三

临床场景 患者,女,48岁。因发热、咳嗽就诊发热门诊,检查胸部CT报活动性肺结核,如何处置?

案例分析 肺结核属经空气传播疾病,原则上应尽快转送至有条件收治经空气传播疾病的医院或科室进行收治,转运过程中做好医务人员的防护,患者滞留过的区域应遵循相关的规定进行空气消毒。发热门诊的医务人员,应严格按照区域医院感染预防与控制要求,在不同的区域穿戴不同的防护用品,进入确诊或可疑传染病患者房间时,应戴帽子、医用防护口罩;进行可能产生喷溅的诊疗操作时,应戴护目镜或防护面罩,穿隔离衣等。

第二节 穿脱隔离衣

> **【培训目标】** 训练穿脱隔离衣的规范操作。
> **【培训要求】** 掌握穿脱隔离衣的适用场景、穿脱地点、操作方法及要领,增强学生在医疗实践中的自我保护意识和保护患者以避免院内感染的发生。

在进行医疗工作时,医务人员需穿戴相应的医疗防护用品保护自己不被感染并避免患者出现院内感染的发生。其中隔离衣在特定的环境中可以为医务人员提供保护,避免病原体传播造成的交叉感染,有利于医疗工作的开展。

【训练步骤和方法】

一、实训前准备

1. 场所　模拟医院或实训中心。

2. 物品准备　置衣架，隔离衣，一次性医用无菌外科手套、口罩，手消或刷洗手设施。

二、实训步骤和方法

1. 基础理论讲授　带教老师先理论讲授穿脱隔离衣的适用场景、穿脱地点、操作方法及要领。重点强调操作过程中容易发生污染事件的环节。

2. 操作示范　带教老师进行规范化的分解步骤的操作示教，边操作边进行操作要领的讲解。

3. 学生练习　学生分组进行操作练习，带教老师巡视并及时指导、纠错。

4. 操作考核　设置临床情景，学生进行课后独立操作，并进行现场评分。

5. 教师总结　重点讲解现场发现的主要问题及操作的难点。

【操作步骤与方法】

一、适用场景

1）进入实施单间或床旁隔离的病室时，如病室内有传染性疾病或多重耐药菌感染的患者。

2）实施保护性隔离时，病室中存在大面积烧伤、骨髓移植、早产儿等患者。

3）进行有可能发生血液、体液喷溅的操作时。

二、规范操作步骤及方法

1. 穿隔离衣　流程见图 2-9-1。

1）先将工作衣、帽子等穿戴整齐，卷袖过肘；手拿着衣领取下隔离衣。

2）把隔离衣拿在手里，将衣领的两端向外折，肩并肩，露出肩袖内口，方便穿戴。

3）一手持衣领，另一手伸入袖内，举起手臂，将其中一衣袖穿上，换手持衣领，同法穿好另一衣袖。

4）两手持衣领，由前向后理顺领边，系好领结。

5）扣好袖扣或系上袖带。必要时套上橡皮圈束紧袖口。

6）自一侧衣缝顺带下约 5cm 处将隔离衣后身向前拉，见到衣边则捏住，再同法将另一边捏住。

7）两手在背后将边缘对齐，向一侧折叠，按住折叠处，并将腰带在背后交叉，回到前面打一活结。

2. 脱隔离衣　流程见图 2-9-2。

1）松开腰带在前面打一个活结。

2）将衣袖向上拉，塞在上臂衣袖下。

3）清洁双手以后，解开领口。

4）用清洁后的手，拉袖口内的清洁面。

5）衣袖遮住的手拉另一衣袖的污染面。

6）双手转换，逐渐从衣袖中退出。

7）提起衣领，对齐衣边，挂在衣钩上。

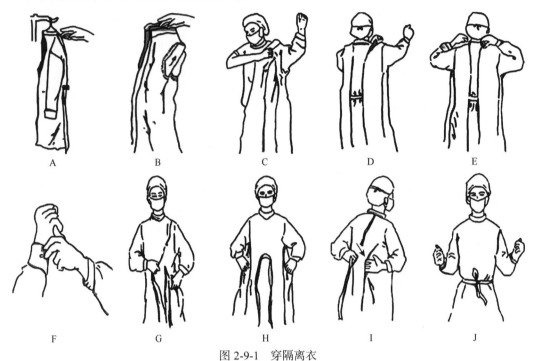

图 2-9-1　穿隔离衣

A. 取隔离衣；B. 清洁面朝自己；C. 穿上一侧衣袖；D. 穿上另一侧衣袖；E. 系领扣或打领结；F. 扣好袖扣或系上袖带；G. 将一侧隔离衣后身向前拉并捏住衣边；H. 同法将另一边捏住；I. 将边缘对齐，向一侧折叠；J. 腰带在前面打结

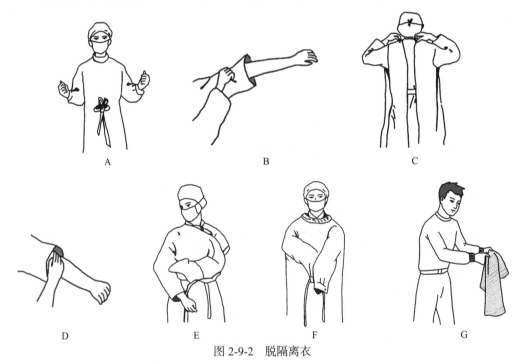

图 2-9-2　脱隔离衣

A. 松开腰带在前面打一个活结；B. 将衣袖上拉，塞入上臂衣袖下，并消毒双手；C. 解开领口；D. 拉袖口内侧的清洁面；E. 衣袖遮住的手拉另一衣袖的污染面；F. 双手从衣袖中退出；G. 提起衣领，对齐衣边，挂在衣架上

【疑点导航】

1）穿隔离衣前应准备好工作中的一切所需用品。
2）隔离衣长短合适，需完全遮盖内面工作服，并完好无损。
3）系领扣时，勿使衣袖触及面部、衣领及工作帽。
4）洗手时，隔离衣不得污染洗手设备。
5）穿好隔离衣后，双臂保持在腰部以上，视线范围内。
6）穿隔离衣后，只限在规定区域内进行活动，不得进入清洁区。
7）隔离衣应每日更换，如有潮湿或被污染，应立即更换。
8）挂隔离衣时，若在半污染区，不得露出污染面；若在污染区，不得露出清洁面。

【临床思维分析】

情景实例一
临床场景　进入有传染性疾病或多重耐药菌感染的患者病房。
案例分析　医务人员要穿隔离衣保护自己不被传染，并避免病原体传播造成的交叉感染。

情景实例二
临床场景　进入存在大面积烧伤、骨髓移植、早产儿等患者的病房。
案例分析　为实施保护性隔离，必须穿隔离衣进入病房，以防由于皮肤防御屏障受损及免疫力低下等导致患者接触病原体发生感染性事件。

第三节　职业暴露

【培训目标】　训练职业暴露后的紧急处理措施、上报登记流程及预防用药等相关知识。
【培训要求】　掌握职业暴露定义、紧急处理措施、上报登记流程、预防用药及随访，了解职业暴露后心理疏导，增强人文关怀。

医务人员职业暴露是指在工作过程中接触有毒、有害物质，或传染病病原体，从而损害健康或危及生命的一类职业暴露，可分为感染性职业暴露、放射性职业暴露、化学性职业暴露和其他职业暴露。我们通常所指的职业暴露是感染性职业暴露，又分为血源性职业暴露和呼吸道传染病职业暴露，本节重点学习的是血源性职业暴露。

血源性职业暴露是指医院全口径工作人员工作中意外被经血液、体液传播的传染病患者（或感染者）的血液、体液等污染了皮肤或黏膜，或者被含有传染性病原体的血液、体液污染的锐器刺破皮肤，被携带含有传染性病原体的生物样本、废弃物污染了皮肤或者黏膜，有可能被感染的情况。

【训练步骤和方法】

一、实训前准备

1. 场所　模拟医院，实训中心（实训室）或传染病医院。
2. 物品准备　清洁剂、流动清水、职业暴露上报登记相关表格等。

二、实训步骤和方法

1. **基础理论讲授**　带教老师先理论讲授职业暴露的定义、暴露后操作规程及注意事项。
2. **操作示范**　带教老师进行规范化的分解步骤的操作示教，并针对学习要点进行讲解。
3. **学生练习**　学生分组进行模拟练习，带教老师巡视并及时指导、纠错。
4. **操作考核**　设置临床情景，学生课后完成思考题，并进行现场评分。
5. **教师总结**　重点讲解现场发现的主要问题及操作的难点。

【操作步骤与方法】

一、适用场景

在医院工作过程中发生职业暴露的医务工作者。

二、规范操作步骤及方法

医院工作人员发生职业暴露后，应在第一时间进行自我紧急处理措施，并向科室或部门主管领导及本院感染管理部门汇报，在相关科室指导下完成登记备案、基线检测、保存标本、预防性处置等，必要时可寻求相关科室心理疏导。如本院无处置条件，应转介到定点医院处置。需注意的是，任何预防阻断措施都是在当事人自愿的前提下开展和实施，并签署知情同意书，并强调规范随访。

（一）紧急处理措施

1）用清洁剂和流动水清洗污染的皮肤，清除可见污物。被暴露的黏膜，用生理盐水或蒸馏水反复冲洗干净。如佩戴隐形眼镜发生眼部的暴露，应取出隐形眼镜后冲洗。

2）如有伤口，应从伤口近心端向远心端轻轻挤压，尽可能挤出损伤处的血液，禁止进行伤口的局部挤压。再用清洁剂和流动水冲洗。

3）伤口冲洗后，用75%酒精或者0.5%碘伏进行消毒，并包扎伤口。必要时，进行手术清创治疗。

4）暴露源及暴露者均应采集血标本，并保存标本以备复查。HIV暴露要检测暴露源的HIV抗体及HIV-RNA，暴露者的HIV抗体；HBV暴露要检测暴露源的乙肝五项及HBV-DNA，暴露者的乙肝五项；HCV暴露要检测暴露源的丙肝抗体和HCV-RNA，暴露者的丙肝抗体；梅毒暴露要检测暴露源的梅毒血浆反应素快速试验（RPR）及梅毒螺旋体（TP）抗体，暴露者的梅毒螺旋体抗体。

5）由相关专业医师评估是否需要预防性用药。

（二）预防性用药及随访

1. HIV职业暴露

1）发生职业暴露者在1h内报告科室负责人、感染管理部门等医疗机构主管部门，医疗机构应当在暴露发生后2h内向辖区内的处置机构报告，并提供相关材料，配合处置工作。

2）在发生HIV暴露后尽可能在最短的时间内（尽可能在2h内）进行预防性用药，最好在24h内，但不超过72h，连续服用28天。

预防用药建议：首选方案为恩曲他滨替诺福韦片（FTC/TDF）+拉替拉韦（RAL）或多替拉韦（DTG）；恩曲他滨丙酚替诺福韦片（FTC/TAF）+拉替拉韦（RAL）或多替拉韦（DTG）；比克恩丙诺片（比克替拉韦BIC/恩曲他滨FTC/丙酚替诺福韦TAF）。以上方案如果不可及，根据当地资源，可以使用洛匹那韦/利托那韦（LPV/r）或达芦那韦/考比司他（DRV/c）。

3）在暴露后的第 4、8、12 和 24 周时，对艾滋病病毒抗原抗体进行检测，对服用药物的毒性进行监控和处理。

2. 梅毒职业暴露

1）若暴露源 RPR[或性病研究实验室实验（VDRL）]呈现阳性，应加做梅毒螺旋体明胶颗粒凝集试验（TPPA）确认，若仍为阳性，暴露者应在 2 周内进行阻断治疗。

2）建议用药

方案一：苄星青霉素 240 万 U，1 次/周，连用 2～3 周。

方案二：青霉素过敏，头孢曲松 1g，静脉滴注或肌内注射，1 次/日，连用 10 日。

方案三：多西环素 100mg，2 次/日，连用 15 日。

暴露后 3 个月时进行 TPPA、RPR 检测。

3. 乙肝职业暴露

1）应立即检测 HBV-DNA、乙肝五项，保留基线结果并于 3～6 个月后复查。

2）如接种过乙型肝炎疫苗，且已知抗-HBs 阳性（抗-HBs≥10mIU/ml）者，可不进行处理。如未接种过乙型肝炎疫苗，或虽接种过乙型肝炎疫苗，但抗-HBs＜10mIU/ml 或抗-HBs 水平不详者，应立即注射 HBIg200～400U，同时在不同部位接种 1 针乙型肝炎疫苗（20μg），于 1 个月和 6 个月后分别接种第 2 针和第 3 针乙型肝炎疫苗（20μg）。

4. 丙肝职业暴露

1）不建议给予预防性治疗。

2）检测丙肝抗体及 HCV-RNA，保留基线结果。

3）暴露后 1～3 周超敏方法检测 HCV-RNA，最长检测到半年，暴露后 3～6 个月后进行丙肝抗体和 HCV-RNA 检测。

4）监测中一旦 HCV-RNA 阳性，立即咨询专业医师考虑予以抗病毒治疗。

【临床思维分析】

情景实例一

临床场景 艾滋病病房某护士，女，36 岁。在为艾滋病患者采血后，被注射器针头不慎扎伤，当时有可视性出血。

案例分析 此场景为艾滋病职业暴露，针刺锐器伤，暴露发生后应立即用流动水清洗，同时应从穿刺部位近心端向远心端轻轻挤压，尽可能挤出损伤处的血液，清洗后用 75%酒精或者 0.5%碘伏进行消毒。尽快上报科室负责人及院感管理人员，在相关专家指导下进行登记上报，留取标本，服用预防 HIV 药物，按相关要求进行随访监测。

情景实例二

临床场景 急诊室某医生，男，42 岁。在抢救肝硬化上消化道大出血患者过程中，被患者呕吐的血液喷射到脸上和眼睛里，已知患者为丙肝患者。

案例分析 此场景为 HCV 皮肤黏膜暴露，暴露后立即用清洁剂和流动水清洗污染的皮肤，用生理盐水或蒸馏水反复冲洗眼睛。尽快上报科室负责人及院感管理人员，在相关专家指导下进行登记上报，留取标本，按相关要求进行随访监测。

情景实例三

临床场景 病房卫生员，女，50 岁。未戴防护手套接触被体液、血液污染的衣物，后得知患者为梅毒活动期患者，接触时卫生员手部皮肤有破损。

案例分析 此为梅毒皮肤黏膜暴露，暴露后应立即用清洁剂和流动水清洗污染的皮肤，清洗后用 75%酒精或者 0.5%碘伏对手部破损皮肤进行消毒。尽快上报科室负责人及院感管理人员，在相关专家指导下进行登记上报，留取标本，若无青霉素过敏，予苄星青霉素 240 万 U，1 次/周，连用 2~3 周，并按相关要求进行随访监测。

附：血源性职业暴露应急处理流程

血源性职业暴露应急处理流程见图 2-9-3。

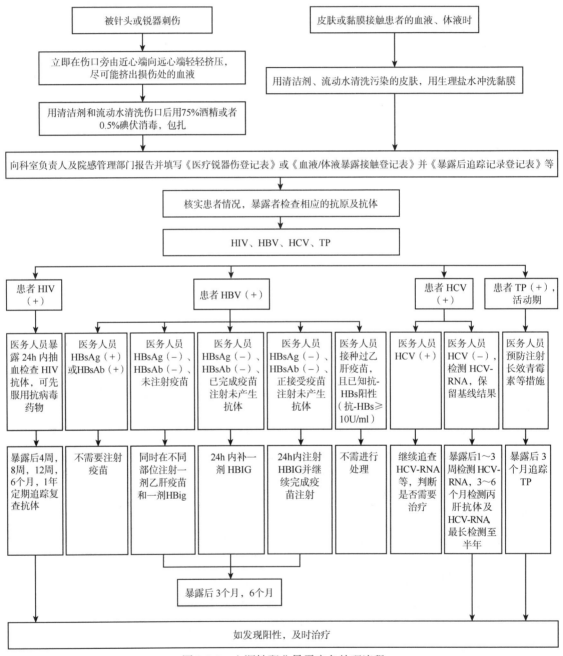

图 2-9-3　血源性职业暴露应急处理流程

第四节　相关传染病防治的法律法规

【培训目标】　熟悉与医疗机构相关的法律法规。
【培训要求】　掌握传染病的上报制度、法律责任，提醒学生在医疗实践中要遵守相关的传染病防治法，进而预防、控制和消除传染病的发生与流行。

为了预防、控制和消除传染病的发生与流行，保障人体健康和公共卫生，全国人民代表大会常务委员会制定了《中华人民共和国传染病防治法》。

国家对传染病防治实行预防为主的方针，防治结合、分类管理、依靠科学、依靠群众。将传染病分为甲类、乙类和丙类。

一、传染病类型的确定及公布机构

1）国务院卫生行政部门根据传染病暴发、流行情况和危害程度，可以决定增加、减少或者调整乙类、丙类传染病病种并予以公布。

2）其他乙类传染病和突发原因不明的传染病需要采取本法所称甲类传染病的预防、控制措施的，由国务院卫生行政部门及时报经国务院批准后予以公布、实施。

3）需要解除依照甲类传染病预防、控制措施的传染病，由国务院卫生行政部门报经国务院批准后予以公布。

4）省、自治区、直辖市人民政府对本行政区域内常见、多发的其他地方性传染病，可以根据情况决定按照乙类或者丙类传染病管理并予以公布，报国务院卫生行政部门备案。

5）传染病暴发、流行时，国务院卫生行政部门负责向社会公布传染病疫情信息，并可以授权省、自治区、直辖市人民政府卫生行政部门向社会公布本行政区域的传染病疫情信息。公布传染病疫情信息应当及时、准确。

二、医疗机构职责

1）医疗机构承担与医疗救治有关的传染病防治工作和责任区域内的传染病预防工作。

2）疾病预防控制机构、医疗机构应当定期对其工作人员进行传染病防治知识、技能的培训。

3）在中华人民共和国领域内的一切单位和个人，必须接受疾病预防控制机构、医疗机构有关传染病的调查、检验、采集样本、隔离治疗等预防、控制措施，如实提供有关情况。疾病预防控制机构、医疗机构不得泄露涉及个人隐私的有关信息、资料。卫生行政部门及其他有关部门、疾病预防控制机构和医疗机构因违法实施行政管理或者预防、控制措施，侵犯单位和个人合法权益的，有关单位和个人可以依法申请行政复议或者提起诉讼。

4）医疗机构必须严格执行国务院卫生行政部门规定的管理制度、操作规范，防止传染病的医源性感染和医院感染。

5）医疗机构应当确定专门的部门或者人员，承担传染病疫情报告、本单位的传染病预防、控制及责任区域内的传染病预防工作；承担医疗活动中与医院感染有关的危险因素监测、安全防护、消毒、隔离和医疗废物处置工作。

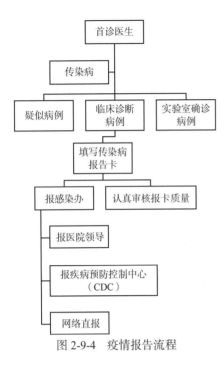

图 2-9-4　疫情报告流程

三、疫情的报告

1）疾病预防控制机构、医疗机构和采供血机构及其执行职务的人员发现本法规定的传染病疫情或者发现其他传染病暴发、流行及突发原因不明的传染病时，应当遵循疫情报告属地管理原则，按照国务院规定的或者国务院卫生行政部门规定的内容、程序、方式和时限报告。

2）任何单位和个人发现传染病患者或者疑似传染病患者时，应当及时向附近的疾病预防控制机构或者医疗机构报告。

3）依照本法的规定负有传染病疫情报告职责的人民政府有关部门、疾病预防控制机构、医疗机构、采供血机构及其工作人员，不得隐瞒、谎报、缓报传染病疫情。

4）报告程序与方式：①实行属地化管理：谁接诊，谁报告。②首诊医师负责制。③首诊医师在首次诊断传染病患者后，应当立即通过医生工作站填写传染病报告卡上报给感染办。④感染办按相关要求进行网络直报。

5）疫情报告流程：见图 2-9-4。

四、医疗机构的疫情控制

1）对患者、病原携带者，予以隔离治疗，隔离期限根据医学检查结果确定。

2）对疑似患者，确诊前在指定场所单独隔离治疗。

3）对医疗机构内的患者、病原携带者、疑似患者的密切接触者，在指定场所进行医学观察和采取其他必要的预防措施。

4）拒绝隔离治疗或者隔离期未满擅自脱离隔离治疗的，可以由公安机关协助医疗机构采取强制隔离治疗措施。

5）医疗机构发现乙类或者丙类传染病患者，应当根据病情采取必要的治疗和控制传播措施。

6）医疗机构对本单位内被传染病病原体污染的场所、物品及医疗废物，必须依照法律、法规的规定实施消毒和无害化处置。

五、医疗救治

1）县级以上人民政府应当加强和完善传染病医疗救治服务网络的建设，指定具备传染病救治条件和能力的医疗机构承担传染病救治任务，或者根据传染病救治需要设置传染病医院。

2）医疗机构的基本标准、建筑设计和服务流程，应当符合预防传染病医院感染的要求。医疗机构应当按照规定对使用的医疗器械进行消毒；对按照规定一次性使用的医疗器具，应当在使用后予以销毁。医疗机构应当按照国务院卫生行政部门规定的传染病诊断标准和治疗要求，采取相应措施，提高传染病医疗救治能力。

3）医疗机构应当对传染病患者或者疑似传染病患者提供医疗救护、现场救援和接诊治疗，书写病历记录及其他有关资料，并妥善保管。医疗机构应当实行传染病预检、分诊制度；对传染病患者、疑似传染病患者，应当引导至相对隔离的分诊点进行初诊。医疗机构不具备相应救治能力的，应当将患者及其病历记录复印件一并转至具备相应救治能力的医疗机构。

六、医疗机构的法律责任

医疗机构违反本法规定，有下列情形之一的，由县级以上人民政府卫生行政部门责令改正，通报批评，给予警告；造成传染病传播、流行或者其他严重后果的，对负有责任的主管人员和其他直接责任人员，依法给予降级、撤职、开除的处分，并可以依法吊销有关责任人员的执业证书；构成犯罪的，依法追究刑事责任。

1）未按照规定承担本单位的传染病预防、控制工作，医院感染控制任务和责任区域内的传染病预防工作的。

2）未按照规定报告传染病疫情，或者隐瞒、谎报、缓报传染病疫情的。

3）发现传染病疫情时，未按照规定对传染病患者、疑似传染病患者提供医疗救护、现场救援、接诊、转诊的，或者拒绝接受转诊的。

4）未按照规定对本单位内被传染病病原体污染的场所、物品及医疗废物实施消毒或者无害化处置的。

5）未按照规定对医疗器械进行消毒，或者对按照规定一次性使用的医疗器具未予销毁，再次使用的。

6）在医疗救治过程中未按照规定保管医学记录资料的。

7）故意泄露传染病患者、病原携带者、疑似传染病患者、密切接触者涉及个人隐私的有关信息、资料的。

七、传染病防治法中部分专业术语含义

1. 传染病患者、疑似传染病患者　指根据国务院卫生行政部门发布的《中华人民共和国传染病防治法规定管理的传染病诊断标准》，符合传染病患者和疑似传染病患者诊断标准的人。

2. 病原携带者　指感染病原体无临床症状但能排出病原体的人。

3. 流行病学调查　指对人群中疾病或者健康状况的分布及其决定因素进行调查研究，提出疾病预防控制措施及保健对策。

4. 疫点　指病原体从传染源向周围播散的范围较小或者单个疫源地。

5. 疫区　指传染病在人群中暴发、流行，其病原体向周围播散时所能波及的地区。

6. 人畜共患传染病　指人与脊椎动物共同罹患的传染病，如鼠疫、狂犬病、血吸虫病等。

7. 自然疫源地　指某些可引起人类传染病的病原体在自然界的野生动物中长期存在和循环的地区。

8. 病媒生物　指能够将病原体从人或者其他动物传播给人的生物，如蚊、蝇、蚤类等。

9. 医源性感染　指在医学服务中，因病原体传播引起的感染。

10. 医院感染　指住院患者在医院内获得的感染，包括在住院期间发生的感染和在医院内获得、出院后发生的感染，但不包括入院前已开始或者入院时已处于潜伏期的感染。医院工作人员在医院内获得的感染也属医院感染。

11. 实验室感染　指从事实验室工作时，因接触病原体所致的感染。

12. 菌种、毒种　指可能引起本法规定的传染病发生的细菌菌种、病毒毒种。

13. 消毒　指用化学、物理、生物的方法杀灭或者消除环境中的病原微生物。

14. 医疗机构　指按照《医疗机构管理条例》取得医疗机构执业许可证，从事疾病诊断、治疗活动的机构。

第十章

药品使用基本技能

"医靠药治、药为医用"。药物治疗是治疗疾病的主要手段之一，医药之间有着天然不可分开的联系。然而，随着现代社会的分工细化，医师主要关注疾病的诊断、治疗，对所用药品的来源、质量层次、药品调剂、药品储藏、不同饮片炮制规格选择、饮片煎煮方法、不良反应关联性评价等知识了解不够或重视不足，导致医师在处方用药、进行疗效和安全性评价时常常忽略药品本身或使用环节的影响，从而导致疗效欠佳。本章介绍了药品流通和使用环节的基本知识，旨在加强医师药学思维，为临床精准用药、提升合理用药水平奠定了基础。

第一节 药品管理与供应

【教学目的】 掌握药品的基本概念、药品储藏条件规定；了解特殊管理的药品、药品调剂流程。

【教学重点】 药品基本概念与分类，药品储藏要求，易变质中药饮片分类。

一、基本概念

药品是指用于预防、治疗、诊断人的疾病，有目的地调节人的生理功能并规定有适应证或者功能主治、用法和用量的物质。包括中药、化学药品、生物制品和医疗机构制剂等。

1. 中药 是指在中医药理论指导下，用于疾病预防、治疗、诊断和康复的天然药物及其提取物或制成品。包括中药材、中药饮片和中成药等。

（1）中药材：泛指在市场流通的植物、动物、矿物药。简单说，就是中药饮片的原料。

（2）中药饮片：是指中药材经过加工炮制后可直接用于中医临床或制剂生产使用的药品。其临床应用形式有传统中药饮片、小包装中药饮片等。简称饮片。

1）小包装中药饮片：是指按设定的剂量包装，能直接"数包"配方的中药饮片。

2）中药配方颗粒：由单味中药饮片经水提、浓缩、干燥、制粒而成，在中医临床配方后，供患者冲服使用。中药配方颗粒是对传统中药饮片的补充。

（3）中成药：是指在中医药理论指导下，经过药学和临床研究，获得国家药品管理部门的批准，以中医处方为依据，以中药饮片为原料，按照规定的生产工艺和质量标准制成一定剂型，质量可控，安全有效的药品。

2. 化学药品 是指通过合成或者半合成的方法制得的原料药及其制剂，天然物质中提取或者通过发酵提取的新的有效单体及其制剂,用拆分或者合成等方法制得的已知药物中的光学异构体及其制剂。

3. 生物制品　是指应用普通的,或以基因工程、细胞工程、蛋白质工程、发酵工程等获得的微生物、细胞及各种动物和人源的组织与液体等生物材料制备,用于人类疾病预防、治疗和诊断的药品。

4. 医疗机构制剂　是指医疗机构根据本单位临床需要而常规配制、自用的固定处方制剂。

二、特殊管理药品

医疗机构特殊管理的药品包括疫苗、血液制品、麻醉药品、精神药品、医疗用毒性药品、放射性药品、药品类易制毒化学品等,中药饮片还包括野生保护动植物药品。

三、药品调配

（一）门诊药房药品调配流程

门诊药房药品调配流程见图 2-10-1。

（二）住院药房药品调配流程

住院药房药品调配流程见图 2-10-2。

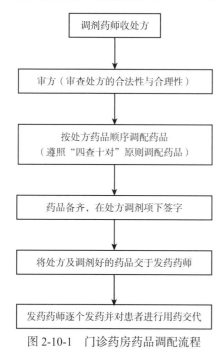

图 2-10-1　门诊药房药品调配流程

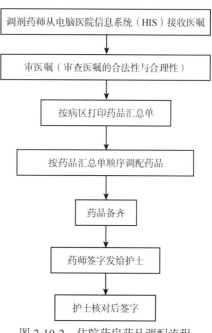

图 2-10-2　住院药房药品调配流程

（三）中药饮片调配流程

中药饮片调配流程见图 2-10-3。

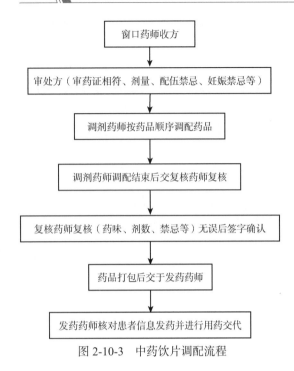

图 2-10-3　中药饮片调配流程

流程图内容：
窗口药师收方
→ 审处方（审药证相符、剂量、配伍禁忌、妊娠禁忌等）
→ 调剂药师按药品顺序调配药品
→ 调剂药师调配结束后交复核药师复核
→ 复核药师复核（药味、剂数、禁忌等）无误后签字确认
→ 药品打包后交于发药药师
→ 发药药师核对患者信息发药并进行用药交代

四、药品储藏

（一）药品储藏条件规定

1. 遮光　用不透光的容器包装，如棕色容器或黑色包装材料包裹的无色透明、半透明容器。

2. 密闭　将容器密闭，以防止尘土及异物进入。

3. 密封　将容器密封，以防止风化、吸潮、挥发或异物进入。

4. 熔封或严封　将容器熔封或用适宜的材料严封，以防止空气和水分的侵入并防止污染。

5. 阴凉处　不超过 20℃的环境。

6. 凉暗处　避光并不超过 20℃的环境。

7. 冷处　2～10℃的环境。

8. 常温　10～30℃的环境。

（二）药品储藏要求

西成药根据药品说明书储藏要求储藏药品，药品开封后一般在 1 个月内有效。中药饮片储藏要求见下文。

（三）中药饮片储藏

1. 中药饮片变质的影响因素

（1）自身因素：中药自身因素包括化学成分及其性质、含水量、细菌污染情况等。中药含水量及污染情况是发霉、虫蛀、变色的重要影响因素。含淀粉、糖类、蛋白质等营养物质较多的中药，易生虫、发霉、遭鼠害等。含挥发油多的中药易散失气味。含盐分较多的中药易潮解。在储藏时，应将中药充分干燥、灭霉，并根据中药化学成分的性质分类存放，并采取相应措施，防止变质现象的发生。

（2）环境因素：中药来源复杂，成分各异，物理性质各有不同，有的坚硬，有的柔软，有的怕热，有的怕光等。在储藏过程中，由于外界因素的影响，极易发生各种变化。引起变化的外界因素主要有空气、温度、湿度、光线等。这些自然因素能使中药产生复杂的物理和化学变化。变化的快慢、程度的大小，与中药同上述因素接触的时间长短、储藏的条件又有密切的关系，而且各种因素间又存在着相互促进或抑制的作用。

2. 中药饮片储藏要求

1）按包装标示的温度要求储存药品，包装上没有标示具体温度的，按照《中国药典》规定的储藏要求进行储存。

2）储存药品相对湿度为 35%～75%。

3）储存药品应当按照要求采取避光、遮光、通风、防潮、防虫、防鼠等措施。

4）特殊管理的药品应当按照国家有关规定储存。

3. 易变质中药饮片分类　见表 2-10-1。

表 2-10-1　易变质中药饮片分类表

分类	中药饮片
易生虫饮片	党参、人参、南沙参、冬虫夏草、当归、独活、白芷、防风、板蓝根、甘遂、生地黄、泽泻、全瓜蒌、枸杞子、大皂角、桑椹、龙眼肉、核桃仁、莲子、薏苡仁、苦杏仁、青风藤、桑白皮、鹿茸、蕲蛇、鸡内金、菊花、金银花、凌霄花、北沙参、防己、莪术、川贝母、金果榄、佛手、陈皮、砂仁、酸枣仁、红花、闹羊花、蒲黄、芫花、蝉蜕、黄柏、狗肾、地龙、甘草、黄芪、山药、天花粉、桔梗、灵芝、猪苓、茯苓、水蛭、僵蚕、蜈蚣、乌药、葛根、丹参、何首乌、赤芍、苦参、延胡索、升麻、草薢、大黄、肉豆蔻、淡豆豉、柴胡、地榆、川芎、半夏、玉竹、天麻、粉葛根等
易发霉饮片	天冬、牛膝、独活、玉竹、黄精、白果、橘络、全瓜蒌、山茱萸、莲子心、枸杞子、大枣、马齿苋、大蓟、小蓟、大青叶、桑叶、蛤蟆油、狗肾、蛤蚧、黄柏、白鲜皮、木槿皮、人参、党参、当归、知母、紫菀、菊花、红花、金银花、白及、木香、五味子、洋金花、蝼蛄、地龙、蕲蛇、蜈蚣、甘草、葛根、山柰、青皮、芡实、薏苡仁、栀子、羌活、黄芩、远志等
易泛油饮片	独活、火麻仁、核桃仁、榧子、千金子、当归、牛膝、巴豆、狗肾、木香、龙眼肉、橘核、苦杏仁、蝼蛄、前胡、川芎、白术、苍术等
易变色饮片	月季花、白梅花、玫瑰花、款冬花、红花、山茶花、金银花、扁豆花、橘络、佛手、通草、麻黄等
易失去气味饮片	广藿香、香薷、紫苏、薄荷、佩兰、荆芥、细辛、肉桂、花椒、月季花、玫瑰花、吴茱萸、八角茴香、丁香、檀香、沉香、厚朴、独活、当归、川芎等
易升华饮片	樟脑、薄荷脑、冰片等
易软化融化类饮片	松香、芦荟、阿魏、猪胆膏、白胶香、安息香、柿霜、乳香、没药、苏合香等
易风化饮片	硼砂、白矾、绿矾、芒硝、胆矾等
易潮解饮片	芒硝、大青盐、绿矾、胆矾、硼砂、咸秋石、盐附子、全蝎、海藻、昆布等

第二节　中药饮片辨识

【教学目的】　了解中药饮片鉴定依据及常用方法。
【教学重点】　中药饮片性状鉴定。

一、中药饮片鉴定依据

中药饮片鉴定依据见图 2-10-4。

二、中药饮片鉴定方法

（一）来源鉴定

来源鉴定法又称基原鉴定法，是应用植（动、矿）物的分类学知识，对中药的来源进行鉴定，确定其正确的学名。来源鉴定的内容包括原植（动）物的科名、植（动）物名、拉丁学名、药用部位，矿物药的类、族、矿石名或岩石名。

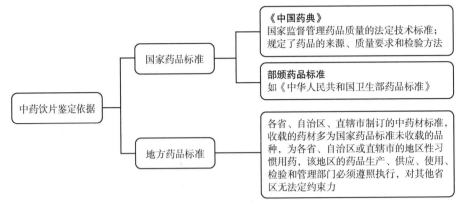

图 2-10-4　中药饮片鉴定依据

（二）性状鉴定

1. 形状　是指饮片的形态。

2. 大小　《中国药典》2020 年版一部规定，饮片的规格有片、段、块、丝等。其厚薄大小通常为片：极薄片 0.5mm 以下，薄片 1～2mm，厚片 2～4mm；段：短段 5～10mm，长段 10～15mm；块：为 8～12mm 的方块；丝：细丝 2～3mm，宽丝 5～10mm。

3. 色泽　是指在日光下观察的颜色及光泽度。

4. 表面特征　指药材表面是光滑还是粗糙，有无皱纹、皮孔、鳞片、毛茸或其他附属物等。

5. 质地　指饮片的轻重、软硬、坚韧、疏松（或松泡）、致密、黏性、粉性、油润、角质、绵性、柴性等特征。

6. 断面特征　包括自然折断面和横切面。折断面特征指药材折断时的现象，如是否容易折断，有无声响，有无粉尘散落及折断时断面上的特征，如断面是否平坦，或呈纤维性、颗粒性、裂片状，有无胶丝，是否可以层层剥离，有无放射状纹理等。常见术语如下。

"菊花心"——黄芪、甘草。

"车轮纹"——防己。

"朱砂点"——茅苍术。

"星点"——大黄。

"云锦状花纹"——何首乌。

"罗盘纹"——商陆。

7. 气　有些饮片有特殊的香气或臭气。"气"是由于饮片含有挥发性物质的缘故，也是饮片的重要鉴别特征之一。检查"气"时，可直接嗅闻，或在折断、破碎或搓揉时进行，有时可用热水湿润后检查。

8. 味　饮片的味感是由其所含的化学成分决定的，每种饮片的味感是比较固定的，对鉴别某些饮片特别有价值，如乌梅、木瓜、山楂均以味酸为好；黄连、黄柏以味越苦越好；甘草、党参以味甜为好等。有毒的饮片如川乌、草乌、半夏、白附子等需尝味时，取样要少，尝后应立即吐出漱口，洗手，以免中毒。

（三）显微鉴定

显微鉴定法是利用显微技术对中药进行显微分析，以确定其品种和质量的一种鉴定方法。显微鉴定主要包括组织鉴定和粉末鉴定，可根据检品的不同情况（完整药材、破碎药材、粉末或中成药等）选择具有代表性的供试品，制作相应的制片，进行显微观察和鉴别。

（四）理化鉴定

理化鉴定是利用某些物理的、化学的或仪器分析方法，鉴定中药的真实性、纯度和品质优劣程度的方法。分析药材中所含的有效成分或主要化学成分的有无和含量的多少，以及有害物质的有无及含量等。常用的理化鉴定方法有物理常数的测定，一般理化鉴别，检查（水分、灰分、膨胀度、酸败度、色度、有害物质），色谱法，分光光度法，色谱、光谱和质谱联用分析法，浸出物测定，含量测定等。

第三节　中药炮制与不同炮制品的选择

> 【教学目的】　掌握中药炮制对临床疗效及药性的影响，不同炮制品的临床合理选择；了解中药炮制的概念及方法。
>
> 【教学重点】　中药炮制对临床疗效及药性的影响，不同炮制品的临床合理选择。

中药炮制是中医用药的特点之一，中药饮片的不同炮制规格有着各自的特点，临床合理选用适宜的炮制品有助于提高处方的整体疗效和安全性。

一、中药炮制的概念

中药炮制是根据中医药理论，依照辨证施治用药的需要和药物自身性质，以及调剂、制剂的不同要求，所采取的一项传统的制药技术。

二、中药炮制的方法

（一）净制

净制是药材制成饮片的基础工作，也是中药炮制的第一道工序。如除去泥沙杂质和非药用部位等。清除杂质常用方法有挑选、筛选、风选、水选等；除去非药用部位包括去根或茎、去皮壳、去毛、去心、去芦、去核、去瓤、去枝梗、去头尾足翅、去残肉等。

（二）切制

切制是中药炮制的重要工序之一，主要是将净选后的药物进行软化，再切成一定规格的片、丝、块、段等。

切制饮片的形状取决于药材的特点、质地、形态等和各种不同的需要，如炮制、鉴别、用药要求的不同等。常见饮片片形主要如下。

极薄片：厚度为 0.5mm 以下。

薄片：厚度为 1～2mm。

厚片：厚度为 2～4mm。

斜片：厚度 2～4mm。

直片（顺片）：厚度在 2～4mm。

丝：细丝 2～3mm；宽丝 5～10mm。

段：长为 10～15mm；长段又称"节"；短段称"咀"。

丁（块）：为8～12mm的立方块。

对于木质类及动物骨、角质类药材，根据需要，入药时可分别制成极薄片，细末或不规则的小块，如羚羊角、鹿角、苏木、降香等。

（三）炮炙

1. 干热、固体辅料处理方法

（1）炒制：将净选或切制后的药物，置预热容器内，用不同火力连续加热，并不断搅拌或翻动至一定程度的炮制方法称为炒制法。炒制分为清炒和加辅料炒。

清炒根据炒制程序不同分为炒黄与炒焦；辅料炒包括麸炒、米炒和土炒等。

（2）烫：依所用辅料不同，分为砂烫、蛤粉烫和滑石粉烫。

（3）制炭：分炒炭和煅炭。是使药物部分炭化的炮制方法。制炭时要求药物仅部分炭化，部分保留原药的气味，习称"存性"，防止炒至药物灰化。

（4）煅制：分明煅法和煅淬法。是对部分矿物和动物骨骼、贝壳、化石类药物，进行高温处理的炮制方法。煅制时应注意煅至适中，使药物质地酥脆易碎，又不至于煅烧过度。

（5）煨制：在传统加工中，是将药物用湿面或湿纸包裹后，埋于热火灰或滑石粉中，缓缓加热至面皮或湿纸皮呈焦黄色时，取出，去掉包裹物，取出药物。

（6）烘焙：是将药物用文火间接或直接加热，使之充分干燥的方法。烘焙的温度较炒法低，主要用于昆虫类药物的干燥，如蜈蚣、虻虫等。

2. 湿热、液体辅料处理方法

（1）蒸制：将净制或切制后的药物加辅料或不加辅料装入蒸制容器内隔水加热，用蒸气蒸透或至规定的程度时，取出，干燥。

（2）煮制：取净药物或饮片，加水或液体辅料共煮，辅料的用量，按各药的具体规定。煮至液体完全被吸尽，或切开内无白心时，取出，干燥。

（3）焯制：取净药物投入沸水中，翻动片刻，捞出。

（4）甘草水制：甘草水制时，应先将净甘草饮片，加水适量，煎煮两次，合并煎液，为甘草水。取净药物或饮片，加甘草水拌匀，闷透，置锅内，文火煮至近干，或至规定的程度时，取出，放凉。

（5）酒制：分酒炙和酒蒸等。酒制时，除另有规定外，一般多用黄酒。

1）酒炙：取净药材或饮片，加定量黄酒拌匀，如不易拌匀时，可将酒加适量水稀释后，与药物拌匀，闷透，置锅内，文火炒至近干，或药物颜色加深，或至规定程度时，取出，放凉。

2）酒蒸：取净药物或饮片，加定量黄酒拌匀，置蒸制容器内，蒸至所需要的程度。

（6）醋制：包括醋炙、醋煮、醋蒸等。醋制时，应用食用醋。

1）醋炙：先拌醋后炒药，取净药物或饮片，加定量醋拌匀，如不易拌匀时，可将醋加适量水稀释后，与药物拌匀，闷透，置锅内，文火炒至近干，或药物颜色加深，或至规定程度时，取出，放凉。

2）醋煮：取净药物或饮片，加定量醋拌匀，置锅内煮至透心为度。

3）醋蒸：取净药物或饮片，加定量醋拌匀，置蒸制容器中蒸透为度。

（7）盐制：包括盐炙、盐蒸等。盐制时，应先将食盐加适量水溶解后，滤过，备用。

1）盐炙：先拌盐水后炒药，取净药物或饮片，加盐水拌匀，闷透，置锅内，用文火炒至规定的程度时，取出，放凉。

2）盐蒸：取净药物或饮片，加盐水拌匀，置蒸制容器内蒸透为度。

（8）蜜炙：先拌蜜后炒药，蜜炙时，应先将炼蜜加适量开水稀释后，加入净药物或饮片中拌匀，闷透，置锅内，文火炒至药物颜色加深，不粘手，或至规定程度时，取出，放凉，密闭储存。

（9）姜炙：姜炙时，应先将生姜洗净，捣烂，加水适量，压榨取汁，姜渣再加水适量重复压榨一次，合并汁液，即为姜汁。亦可用生姜或干姜饮片，捣碎后加水煎煮两次，合并，取汁。取净药物或饮片，加姜汁拌匀，闷透，置锅内，文火炒至近干，或至规定的程度时，取出，放凉。

3. 其他炮制方法

（1）发酵：是把药物经一定处理后，使其在适宜的温度和湿度下，借助霉菌和酶的催化分解作用，使微生物生长至其中酶含量达到规定程度，晒干或低温干燥。

（2）发芽：是将成熟的果实及种子，在一定的温度和湿度条件下，促使其萌发幼芽的方法。

（3）制霜：药物经过去油成松散粉末或析出细小结晶或升华、煎煮成粉渣的方法。根据操作方法不同，分为去油制霜、渗析制霜、升华制霜、煎煮制霜等法。

1）去油制霜法：药物经过去油制成松散粉末的方法，如巴豆霜。

2）渗析制霜法：药物经过物料析出细小结晶的方法，如西瓜霜。

3）升华制霜法：药物经过高温升华成结晶或细粉的方法，如砒霜。

4）煎煮制霜法：药物经过多次长时间煎熬后成粉渣另作药用的方法，如鹿角霜。

（4）水飞：利用粗细粉末在水中悬浮性不同，将不溶于水的矿物、贝壳类药物经反复研磨制备成极细腻粉末的方法，如水飞朱砂、雄黄、珍珠等。

（5）提净：某些矿物药，特别是一些可溶性无机盐类药物，经过溶解、过滤、重结晶处理，除去杂质的方法。

（6）复制：是将净选后的药物，加入一种或数种辅料，按规定程序，反复炮制的方法。复制主要用于天南星、半夏、白附子等有毒中药的炮制。

（7）干馏法：将药物置于锅内，以火烤灼，使产生汁液的方法，如竹沥、蛋黄油等。

三、中药炮制对临床疗效的影响

（一）净制

1）除去非药用部位，保证处方用药剂量准确，如山茱萸带核、金银花带枝叶，影响用药剂量的准确。

2）除去非药用部位，减少临床用药不良反应，如细辛入药部位是根和根茎，地上部分马兜铃酸含量高，入药不用全草，减少不良反应。

3）分离不同的药用部分，以保证临床处方用药准确，如花椒与椒目、莲子心与莲子肉、麻黄与麻黄根是功效不同的药物，分离使用。

（二）切制

将中药切制成不同饮片形状，可以提高煎药质量，保证疗效。

（三）加热炮制

经过炒制，可以产生焦香气，有启脾开胃的作用，如炒麦芽、炒谷芽等；种子和细小果实类中药炒后不但有香气，而且有利于溶媒渗入中药的内部，提高煎出效果；苦寒中药炒后苦寒之性缓和，免伤脾阳，如炒栀子；温燥药或作用较猛的药经炒后可缓和烈性，如麸炒苍术、枳实；有异味的中药炒后可矫臭矫味，利于服用，如麸炒僵蚕。白果炒制后毒性显著降低。

1. 炙法与临床疗效

（1）酒炙：引药上行，如大黄、黄连、黄柏，清上焦热；活血通络，如当归、川芎；去腥，如乌梢蛇、紫河车。

（2）醋炙：引药入肝经，增强活血止痛作用，如柴胡、香附、延胡索；降低毒性，如大戟、芫花、甘遂、商陆；矫臭矫味，如乳香、没药、五灵脂。

（3）盐炙：引药下行，增强补肾作用，如杜仲、巴戟天、益智仁；增强滋阴降火作用，如知母、黄柏。

（4）姜炙：降低苦寒之性，增强和胃止呕作用，如姜黄连、姜竹茹；缓和药性，降低刺激性，如姜厚朴消除咽喉刺激，宽中和胃。

（5）蜜炙：增强润肺止咳作用，如款冬花、紫菀；增强益气补脾作用，如黄芪、甘草，缓和药性，如蜜麻黄发汗力降低，止咳平喘力增强。

（6）油炙：增强温肾助阳作用，如淫羊藿；便于粉碎服用，如蛤蚧。

2. 辅料炒与临床疗效

（1）麸炒：麸炒山药、白术增强补脾作用；麸炒枳实缓和药性，避免耗气太过。

（2）米炒：米炒党参健脾止泻；米炒斑蝥降低毒性。

（3）土炒：土炒山药、白术，增强补脾止泻作用。

（4）砂炒：砂烫狗脊、穿山甲，使其质地酥脆利于煎出；砂烫马钱子降低毒性。

（5）蛤粉炒：蛤粉炒阿胶、鹿角胶降低滋腻之性，矫正不良气味，便于服用。

（6）滑石粉炒：滑石粉炒水蛭、刺猬皮，使其质地酥脆、便于粉碎和煎出，矫正气味。

3. 其他制法与临床疗效

（1）发芽：能使淀粉被分解为糊精、葡萄糖及果糖，蛋白质被分解成氨基酸，脂肪被分解成甘油和脂肪酸，并产生各种消化酶、维生素，使其具有新的功效，扩大用药品种，如麦芽、谷芽。

（2）发酵法：发酵可改变原有的性能，产生新的治疗作用，扩大用药品种，如神曲、淡豆豉等。

（3）制霜：制霜后可降低毒性，缓和药性。如巴豆，有大毒，泻下作用猛烈，去油制霜后可降低毒性，缓和泻下作用，保证临床用药安全有效。

四、中药炮制对药性的影响

（一）炮制对四气五味的影响

1. 纠正中药过偏之性味（相反为制）　如炒栀子、盐补骨脂、煨生姜。

2. 增强中药不足之性味（相资为制）　如盐制泽泻、酒当归、酒制仙茅。

3. 改变中药固有之性味　如生地黄与熟地黄、天南星与胆南星。

（二）炮制对归经的影响

1. 净制可使中药归经明确　莲子肉归心、脾、肾经，莲子心归心、肾经；茯苓皮归肺、脾、肾经，茯苓归心、肺、脾、肾经。

2. 炮制可使中药归经主次发生变化　知母归肺、胃、肾经，盐知母归肾经；生黄连归心经，姜黄连归胃经，萸黄连归肝、胆经；地黄归心、肝、肾经，熟地黄归肝、肾经。

3. 加辅料炮制可引药归经　《本草汇言》记载"凡诸药宜入肝者，须以醋拌炒制，应病如神"。醋与药物相须配伍炮制，可以引药入肝经，如香附为疏肝解郁，行气止痛常用药，经醋制，可增强其行气止痛功效。

（三）炮制对升降浮沉的影响

"酒炒则升，姜炒则散，醋炒则敛，盐炒则下"。生黄连善清心、胃之火，酒黄连偏于清头面部火热证；莱菔子能升能降，生用则升多于降，炒用则降多于升。

（四）炮制对药物补泻的影响

1. 突出或增强中药补益作用 如熟地黄、制何首乌。
2. 缓和中药的泻下作用 如熟大黄，醋炙大戟、醋芫花。

（五）炮制对药物润燥的影响

1. 炮制可缓中药过润之性 有些中药滋腻之性较强，通过炮制可以改变中药过润之性，消除滋腻碍脾的副作用。如阿胶生品滋阴补血，润燥、止血，但对脾虚便溏者不宜，用蛤粉炒成阿胶珠后可缓和其过润之性。
2. 炮制可缓解中药过燥之性 陈嘉谟曰"麦麸制抑酷性勿伤上膈"，"酷性"即燥性。如苍术为燥湿药，生品燥湿健脾，其性辛燥，常用麦麸炒制，以缓其过燥之性。补骨脂、益智仁、巴戟天等补肾助阳药都有一定温燥之性，盐炙后以缓其燥性。

（六）炮制对药物毒性的影响

1. 净制去毒 如蕲蛇、乌梢蛇等蛇类药物去头部。
2. 水制去毒 如水飞雄黄可去除可溶于水的毒性物质。
3. 加热去毒 马钱子砂烫后，其士的宁及马钱子碱转化为相应的异构体及氮氧化物，其毒性远远低于原生物碱，但仍然保持了原有的生物活性。川乌、草乌的毒性成分主要是以乌头碱为代表的双酯型生物碱，经加热后则水解为毒性较小的乌头次碱或进一步水解为几乎无毒的乌头原碱，而水解产物仍保持了抗炎、镇痛等作用。
4. 辅料去毒 半夏用白矾、生姜、石灰等辅料炮制，能减弱或消除刺激性；醋制芫花、甘遂，米炒斑蝥等均能使其毒性降低。

五、中药饮片炮制品选择举例

（一）生甘草与炙甘草

生甘草：补脾益气，清热解毒，祛痰止咳，缓急止痛，调和药性。用于脾胃虚弱，倦怠乏力，心悸气短，咳嗽痰多，脘腹四肢挛急疼痛，痈肿疮毒，缓解药物毒性、烈性。含量测定：①甘草苷≥0.50%；②甘草酸≥2.0%。

炙甘草：补脾和胃，益气复脉。用于脾胃虚弱，倦怠乏力，心动悸，脉结代。①甘草苷≥0.50%；②甘草酸≥1.0%。

选用生甘草的方剂有阳和汤、羚角钩藤汤、桑杏汤、养阴清肺汤、定痫丸、导赤散、龙胆泻肝汤、清骨散等。选用炙甘草的方剂有麻黄汤、桂枝汤、大青龙汤、麻黄杏仁甘草石膏汤、调胃承气汤、小柴胡汤、四逆散、理中丸、四逆汤、举元煎、左归饮等。

（二）生黄芪与炙黄芪

生黄芪：补气升阳，固表止汗，利水消肿，生津养血，行滞通痹，托毒排脓，敛疮生肌。用于气虚乏力，食少便溏，中气下陷，久泻脱肛，便血崩漏，表虚自汗，气虚水肿，内热消渴，血虚萎黄，半身不遂，痹痛麻木，痈疽难溃，久溃不敛。

炙黄芪：益气补中。用于气虚乏力，食少便溏。

黄芪甲苷、黄酮类成分（毛蕊异黄酮）：蜜黄芪下降；黄芪多糖：蜜黄芪＞生品；总皂苷：蜜黄芪＞生黄芪；水溶性浸出物：蜜黄芪＞生黄芪。

选用生黄芪的方剂有固冲汤、玉液汤、升陷汤、补阳还五汤等；选用炙黄芪的方剂有补中益气汤、举元煎、玉屏风散、圣愈汤、归脾汤、泰山磐石散、蠲痹汤等。

六、不同炮制品的选用原则

1）突出中医辨证施治的优势，灵活变通。

2）明确临床治病的针对性和目的性。

3）全面掌握各炮制品的药性和作用特点，全面考虑，灵活选用。

举例：《伤寒论》原方用白虎汤主治阳明实热、大热、大汗、口渴、脉洪大。此时病邪由表及里，传经化热，病邪已经深入，人体之正气亦有损耗，过于苦寒易于伤中。选用炙甘草调和药性，顾护脾胃，防止石膏、知母大寒伤中。而吴鞠通用白虎汤治温病气分证，则改炙甘草为生甘草。原因为温病是直接感受热邪，最易伤阴，应及早清热护津，故甘草生用，以增强泻热作用，甘凉生津，兼和脾胃。

第四节　处方开具

【教学目的】　掌握处方开具的要求；了解处方的概念、分类、内容。

【教学重点】　处方开具要求。

一、处方的概念及种类

（一）处方的概念

处方是指由注册的执业医师和执业助理医师（简称医师）在诊疗活动中为患者开具的、由取得药学专业技术职务任职资格的药学专业技术人员（简称药师）审核、调配、核对，并作为患者用药凭证的医疗文书。处方包括医疗机构病区用药医嘱单。

（二）处方的种类

处方分为普通处方、急诊处方、儿科处方、麻醉药品处方等。原则上印刷用纸应在颜色上予以区分，并在处方右上角以文字注明。①普通处方用纸为白色；②急诊处方用纸为淡黄色，右上角标注"急诊"；③儿科处方用纸为淡绿色，右上角标注"儿科"；④麻醉药品和第一类精神药品用纸为淡红色，右上角标注"麻、精一"；⑤第二类精神药品用纸为白色，右上角标注"精二"。

二、处方的内容

（一）前记

前记包括医疗机构名称、费别、姓名、性别、年龄、门诊或住院病历号、科别或病区和床位号、临床诊断、开具日期等。麻醉药品、第一类精神药品和毒性药品处方还应当包括患者身份证号，代办人姓名、身份证号。

（二）正文

正文以 Rp 或 R（拉丁文 recipe "请取"的缩写）标示，分列药品名称、剂型、规格、数量和用法、用量。

（三）后记

后记包括医师签名或者加盖专用签章，药品金额及审核、调配，核对、发药药师签名或者加盖专用签章。

三、处方开具要求

医师应当根据医疗、预防、保健需要，按照诊疗规范、药品说明书中的药品适应证、药理作用、用法、用量、禁忌、不良反应和注意事项等开具处方。医师开具处方应符合以下要求。

（一）处方一般要求

1）患者一般情况、临床诊断填写清晰、完整，并与病历记载相一致。

2）每张处方限于一名患者的用药。

3）字迹清楚，不得涂改；如需修改，应当在修改处签名并注明修改日期。

4）药品名称应当使用规范的中文名称书写，没有中文名称的可以使用规范的英文名称书写；医疗机构或者医师、药师不得自行编制药品缩写名称或者使用代号；书写药品名称、剂量、规格、用法、用量要准确规范，药品用法可用规范的中文、英文、拉丁文或者缩写体书写，但不得使用"遵医嘱""自用"等含糊不清的字句。

5）患者年龄应当填写实足年龄，新生儿、婴幼儿写日、月龄，必要时要注明体重。

6）西药和中成药可以分别开具处方，也可以开具一张处方，中药饮片应当单独开具处方。

7）开具西药、中成药处方，每一种药品应当另起一行，每张处方不得超过5种药品。

8）药品用法用量应当按照药品说明书规定的常规用法用量使用，特殊情况需要超剂量使用时，应当注明原因并再次签名。

9）除特殊情况外，应当注明临床诊断。

10）规定必须做皮试的药品，需要注明过敏试验及结果的判定。

11）处方医师的签名式样和专用签章应当与院内药学部门留样备查的式样相一致，不得任意改动，否则应当重新登记留样备案。

（二）中药饮片处方

中药饮片处方除满足上述一般要求外，还应遵循以下要求。

1）中药饮片名称应当按《中国药典》规定准确使用，《中国药典》没有规定的，应当按照本省（区、市）或本单位中药饮片处方用名与调剂给付的规定书写。

2）中药饮片处方的书写，一般应当按照"君、臣、佐、使"的顺序排列；调剂、煎煮的特殊要求注明在药品右上方，并加括号，如布包、先煎、后下等；对饮片的产地、炮制有特殊要求的，应当在药品名称之前写明。

3）剂量使用法定剂量单位，用阿拉伯数字书写，原则上应当以克（g）为单位，"g"（单位名称）紧随数值后。

4）根据整张处方中药味数多少选择每行排列的药味数，并原则上要求横排及上下排列整齐。

5）中药饮片用法用量应当符合《中国药典》规定，无配伍禁忌，有配伍禁忌和超剂量使用时，应当在药品上方再次签名。

6）中药饮片剂数应当以"剂"为单位。

7）处方用法用量紧随剂数之后，包括每日剂量、采用剂型（水煎煮、酒泡、打粉、制丸、装胶囊等）、每剂分几次服用、用药方法（内服、外用等）、服用要求（温服、凉服、顿服、慢服、饭前服、饭后服、空腹服等）等内容，例如，"日1剂，水煎400ml，分早晚两次空腹温服"。

（三）中成药处方

中成药处方除满足上述一般要求外，还应遵循以下要求。

1）按照中医诊断（包括病名和证型）结果，辨证或辨证辨病结合选用适宜的中成药。

2）中成药名称应当使用经药品监督管理部门批准并公布的药品通用名称，院内中药制剂名称应当使用经省级药品监督管理部门批准的名称。

3）用法用量应当按照药品说明书规定的常规用法用量使用，特殊情况需要超剂量使用时，应当注明原因并再次签名。

4）片剂、丸剂、胶囊剂、颗粒剂分别以片、丸、粒、袋为单位，软膏及乳膏剂以支、盒为单位，溶液制剂、注射剂以支、瓶为单位，应当注明剂量。

5）药性峻烈的或含毒性成分的药物应当避免重复使用，功能相同或基本相同的中成药不宜叠加使用。

6）中药注射剂应单独开具处方。

中成药处方示例见图2-10-5。

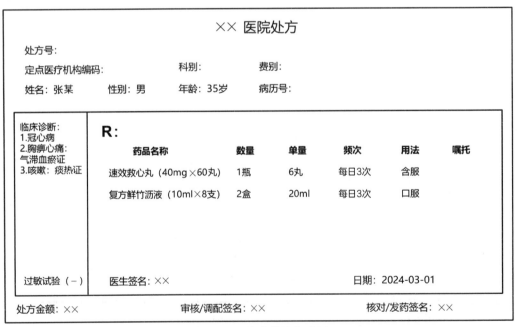

图 2-10-5　中成药处方示例

第五节　中药饮片煎煮方法

【**教学目的**】　掌握煎药操作方法及特殊煎煮要求；了解煎药用具、煎药用水、煎药火候。

【**教学重点**】　煎药操作方法及特殊煎法。

一、煎药用具

宜用化学性质稳定、导热均匀、保暖性能好的砂锅、瓦罐等陶瓷器具为好，忌用铁等器具，以免发生化学反应，影响疗效。

二、煎药用水

一般来说，凡生活中可饮用的水都可用来煎药。要求水无异味、洁净澄清、杂质少，但总的以水质洁净新鲜为好。

三、煎药火候

煎药火候有文火（小火）、武火（急火）之分。前者指使温度上升及水液蒸发缓慢的火候；后者指使温度上升及水液蒸发迅速的火候。煎药火候要适宜。煎药一般宜先用武火使药液迅速煮沸，以节约时间；后用文火继续煎煮，以免药液溢出或过快熬干。

四、煎药操作方法

煎药操作方法见图 2-10-6。

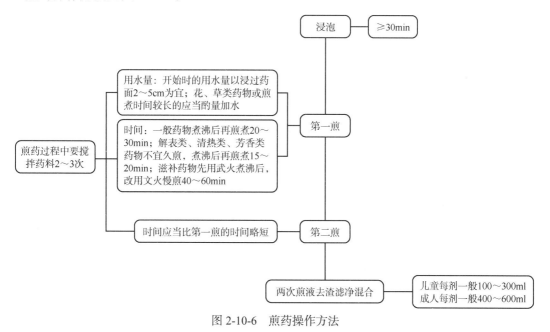

图 2-10-6　煎药操作方法

五、特殊煎法

部分药物因药材本身的特点、性能、用药目的不同，煎煮要求各异。

1. 先煎 应当煮沸 10～15min 后，再投入其他药料同煎（已先行浸泡）。金石、介壳类药物，如磁石、生石膏、龙骨、牡蛎、石决明、龟甲、鳖甲等，因有效成分难以溶出，需要打碎先煎，以使有效成分充分溶出。有些药物的毒副作用较强，如附子、乌头等，宜先煎、久煎，以降低毒性，保证用药安全。

2. 后下 应当在第一煎药料即将煎至预定量时，投入同煎 5～10min。含挥发性有效成分，久煎容易挥发散失的药物，如薄荷、荆芥、香薷、砂仁、白豆蔻、草豆蔻等；有效成分不耐煎煮，久煎容易破坏的药物，如钩藤、生大黄、番泻叶等，久煎会使疗效降低。

3. 包煎 应当装入包煎袋闭合后，再与其他药物同煎。包煎袋材质应符合药用要求（对人体无害）并有滤过功能。黏性强、粉末状及带有绒毛的药物，防止药液浑浊或刺激咽喉引起咳嗽及沉于锅底，加热时引起焦化或糊化，如蛤粉、滑石、旋覆花、车前子、蒲黄、辛夷等。

4. 另煎 应当切成小薄片，煎煮约 2h，取汁；另炖药应当切成薄片，放入有盖容器内加入冷水（一般为药量的 10 倍左右）隔水炖 2～3h，取汁。贵重药材为了更好地煎出有效成分需单独另煎，煎液可以单服，也可与其他煎液混合服用，如人参、西洋参、羚羊角等。

5. 烊化（溶化） 应当在其他药煎至预定量并去渣后，将其置于药液中，微火煎药，同时不断搅拌，待需溶化的药溶解即可。可单用水或黄酒将此类药加热熔化，再用煎好的药液冲服。胶类药物及黏性大而易溶的药物，为避免入煎粘锅或黏附其他药物影响煎煮，如阿胶、鹿角胶、龟甲胶、鳖甲胶等。

6. 煎汤代水 应当将该类药物先煎 15～25min 后，去渣、过滤、取汁，再与方中其他药料同煎。某些药物与其他药物同煎会使煎液浑浊，难于服用，如灶心土等。某些药物体积大，吸水量大，如玉米须、丝瓜络、金钱草等，也需煎汤代水用。

7. 泡服 某些有效成分易溶于水或久煎容易破坏药效的药物，可以用少量开水或复方中其他药物滚烫的煎出液趁热浸泡，加盖闷润，减少挥发，半小时后去渣即可服用，如藏红花、番泻叶、胖大海等。

8. 冲服 入水即化的药，如芒硝；汁液类药，如竹沥、蜂蜜等；某些药物高温容易破坏药效或有效成分难溶于水，如雷丸、鹤草芽、朱砂等；某些贵重药，如羚羊角、麝香、蛤蚧等。这些常需研成散剂冲服。

第六节 药品不良反应评价

【教学目的】 掌握药品不良反应概念及分类、药品不良反应关联性评价；了解药品不良反应预防原则及不良反应上报。

【教学重点】 药品不良反应关联性评价方法。

一、基本概念

1. 药物不良反应 指合格药品在正常用法、用量下出现的与用药目的无关的有害反应。

2. 药物不良事件 指药物治疗期间所发生的任何不利的医疗事件，但该事件并非一定与用药有因果关系。

二、药品不良反应分类

1. 副作用　指在治疗剂量下出现的与治疗目的无关的不适反应。与药物选择性低、作用范围广有关，多呈一过性可逆性功能变化。

2. 毒性反应　由于患者的个体差异、病理状态或合用其他药物引起敏感性增加，在治疗剂量时造成某种功能性或器质性损害。

3. 过敏反应　指药物作为半抗原或全抗原刺激机体而发生的非正常免疫反应。反应与药物剂量无关或关系甚少，如青霉素过敏。

4. 继发反应　指由于药物的治疗作用所引起的不良后果。如长期口服广谱抗生素导致葡萄球菌假膜性肠炎或白色念珠菌病等继发感染。

5. 后遗效应　指停药后血药浓度已降至最低治疗水平以下遗留下来的生物学效应，如巴比妥类药物宿醉现象。

6. 依赖性　由药物与机体相互作用所造成的一种精神状态，也包括身体状态。

7. 撤药反应　由于药物较长期应用，致使机体对药物的作用已经适应，而一旦停用该药，就会使机体处于不适应状态，主要表现是症状反跳。

8. 特异质反应　又称遗传药理学不良反应，指少数患者因先天性遗传异常，用药后发生的药物异常反应。

9. "三致"作用　包括致癌作用、致畸作用、致突变作用。

三、药品不良反应预防原则

1. 了解患者及家族的药物和食物等过敏史　了解患者及家属有无药物和食物过敏史，有助于判断患者是否有过敏倾向及特异体质。

2. 重视特殊人群用药　关注老年人、儿童、孕妇、哺乳期妇女由于生理功能及肝肾功能不全对药物代谢排泄的影响，有助于减少不良反应的发生。

3. 避免不必要的联合用药　联用的药物越多，不良反应的发生率越高，减少不必要的联合用药，可降低不良药物相互作用。

4. 使用新药须谨慎，做好不良反应监测　由于新药的临床使用资料有限，一些潜在风险及远期效果还没有呈现，在使用新药时尤其要慎重，必须进行严密观察，特别是对特殊人群用药。

5. 定期监测器官功能　有些药物对器官功能有损害作用，定期监测，及时停药或纠正，避免药物对器官的进一步损害。

6. 掌握药品不良反应症状　在掌握药物适应证的同时，更要关注药物不良反应的症状及发生频率，做到心中有数，对可能出现的不良反应能做到合理评估。

7. 注意药物的迟发反应　这种反应常发生在数月甚至数年后，经常被忽视。在临床用药时，不仅要关注近期不良反应，也要关注远期可能出现的不良反应，考虑提前预防。

四、药品不良反应评估

我国对药品不良反应的评价方法多采用五项因果关系分析评价原则。

1. 时间关联　用药时间与可疑不良反应出现的时间有无合理的时间联系。

2. 已知的不良反应　所怀疑的不良反应是否符合该药已知的不良反应类型。

3. 去激发 停药或减量后，可疑不良反应是否消失或减轻。

4. 再激发 再次用药后，同样的不良反应是否再次出现。

5. 其他因素 怀疑的不良反应是否可用并用药的作用、患者病情的进展或其他治疗的影响来解释。

根据中药不良反应因果关系分析，将不良反应与药物的关联程度分为肯定、很可能、可能、可能无关、待评价、无法评价六个级别。具体关联性评价见表 2-10-2。

表 2-10-2 我国采用的药品不良反应关联性评价

	时间关联	已知的不良反应	去激发	再激发	其他因素
肯定	+	+	+	+	−
很可能	+	+	+	？	−
可能	+	±	±？	？	±
可能无关	−	−	±？	？	±？
待评价	需要补充材料才能评价				
无法评价	评价的必需资料无法获得				

"+"表示肯定；"−"表示否定；"±"表示难以肯定或否定；"？"表示不明。

五、药品不良反应报告

（一）药品不良反应/事件报告

药品不良反应/事件报告见表 2-10-3。

表 2-10-3 药品不良反应/事件报告

首次报告□　　　跟踪报告□　　　　　编码：_____

报告类型：新的□ 严重□ 一般□　报告单位类别：医疗机构□　经营企业□　生产企业□　个人□　其他□

患者姓名：	性别：男□女□	出生日期：　年　月　日 或年龄：	民族：	体重（kg）：	联系方式：

原患疾病：	医院名称：	既往药品不良反应/事件：有□_____ 无□ 不详□
	病历号/门诊号：	家族药品不良反应/事件：有□_____ 无□ 不详□

相关重要信息：吸烟史□　饮酒史□　妊娠期□　肝病史□　肾病史□　过敏史□_____　其他□_____

药品	批准文号	商品名称	通用名称（含剂型）	生产厂家	生产批号	用法用量（次剂量、途径、日次数）	用药起止时间	用药原因
怀疑药品								
并用药品								

续表

不良反应/事件名称：	不良反应/事件发生时间：	年	月	日

不良反应/事件过程描述（包括症状、体征、临床检验等）及处理情况（可附页）：

不良反应/事件的结果：痊愈□　　好转□　　未好转□　　不详□　有后遗症□　表现：_____
死亡□　　直接死因：_____　　死亡时间：　　年　　月　　日

停药或减量后，反应/事件是否消失或减轻？	是□	否□	不明□	未停药或未减量□
再次使用可疑药品后是否再次出现同样反应/事件？	是□	否□	不明□	未再使用□

对原患疾病的影响：不明显□　　病程延长□　　病情加重□　　导致后遗症□　　导致死亡□

关联性评价	报告人评价：　肯定□　很可能□　可能□　可能无关□　待评价□　无法评价□　签名：
	报告单位评价：肯定□　很可能□　可能□　可能无关□　待评价□　无法评价□　签名：

报告人信息	联系电话：		职业：医生□　　药师□　　护士□　　其他□
	电子邮箱：	签名：	

报告单位信息	单位名称：　　　联系人：　　　电话：　　　报告日期：　年　月　日

生产企业请填写信息来源	医疗机构□　　经营企业□　　个人□　　文献报道□　　上市后研究□　　其他□_____

备注	

（二）药品不良反应报告说明

1. 相关概念

（1）严重药品不良反应：是指因使用药品引起以下损害情形之一的反应。

1）导致死亡。

2）危及生命。

3）致癌、致畸、致出生缺陷。

4）导致显著的或者永久的人体伤残或者器官功能的损伤。

5）导致住院或者住院时间延长。

6）导致其他重要医学事件，如不进行治疗可能出现上述所列情况的。

（2）新的药品不良反应：是指药品说明书中未载明的不良反应。说明书中已有描述，但不良反应发生的性质、程度、后果或者频率与说明书描述不一致或者更严重的，按照新的药品不良反应处理。

2. 报告时限　新的、严重的药品不良反应应于发现或者获知之日起 15 日内报告，其中死亡病例须立即报告，其他药品不良反应 30 日内报告。有随访信息的，应当及时报告。

3. 其他说明

（1）怀疑药品：是指患者使用的怀疑与不良反应发生有关的药品。

（2）并用药品：指发生此药品不良反应时患者除怀疑药品外的其他用药情况，包括患者自行购买的药品或中草药等。

（3）用法用量：包括每次用药剂量、给药途径、每日给药次数，例如，5mg，口服，每日2次。

4. 报告的处理　所有的报告将会录入数据库，专业人员会分析药品和不良反应/事件之间的关系。根据药品风险的普遍性或者严重程度，决定是否需要采取相关措施，如在药品说明书中加入警示信息，更新药品如何安全使用的信息等。在极少数情况下，当认为药品的风险大于效益时，药品也会撤市。

（三）案例

基本信息：张某，男，55岁，75kg，汉族。

主诉：咳嗽咳痰伴发热5天。

现病史：患者5天前突然出现咳嗽、咳痰，痰量较多不易咳出，伴发热，体温最高38.9℃，就诊于当地医院，予注射用头孢唑肟钠输液治疗，效果欠佳，为求进一步治疗，于我科门诊就诊，以"肺部感染"收入我科治疗。

既往史：患者既往体健。否认高血压等慢性病病史；否认肝炎、结核等传染病病史；否认其他手术史，否认外伤、输血史。

过敏史：否认食物、药物过敏史。

个人史：出生于当地，久居当地。吸烟史20余年，每日10支，饮酒史20余年，2两/日。

家族史：否认家族遗传病史及过敏史。

入院诊断：肺部感染。

相关诊疗过程：

3月2日：血凝检查、生化检查无异常，予注射用头孢哌酮钠舒巴坦钠1.5g，每12h一次，静脉滴注。同时给予血必净注射液50ml，每日2次，静脉滴注，清除炎症介质。

3月4日：尿常规：潜血3+，查无肉眼血尿，全身无出血点。

3月8日：血浆凝血酶原时间（PT）升高，查体患者无皮肤、黏膜及导尿管出血征象。

患者目前体温正常，偶有咳嗽、咳痰，感染控制尚可，予立即停用注射用头孢哌酮钠舒巴坦钠。

3月9日：患者病情稳定，复查凝血常规示血浆凝血酶原时间恢复正常。

3月11日：患者生命体征平稳，予出院。

不良反应分析：患者治疗期间出现凝血指标异常，从上述五个维度进行分析。

时间关联：3月2日患者入院检查凝血指标正常，开始输注注射用头孢哌酮钠舒巴坦钠和血必净注射液，3月8日凝血酶原时间升高，存在时间关联性。

已知的不良反应：凝血障碍是注射用头孢哌酮钠舒巴坦钠的常见不良反应。血必净注射液说明书与文献未见有引起凝血功能异常的报道。

用药疗程：凝血功能异常发生后，未停止用药，停用可疑药物后，凝血指标好转。

去激发：停用注射用头孢哌酮钠舒巴坦钠后，3月9日复查凝血酶原时间恢复正常。

再激发：住院期间未再使用头孢哌酮钠舒巴坦钠，无法判断是否会重现。

其他因素：患者既往无出血史、无血液系统疾病或肝病史，无抗凝或抗血小板药物用药史；合并用药血必净注射液说明书与文献未见有引起凝血功能异常的报道，且凝血功能异常发生后，未停止用药；停可疑药物后，凝血指标好转。

综上分析，该患者治疗期间出现凝血指标异常的不良反应很可能与注射用头孢哌酮钠舒巴坦钠相关。

下 篇

临床综合思维实训

第一节 心血管典型病案——眩晕

【教学目的】 掌握眩晕的中西医临床诊疗思路。
【教学重点】
1. 掌握眩晕的临床常见西医疾病及鉴别诊断思路。
2. 理解临床实践中中医证型的复杂性,培养中医临床思维。

【临床资料】

患者,女,38岁,辽宁省沈阳市人。

主诉 头晕反复发作半年。

现病史 患者近半年来无明显诱因出现头晕症状,一直未予重视,1周前单位体检,测血压为150/100mmHg,此后每日晨起测量血压,波动在130~150/90~100mmHg。平素患者工作压力大,情绪急躁易怒,思虑过度,经常熬夜。刻下症:头晕,头昏沉,口苦,纳差,善太息,心烦易怒,腰膝酸软,时有头痛、头胀、耳鸣如蝉,下肢怕冷,饮食尚可,凌晨1点左右入睡,睡眠时间5~6h。月经量少,有血块,经前乳房胀痛。病来无意识丧失,无黑蒙,无视物旋转,无平衡障碍,头晕与转头或体位变动无关,无恶心、呕吐,头晕不伴有心悸、汗出。

既往史 既往体健,定期体检,无重要病史。

个人史 否认药物及食物过敏史。无烟酒等不良嗜好。

家族史 父亲患有高血压。

体格检查 左上肢血压140/90mmHg、右上肢血压150/100mmHg,言语清晰流利,眼球震颤(-),听力正常,形体适中,腹部听诊无血管杂音,肢体活动灵活,四肢肌力、肌张力正常,双巴宾斯基征(-)。

中医四诊 望诊:神清,精神不振,体态适中,面色少华,舌质暗红,舌下脉络青紫、怒张,舌苔黄;闻诊:语音清晰,对答流利,善太息,余无异常声音,无特殊气味。问诊:头晕,头昏沉,口苦,纳差,心烦易怒,腰膝酸软,时有头痛、头胀、耳鸣如蝉,下肢怕冷,饮食尚可,凌晨1点左右入睡,睡眠时间5~6h。月经量少,有血块,经前乳房胀痛。切诊:皮温正常,两手寸关脉弦、两尺脉弱。

辅助检查 血常规,尿常规,随机血糖,甲状腺功能,肾脏功能,血清钾、钠、氯离子,血浆醛固酮/血浆肾素活性比值,双侧肾脏、肾动脉超声,头颅CT,双侧肾上腺增强CT等均未见异常。心脏彩超提示心脏结构及功能均未见异常。

【病案分析】

一、明确西医诊断

1. 诊断依据

1)不同日测量血压,有超过3次血压升高的情况,可以诊断为高血压。

2）血压最高达 150/100mmHg，符合高血压 2 级诊断标准。

3）无其他危险因素，属于高血压患者心血管危险分层标准中的中危人群。

以上诊断，均参照 2024 年版的《中国高血压防治指南》。

2. 西医诊断 高血压 2 级（中危）。

3. 鉴别诊断

（1）原发性高血压和继发性高血压：所有高血压患者首先应除外继发性高血压。继发性高血压是指由某些确定的疾病或病因引起的血压升高，约占所有高血压的 5%。如果这些原发病得到有效治疗，部分患者的高血压也可以得到根治。常见的导致继发性高血压的原发病有原发性醛固酮增多症、嗜铬细胞瘤、肾血管性高血压、肾实质性高血压、皮质醇增多症、主动脉缩窄等。

1）血清钾离子、血浆醛固酮/血浆肾素活性比值、双侧肾上腺增强 CT 等均未见异常，没有难治性高血压，可除外原发性醛固酮增多症。

2）高血压不呈阵发性，血压波动不大，不伴有阵发性的心悸、头痛、出汗、面色苍白等症状，不考虑嗜铬细胞瘤。

3）肾脏功能、尿常规及双侧肾脏、肾动脉超声均正常，可除外肾血管性高血压及肾实质性高血压。

4）体态适中，无向心性肥胖、满月脸、水牛背、毛发多等表现，随机血糖及糖化血红蛋白均正常，不考虑皮质醇增多症。

5）无先天性心脏病病史，定期体检，腹部听诊无血管杂音，心脏彩超提示心脏结构未见异常，不考虑主动脉缩窄。

（2）高血压常见主诉"头晕"的鉴别：临床实践中，高血压患者经常因为"头晕"而就诊。这种头晕主要包括"晕厥""眩晕""头昏"三种情况。患者在就医时不能正确区分这几种情况，通常会统称为"头晕"。临床医师需要根据头晕的特点，结合伴随症状、阳性体征、病史等进行鉴别（图 3-1-1）。

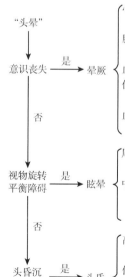

图 3-1-1 头晕的鉴别诊断

1）当患者以头晕为主诉就诊时，首先应判断有无意识障碍的发生，该患者无意识障碍，可除外晕厥。晕厥是由于一时性广泛性脑供血不足所致的短暂意识丧失状态，发作时患者因肌张力消失不能保持正常姿势而倒地，一般为突然发作，可以伴或不伴后遗症，主要包括心源性晕厥、脑源性晕厥、血管舒缩障碍性晕厥、血液成分异常性晕厥等。

心源性晕厥是由于心排血量骤降，导致脑部供血急剧减少，引起一过性脑供血不足而产生的短暂意识障碍综合征，常伴有胸痛、胸闷、心悸、气短等症状。常见于急性心肌梗死、病态窦房结综合征、高度房室传导阻滞、主动脉瓣狭窄、肥厚性梗阻型心肌病等。

脑源性晕厥是指脑部血管或主要供血于脑部的血管（包括颈动脉系统、椎-基底动脉系统、主动脉弓及其分支，比如锁骨下动脉、无名动脉）发生循环障碍，引起一时性广泛性脑供血不足所致的晕厥，常伴有头晕、头痛、恶心、呕吐，以及多种神经功能障碍症状。常见于短暂性脑缺血发作（TIA）、急性脑梗死、严重的颈动脉狭窄或闭塞、颈椎病引起椎动脉受压等。

血管舒缩障碍性晕厥常与疼痛、压迫等刺激迷走神经，体位突然改变（如由平卧位突然转变为直立位），剧烈咳嗽，排尿，颈动脉窦受压等有关，常伴有恶心、呕吐、面色苍白、大汗淋漓等症状，主要包括血管迷走性晕厥、直立性低血压、排尿性晕厥、颈动脉窦综合征、咳嗽性晕厥等。

血液成分异常性晕厥常伴有乏力、汗出、心悸、饥饿感、呼吸急促等症状，主要包括低血糖综合征、重症贫血、通气过度综合征、高原晕厥等。

2）除外晕厥后，再询问有无视物旋转或平衡障碍，该患者无上述症状，可除外眩晕。眩晕是患者感到自身或周围环境物体旋转或摇动的一种主观感觉障碍，常伴有客观的平衡障碍，一般无意识障碍，包括周围性眩晕和中枢性眩晕。

周围性眩晕，也称耳源性眩晕，是指内耳前庭至前庭神经颅外段之间的病变所引起的眩晕，这类眩晕多为旋转性眩晕，自觉周围物体旋转或自身摇动，发作时间较短（数分钟、数小时、数天），常伴有恶心、呕吐、耳鸣、耳聋及眼球震颤。常见于梅尼埃病、良性阵发性位置性眩晕（耳石症）、前庭神经元炎、迷路炎、晕动病（晕车、晕船、晕机）等。

中枢性眩晕，也称脑源性眩晕，是指前庭神经颅内段、前庭神经核及其纤维联系、小脑、大脑等的病变所引起的眩晕，旋转感相对较轻，有摇晃及浮动感，常伴有神经系统其他症状和体征，如偏瘫、构音不清、复视、头痛等。常见于椎-基底动脉供血不足、锁骨下动脉盗血综合征、小脑梗死或出血、颅内占位性病变、颅内感染性病变等。

3）该患者无意识障碍，也无视物旋转和平衡障碍，可以初步判断为头昏。头昏是以持续的头脑昏沉、不清晰为主症，无自身或外界物体运动或旋转感，多伴有头重、头闷、头胀、健忘、乏力和其他神经症或慢性躯体性疾病症状。常见于高血压或低血压、贫血、神经症等。

无贫血，可除外由各种原因导致的贫血，引起脑组织供血供氧不足而致的头昏。

符合高血压诊断，并且高血压能够引起眩晕症状，从疾病一元论解释，应暂时除外神经症引起的头昏。

二、中医辨证思路

1. 中医诊断 眩晕（肝阳上亢）。

2. 辨证思路

（1）辨病因病机：七情致病主要影响脏腑气机，长期压力过大，导致情志不遂，肝气郁结；性情急躁易怒，怒则伤肝，导致肝失条达，肝气郁结。气郁日久化火，火易伤阴，肝阴耗伤，无以制阳，风阳易动，上扰头目，导致眩晕。思虑过度、长期熬夜，均可耗伤精血，导致肾阴亏虚，水不涵木，肝阳上亢，肝风内动，最终发为眩晕。长期压力过大、急躁易怒、思虑过度、长期熬夜这些不良生活方式为主要病因，肝阳上亢为主要病机。

（2）辨脏腑：眩晕病位虽在清窍，但与肝、脾、肾三脏功能失常关系密切。肝气郁滞，郁久化火，故见头痛、头胀、口苦、善太息、舌苔黄、脉弦；气行则血行，气滞则血瘀，故见经前乳房胀痛，月经有血块，舌质暗红，舌下脉络青紫、怒张。长期思虑过度，忧思伤脾，肝郁日久乘脾，均可致脾气亏虚，气血生化乏源，故见头昏沉、纳差、面色无华、月经量少。肝阴不足、水不涵木、肝阳上亢，故见头晕；肾精亏虚，故见耳鸣如蝉、腰膝酸软、两尺脉弱。肾为先天之本，内寄命门之火，为水火之脏，水火相抱，阴平阳秘。水足则火藏于下，和煦脏腑，统领一身气化，若水亏于下，则火失其制，古人比喻为"水浅不养龙，龙火离位上奔"，出现上热下寒的证候，因此该患者兼见下肢怕冷的症状。

（3）辨标本虚实：本病以肝肾阴虚、气血不足为本，肝阳上亢、虚火上浮为标。由于致病因素长期作用于机体，病程较长，有肝、脾、肾三脏虚损；同时，兼有气滞、血瘀、阳亢等实证，故该患者为本虚标实、虚实夹杂证。

在中医临床实践中，由于现代人所处的生活环境复杂，工作、生活压力较大，饮食习惯及生活方式的变化，常常有多种病因同时作用于机体，导致临床症状繁多，病机复杂，多种证型兼夹存在的情况较多，需要综合运用八纲辨证、脏腑辨证、气血津液辨证，结合经典理论，由因到果，综合分析，做出正确的判断。本例患者辨证思路见图3-1-2。

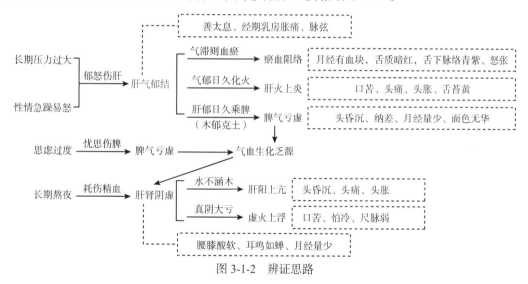

图 3-1-2　辨证思路

三、综合治疗方案

1. 中药治疗

治则：疏肝解郁，引火归元，平肝潜阳。

处方：引火汤合柴胡疏肝散加减。

柴胡 15g	香附 15g	枳壳 15g	陈皮 15g
熟地黄 60g	麦冬 10g	茯苓 15g	巴戟天 15g
五味子 10g	天麻 15g	钩藤 12g（后下）	罗布麻 15g
杜仲 20g	牛膝 30g		

14剂，每日1剂，水煎服。

煎服法：上 14 味中药饮片，先以冷水浸泡约 30min，加水量以没过药面 3～5cm 为宜，煎煮 2 次，每次先武火、后文火，煎煮时间 30～40min，煮取药汁 100～150ml，将两次药汁混匀后分为 3 份，早、午、晚各 1 份，适寒温口服。

方义分析：引火汤出自陈士铎《辨证奇闻》，原方由熟地黄三两，巴戟天一两，茯苓五钱，麦冬一两，北五味子二钱组成，用于治疗阴蛾证。方中重用熟地黄，可以使药力直达下焦，陈士铎云："方用熟地为君，大补其肾水，麦冬、五味为佐，重滋其肺余，金水相资，子母原有滂沱之乐，水旺足以制火矣。又加入巴戟之温，则水火既济，水趋下，而火已有不得不随之势，更增之茯苓之前导，则水火同趋，而共安于肾宫，不啻有琴瑟之和谐矣，何必用桂附大热之药以引火归源乎。"《本草从新》云："其能补水火之不足，益心肾之有余……用之可补其火，而又不烁其水。"此处取其大补肾阴、引火归元之意。柴胡疏肝散出自《景岳全书》，是疏肝解郁常用方剂。方中柴胡性凉而升散，主入少阳经，疏肝解郁，枳壳其性趋下，理气宽中，两药一升一降，调理中焦气机；陈皮理气行滞、健运中焦脾胃、疏导中焦气机；香附为"气病之总司"，可以宣通一切气分郁滞，长于疏肝理气，兼能活血调经。

在此基础上，去白芍、川芎，加入牛膝、杜仲补益肝肾、温暖下元、活血通经，兼顾月经有血块之症；加用天麻、钩藤以平肝息风，取其天麻钩藤饮之意；加罗布麻平抑肝阳、清泻肝热，现代药理研究结果提示罗布麻叶煎剂具有降压作用。诸药合用，共奏疏肝解郁、引火归元、平肝潜阳之功效。

2. 西医治疗

（1）降压目标：血压控制在 110～135/70～85mmHg，防止靶器官损害及并发症的发生。

（2）降压方案：奥美沙坦酯片 20mg，每日 1 次，口服。

（3）用药分析：降压药物的使用应遵循小剂量、长效、联合、个体化原则。小剂量指选择药物时尽量使用该药物能够起效的最低剂量，尽量避免大剂量用药导致的副作用；长效是指优先选择长效药物，每日给药 1 次达到 24h 血压控制的目的；联合是指在低剂量单药治疗效果不理想时，应优先考虑联合其他类型降压药，既增加降压效果，又不增加不良反应；个体化是指根据患者的具体情况，如年龄、高血压分级、合并疾病等来选择适合个体的降压药物。该患者为年轻女性，高血压 2 级，收缩压升高的同时伴有舒张压升高，且以舒张压升高为主，适合使用中等强度、长效降压药物，首选副作用相对少、无禁忌证的血管紧张素Ⅱ受体拮抗剂（ARB），如奥美沙坦酯片、坎地沙坦酯片、替米沙坦片等。

3. 生活调理 高血压是典型的生活方式病，改善生活方式是治疗的基本手段。主要包括以下几方面：避免熬夜，保证充足睡眠；调整心态，避免"生闷气"或"暴怒"，保持宽容乐观的生活态度；低盐富钾饮食，每日食盐摄入量控制在 5g 以下，多食用富含钾的食物。

四、治疗结果

患者服药 2 周后，血压控制在 110～120/80～85mmHg，停用西药，每周复诊 1 次，调整中药处方，共服药 1 月余，最后一次复诊时，临床症状均缓解，且月经量较前增加，无血块，血压未再升高。

【思维导图】

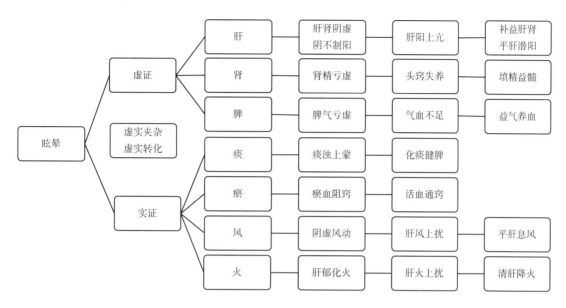

【思维拓展】

一、临床进展

经皮去肾神经术（renal denervation，RDN）是一种通过微创手术治疗高血压的方法。2023年年底，《经皮去肾神经术治疗高血压中国专家科学声明》发表，以此指导在中国健康、有序、安全和规范地开展 RDN 治疗高血压的临床实践。虽然临床研究时间较短，但该技术在降压治疗方面已经展示出良好的有效性和安全性，在难治性高血压、药物不耐受的原发性高血压患者中有较好的应用前景。

针刺作为一种非药物疗法，在治疗高血压方面也取得了较好的疗效。有学者认为针刺治疗高血压具有时效关系，在高血压前期尽早针刺介入能延缓高血压进程，预防靶器官早期损害，针刺时辰要根据高血压不同证型及血压形态进行调整，行针时长、留针时长、针刺频次及针刺疗程的长短与针刺疗效之间并非完全呈正相关，有待进一步研究。

二、临床研究

在中医治疗高血压的临床研究中，研究对象的筛选可以采用"病证结合"的方法，尤其要对证型进行严格把控，保证均衡性；在干预措施方面，试验组可以采用中药汤剂、颗粒剂，或其他中医非药物疗法，对照组可以选择安慰剂或阳性对照药物；在疗效评价方面，可以选择降压幅度、血压变异性、脉搏波传导速度、血流介导的血管舒张反应、中医证候积分等指标来评价降压效果。

第二节 呼吸典型病案——肺胀

【教学目的】 掌握肺胀诊疗临床思维。

【教学重点】

1. 综合运用中医诊断学、西医诊断学、中医内科学、呼吸内科学、经络学、针灸治疗学、医学影像学等学科知识，诊疗肺胀的能力。

2. 综合运用跨学科知识，诊疗肺胀的临床思维能力。

【临床资料】

患者李某，男，68 岁，福建省福州人。

主诉 反复咳嗽咳痰、气喘 4 年，加剧 3 天。

现病史 患者缘于 4 年前受凉后出现咳嗽咳痰，气喘胸闷，治疗方案不详。其后每遇天气变冷或冬春季节，上述症状加重，每年持续时间大于 3 个月，未进行规范诊治。3 天前因劳累受凉后，咳嗽气喘加剧，服用多索茶碱、氨溴索、阿奇霉素等药物，症状无缓解。刻下症：咳嗽咳痰，痰多色黄质黏，气喘，动则尤甚，胸中憋闷，倦怠乏力，纳食减少，夜寐欠安，无咳脓血痰，无胸痛，无发热恶寒，无潮热盗汗。

既往史 无重要病史。

个人史 吸烟 40 余年，约 70 支/天，戒烟 2 月余。否认药物、食物过敏史。

家族史 否认有明确家族性遗传病及传染病史。

体格检查 T 36.7℃，P 106 次/分，R 24 次/分，BP 135/85mmHg，口唇紫绀，桶状胸，双肺呼吸运动正常、对称，触诊双肺语颤减弱，无胸膜摩擦感、皮下捻发感，叩诊呈过清音，听诊呼吸规整，双肺呼吸音减弱，未闻及干湿啰音，心率 106 次/分，心律齐，各瓣膜区未闻及病理性杂音，腹部查体（–），双下肢无浮肿。

中医四诊 望诊：精神不振，面色无华，形体消瘦，步态缓慢，动则喘息，口唇紫绀，舌暗红苔黄腻，舌下脉络青紫，胸部膨满，痰多色黄质黏。闻诊：言语清晰，咳嗽声重，痰无腥臭味。问诊：咳嗽气喘，胸中憋闷，倦怠乏力，纳食减少，夜寐欠安。切诊：脉滑数。

辅助检查

1）肺功能检查吸入支气管舒张剂后 FEV_1/FVC 44.71%，FEV_1 0.86L，结论：极重度阻塞性通气障碍。

2）肺部 CT 平扫+重建：①双肺肺气肿伴多发肺大疱形成。②双肺多发结节影，建议随诊。③双肺钙化灶。

3）实验室检查：见表 3-2-1、表 3-2-2。

表 3-2-1 某医院血常规+C 反应蛋白检验报告单

姓名：李某　　　性别：男　　年龄：68 岁　　　　　　样本类型：血液
门诊号：　　　科室：　　临床诊断：慢性阻塞性肺疾病　　检验目的：血常规+CRP

代码	检验项目	结果		参考值	单位
WBC	白细胞计数	14.5	↑	3.5～9.5	10^9/L
NE	中性粒细胞数	13.5	↑	1.8～6.3	10^9/L
LY	淋巴细胞数	0.8	↓	1.1～3.2	10^9/L
MO	单核细胞数	0.2		0.1～0.95	10^9/L
EO	嗜酸性细胞数	0.0	↓	0.02～0.52	10^9/L
BA	嗜碱性细胞数	0.0		0～0.1	10^9/L
NE%	中性粒细胞百分比	93.1	↑	40～75	%
LY%	淋巴细胞百分比	5.5	↓	20～50	%
MO%	单核细胞百分比	1.4	↓	3～10	%
EO%	嗜酸性细胞百分比	0.0	↓	0.4～8	%
BA%	嗜碱性细胞百分比	0.0		0～1.0	%
RBC	红细胞计数	4.22	↓	4.3～5.8	10^{12}/L
HGB	血红蛋白	129	↓	130～175	g/L
HCT	红细胞压积	0.387	↓	0.4～0.5	%
PLT	血小板计数	293		125～350	10^9/L
CRP	C 反应蛋白	13.35	↑	0～10	mg/L

表 3-2-2 某医院血气分析检验报告单

姓名：李某　　　性别：男　　年龄：68 岁　　　　　　样本类型：血液
门诊号：　　　科室：　　临床诊断：慢性阻塞性肺疾病　　检验目的：血气分析

代码	检验项目	结果		参考值	单位
PH	酸碱度	7.442		7.35～7.45	
PaO_2	氧分压	57.1	↓	80～100	mmHg
$PaCO_2$	二氧化碳分压	36.6		35～45	mmHg
PaO_2（T）	氧分压（体温矫正）	57.1	↓	80～10	mmHg
SaO_2	氧饱和度	90.4	↓	91.9～99	%
TCO_2	二氧化碳总量	57.5	↑	24～32	mmol/L
HCO_3^-	标准碳酸根	25.3	↑	21～25	mmol/L
A-a	肺泡动脉氧分压差	52.8	↑	8～24	mmHg
Lac	乳酸	2.3	↑	0.5～1.7	mmol/L

【病案分析】

一、明确西医诊断

1. 诊断依据 患者咳嗽、咳痰、气喘病史 4 年，加剧 3 天；长期吸烟史；查体：口唇紫绀，桶状胸，触诊双肺语颤减弱，叩诊呈过清音，听诊双肺呼吸音减弱；肺功能检查：吸入支气管舒张剂后 FEV$_1$/FVC 44.71%，FEV$_1$ 0.86L，提示极重度阻塞性通气障碍。肺部 CT 平扫+重建（1mm）：双肺肺气肿伴多发肺大疱形成。血常规：白细胞计数（WBC）14.5×10^9/L↑，中性粒细胞数（NE）13.5×10^9/L↑，中性粒细胞百分率（NE%）93.1%↑。C 反应蛋白 13.35mg/L↑。血气分析：氧分压 57.1mmHg↓。

2. 西医诊断 慢性阻塞性肺疾病急性发作、呼吸衰竭。

3. 鉴别诊断 反复咳嗽、咳痰、气喘患者临床常见于慢性阻塞性肺疾病、支气管哮喘、支气管扩张症等疾病，需根据病史、症状、影像学检查、肺功能检查等明确诊断。

（1）支气管哮喘：多在儿童或青少年时期起病，以发作性喘息为特征，发作时肺部可闻及哮鸣音，缓解后症状消失，常有家庭或个人过敏史，呼出气-氧化氮、支气管舒张试验或激发试验阳性等可鉴别。

（2）支气管扩张症：该病以慢性咳嗽、咳大量脓痰、反复咯血为主要特征，肺部可闻及湿啰音，X 线检查示肺纹理增多、增粗，排列紊乱，高分辨率 CT 检查有助于鉴别。

二、中医辨证思路

1. 中医诊断 肺胀（痰热郁肺）。

2. 辨证思路

（1）辨标本虚实：肺胀本质乃本虚标实，应注意分清标本主次、虚实轻重，一般感邪发作时偏于标实，平时偏于本虚。患者年逾六十，发病日久，肺气亏虚，易感外邪，首先犯肺，肺失宣降，致咳、喘反复发作。肺系痼疾，累及脾脏，子盗母气，脾失健运，脾虚不能散精上归于肺，肺虚不能输布水精则聚为痰浊，痰浊潴留，致肺不敛降，气还肺间，肺气胀满。久病肺虚及肾，金不生水，致肾气衰惫，肺不主气，肾不纳气，则气喘，动则尤甚。肺虚不能治理调节心血运行，致血脉涩滞。故患者以肺脾肾气虚为本，痰浊、血瘀为标，急性发作以标实为重。

（2）辨疾病证候：患者久病，肺脾两虚，痰浊内生，蕴而化热，痰热上扰，清肃失司，肺气上逆，故咳逆喘息气粗、痰多色黄质黏；肺不敛降，气还肺间，则胸中憋闷、胸部膨满；热扰心神则夜寐欠安；肺脾俱虚故精神不振、形体消瘦、面色无华、倦怠乏力、纳食减少；肾虚不纳，故动则喘甚；心脉瘀阻，则口唇紫绀、舌质暗舌下脉络青紫。舌红苔黄腻，脉滑数均为痰热内郁之征。本病属痰热郁肺证，病性为本虚标实里热证，病位在肺、脾、肾、心。

3. 病证鉴别 肺胀与哮病、喘证均以咳逆上气、喘满为主症，有其类似之处，区别如下。

（1）哮病：是一种发作性的痰鸣气喘疾病，多于青少年时期发病，发作时以喉中哮鸣有声、呼吸急促困难，甚则喘息不能平卧为主要表现，常突然发病，迅速缓解，且以夜间发作多见。如哮病进一步发展而伴持续的气喘、咳嗽、痰鸣，则归为肺胀。肺胀是包括哮病在内的多种慢性肺系疾病后期转归而成，每次因外感诱发而逐渐加重，经治疗后逐渐缓解，发作时痰瘀阻痹的症状较明显，两病有显著的不同。

（2）喘证：是以呼吸困难，甚至张口抬肩，鼻翼扇动，不能平卧为主要临床表现，可见于多种急慢性疾病的过程中，常为某些疾病的重要主症和治疗的重点。肺胀是由多种慢性肺系疾病迁延不愈，导致肺气胀满，不能敛降的一种疾病，喘咳上气仅是肺胀的一个症状，两病有显著的不同。

三、综合治疗方案

1. 中药治疗

治则：以标本同治为治则，清肺化痰、降逆平喘，佐以益气补虚、活血化瘀。

处方：方选桑白皮汤加减。

桑白皮 12g	浙贝母 12g	黄芩 12g	紫苏子 12g
法半夏 9g	制陈皮 9g	茯苓 15g	灵磁石 24g（先煎）
党参 20g	苦杏仁 9g	丹参 15g	炙甘草 6g

7剂，每日1剂，水煎，早晚餐后服。

方义分析：本病属本虚标实，虚实夹杂的病症，扶正祛邪、标本同治为其治疗原则，以清肺化痰、降逆平喘、活血化瘀治标为主，佐以益气补虚、固护正气。

（1）因势利导，审因论治：肺以清肃为顺，壅阻为逆，痰热郁肺，清肃失司，肺气上逆，发为咳喘，当因势利导，清肺化痰、降逆平喘。本病病理因素以痰浊、血瘀为主，方中桑白皮泻肺平喘，黄芩清泄肺热，浙贝母清热化痰，茯苓、法半夏、陈皮燥湿化痰，苦杏仁、紫苏子降气化痰、止咳平喘，灵磁石纳气平喘、镇惊安神，丹参活血散瘀、通利血脉，诸药合用治其标。

（2）溯本求源，固护正气：患者为老年人，病程缠绵，久病体弱，肺脾肾虚，致病情反复，迁延不愈，故佐以益气补虚，扶正祛邪、攻补兼施。方中党参益气补虚、健脾益肺；炙甘草补脾益气、祛痰止咳，调和诸药，共护正气治其本。

2. 其他中医治疗　王不留行贴压耳穴肺、脾、肾、心、神门。此为从经络治疗，经络"内属脏腑，外络肢节，沟通表里，贯穿上下"，是人体营卫气血循环运行出入的通道。耳与脏腑经络有着密切的关系，各脏腑组织在耳廓上均有相应的反应区（耳穴），刺激耳穴，对相应的脏腑有一定的调治作用，该患者病位在肺、脾、肾、心，故取王不留行贴压肺、脾、肾、心四个耳穴外加神门穴安神定志，达到疏通经络，调理脏腑气血阴阳平衡的功效。耳穴简便易行，有利于临床操作。

3. 西医治疗　给予抗生素（莫西沙星静脉注射），支气管扩张剂（多索茶碱口服、异丙托溴铵合特布他林雾化吸入），糖皮质激素（布地奈德雾化吸入），黏液调节剂（氨溴索口服），氧疗。

四、治疗结果

患者治疗8天，气喘、咳嗽、咳痰较前明显改善，活动耐力较入院前更佳，可上3层楼或平路行走200m无气喘。复查肺功能提示FEV_1较前升高。肺功能检查报告：吸入支气管舒张剂后FEV_1/FVC 53.57%，FEV_1 1.06L，结论：重度阻塞性通气障碍，支气管舒张试验阴性。呼出气一氧化氮：7PPB。

【思维导图】

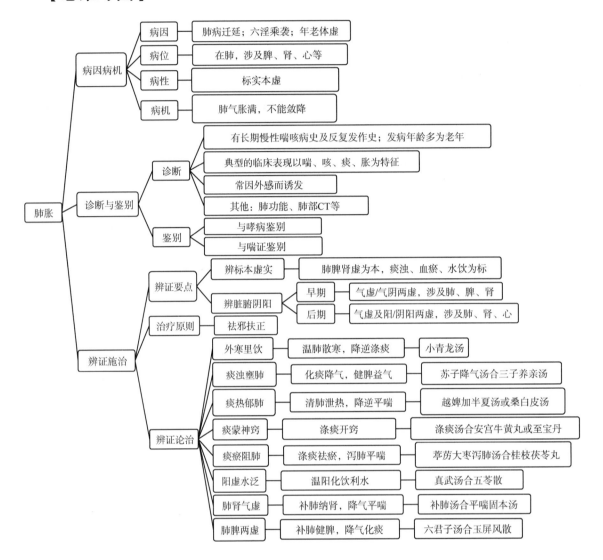

【思维拓展】

一、临床进展

近年来，祖国医学在整体观念、辨证论治的指导原则下治疗肺胀效果显著，在改善患者肺功能，减少急性发作次数，提高患者生活质量等方面，发挥了其独特的优势。

一项以急性加重期（外寒内饮/痰瘀阻肺/痰热壅肺证）中、重度患者为研究对象的多中心、随机、双盲、安慰剂对照试验结果显示，西医规范治疗联合中医辨证治疗（即外寒内饮证给予散寒化饮方、痰热壅肺证给予清热化痰方、痰湿阻肺证给予燥湿化痰方），能显著改善慢性阻塞性肺疾病患者自我评估测试（CAT）、改良版英国医学研究委员会呼吸问卷（mMRC）评分，且具有良好的安全性。培土生金中药联合西医常规疗法治疗慢性阻塞性肺疾病稳定期，可改善患者生活质量，并减少急性加重次数。

有专家采用中药穴位贴敷方法可显著改善慢性阻塞性肺疾病患者的临床症状，降低炎症因子水平，改善炎症损伤，并有效预防气道重塑的发生。有专家在西医常规治疗基础上与培土生金针灸疗法相结合，主要通过针刺关元、足三里、三阴交、定喘穴及肺俞、丰隆等穴位来提高患者的血氧饱和度和改善肺功能，取得了良好的治疗效果。在治疗慢性阻塞性肺疾病急性加重期机械通气患者时，联合耳穴压豆按压交感、神门、心、肺、肾穴及手部全息穴，可缩短患者氧饱和度恢复时间、脱机时间及下床活动时间等，同时可降低患者循环衰竭、肺不张和呼吸机相关肺炎的发生率。

有专家运用八段锦、太极拳、五禽戏等中医传统功法对肺胀患者进行干预训练，可改善呼吸功能、提高运动耐力、改善生存质量。

二、临床研究

临床研究评价症状、病情严重程度及生活质量，可选用 mMRC、CAT、BODE 指数［包含体重指数（body mass index）、气流阻塞（airflow obstruction）、呼吸困难（dyspnea）和运动能力（exercise capacity）的综合指数］、六分钟步行距离、圣乔治呼吸问卷（SGRQ）等，实验室检查及其他监测指标，如肺功能、胸部 CT、胸部 X 线、脉搏氧饱和度（SPO_2）监测和血气分析、心脏彩超、血常规及痰病原菌培养等。

第三节　妇科典型病案——崩漏

【教学目的】　掌握崩漏的临床诊疗思维。
【教学重点】　导致阴道不规则流血的不同疾病的鉴别。

【临床资料】

患者，女，45 岁，湖南省宁远县人。

主诉　月经期延长 1 年余，阴道不规则流血 1 月余。

现病史　患者既往月经规律，周期 26～28 天，经期 7 天，自 2017 年始经期延长，为 7～16 天，末次月经：2018 年 11 月 8 日至 2018 年 11 月 23 日，前次月经：2018 年 10 月 12 日至 2018 年 10 月 22 日，2018 年 12 月 15 日至今不规则阴道流血，最多时每天 20 片卫生巾，2019 年 1 月 11 日查血红蛋白 54g/L，输同型红细胞 2U，1 月 12 日复查血红蛋白 69g/L。行宫腔镜检查+诊刮术，术后病理：单纯性子宫内膜增生，（子宫内膜）黏膜慢性炎；术后予地屈孕酮治疗，术后至今阴道流血未净，2019 年 1 月 19 日起阴道流血量逐渐增多，否认术后性生活史。刻下症：阴道流血量多如注，血色暗红，血块较多，腹部胀满，睑部肿胀，头晕项痛，烦躁脱发，纳可，眠差，夜尿频，每晚 4 次，大便溏薄。

既往史　半年前查 HPV 阴性，TCT 阴性。孕 6 产 2 人流 4，无生育要求。

体格检查　神志清，精神一般，贫血貌，自动体位，腹软，腹部无压痛、反跳痛，下肢无水肿，肤温正常。妇科检查：外阴阴道较多血污，余（－）。

中医四诊　望诊：神清，精神一般，形体中等，面色㿠白，自动体位，舌淡暗，苔白。闻诊：语音清晰，对答切题，无呃逆、嗳气、哮鸣、呻吟等异常声音，无特殊气味。问诊：阴道流血较多，血块多，色暗红，腹胀，睑部肿胀，头晕项痛，烦躁，脱发，纳可，眠差，大便溏薄，夜尿多，每晚4次。切诊：腹软，腹部无压痛及反跳痛，下肢无水肿，肤温正常，脉细。

辅助检查

（1）实验室检查

1）术前总β人绒毛膜促性腺激素（β-HCG）：<0.1U/L。

2）输血前血液分析：见表3-3-1、表3-3-2。

表 3-3-1　某医院血常规检验报告单

代码	检验项目	结果		参考值	单位
WBC	白细胞总数	6.75		4.0～10.0	10^9/L
NEU	中性粒细胞总数	4.30		2.0～7.5	10^9/L
LYM	淋巴细胞总数	2.07		1.6～4.0	10^9/L
MONO	单核细胞总数	0.22		0.1～1.0	10^9/L
EOS	嗜酸性粒细胞总数	0.12		0.05～0.3	10^9/L
BASO	嗜碱性粒细胞总数	0.03		0.0～1.0	10^9/L
NEU%	中性粒细胞百分数	63.7		50～70	%
LYM%	淋巴细胞百分数	30.7		20～40	%
MONO%	单核细胞百分数	3.3		3～10	%
EOS%	嗜酸性粒细胞百分数	1.8		0.5～5.0	%
BASO%	嗜碱性粒细胞百分数	0.5		0～1	%
RBC	红细胞总数	3.06	↓	3.5～5.0	10^{12}/L
HGB	血红蛋白量	56	↓	110～150	g/L
HCT	红细胞比积	0.237	↓	0.35～0.45	
MCV	平均RBC体积	77.6	↓	82～95	fl
MCH	平均RBC血红蛋白含量	23.6	↓	26～32	pg
MCHC	平均RBC血红蛋白浓度	304	↓	320～360	g/L
RCW-CV	红细胞分布宽度	14.2		11.5～14.5	%
RCW-SD	红细胞分布宽度	39.1		39.0～46.0	fl
PLT	血小板总数	299		100～300	10^9/L
MPV	平均血小板体积	7.7	↓	9.4～12.5	fl
PDW	血小板分布宽度	15.6		11.1～18.0	%
P-LCR	大血小板比率	12.8	↓	13.0～43.0	%
PCT	血小板比积	0.229		0.114～0.282	

表 3-3-2　某医院凝血四项检验报告单

代码	检验项目	结果		参考值	单位
PT	血浆凝血酶原时间	11.0		10.5～13.5	s
PT_INR	国际标准化比率	0.91		0.8～1.2	
APTT	活化部分凝血活酶时间	23.8		22.5～34.0	s
FIB	血浆纤维蛋白原	1.96	↓	2.0～4.0	g/L

（2）术前子宫附件彩超检查：子宫内膜居中，增厚约 19mm，内见多个小囊状暗区，宫颈见液性暗区，大小约 9mm×5mm；左附件囊肿，大小约 48mm×30mm、31mm×18mm；右附件区未见明显占位性病变，盆腔未见积液。

（3）行宫腔镜检查：宫腔未见占位性病变，子宫内膜较厚。

（4）病理检查：术后病理为单纯性子宫内膜增生，（子宫内膜）黏膜慢性炎。

【病案分析】

一、明确西医诊断

1. 诊断依据

（1）年龄：患者年龄 45 岁，六七至七七之年，围绝经期。

（2）病史：以出血为主的异常子宫出血病史 1 年余，表现为经期延长，病情渐进，发展为崩漏。

（3）症状：阴道流血时间长，量或多或少，崩与漏交织。伴头晕项痛、脱发。

（4）体征：生命体征平稳，贫血貌，妇科检查未提示明显阳性体征。

（5）辅助检查：术前 β-HCG 阴性，排除妊娠，输血前血分析提示重度贫血，B 超检查未提示子宫肌瘤、子宫腺肌病等占位病变。宫腔镜检查未发现占位病变，术后病理为单纯性子宫内膜增生，（子宫内膜）黏膜慢性炎。排除良、恶性肿瘤等导致的阴道流血。

2. 西医诊断　排卵功能障碍性异常子宫出血、贫血。

3. 鉴别诊断　见表 3-3-3。

表 3-3-3　鉴别诊断表（一）

疾病	临床表现	体征和（或）辅助检查
崩漏	多有月经不调史或不孕史，多发生于青春期和更年期，主要表现为阴道不规则流血，或暴下不止，或淋漓不尽	生殖器官无器质性病变
月经不调	月经先期、先后无定期是周期异常，经期、经量正常；月经过多为经量异常（多于平时），周期、经期正常；经期延长为行经持续时间延长，但非淋漓不尽，月经周期正常；经间期出血为两次月经之间少量阴道下血，周期规则	生殖器官无器质性病变
异位妊娠	有停经史，或急腹痛史，阴道出血量较少	妇科检查：少腹一侧可触及包块，子宫无明显增大，或宫颈摇举痛 妊娠试验：阳性 盆腔 B 超：宫腔内未见明显妊娠囊，宫腔外可见妊娠囊。输卵管妊娠破损时子宫直肠陷凹或腹腔内可见液性暗区。阴道后穹隆穿刺或腹腔穿刺可抽出暗红色不凝固血液

续表

疾病	临床表现	体征和（或）辅助检查
胎漏	多有停经史或早孕反应，阴道出血量少，或伴轻微腹痛	妇科检查：子宫增大符合妊娠月份 妊娠试验：阳性 盆腔B超：宫腔内可见妊娠囊，或胎芽胎心
生殖器良、恶性肿瘤	黏膜下子宫肌瘤、子宫内膜息肉：月经量多、经期延长、不孕	盆腔B超均可见子宫占位 黏膜下肌瘤：盆腔B超可见呈圆形或类圆形包块，有包膜，边界清楚，一般为低回声，回声不均，血供较丰富，周围呈环状或半环状血流信号 子宫内膜息肉：盆腔B超可见单发或多发，边界清楚，呈高回声，血流信号较少 病理是诊断的金标准
	子宫颈息肉：接触性出血、不规则流血、流血量少、不孕	妇科检查：宫颈赘生物 病理是诊断的金标准
	子宫腺肌病：继发性痛经、月经量多、经期延长、腹部包块等	妇科检查：子宫均匀性增大，或不规则、有局限性隆起，质硬且有压痛 血清糖链抗原125（CA125）：可升高 盆腔B超：子宫增大，肌层回声不均匀等
	宫颈癌：接触性出血、不规则流血、阴道异常排液、腹痛、腹部包块等，侵犯到其他脏器则引起相关脏器的症状	妇科检查：宫颈可见菜花状赘生物，晚期可呈空洞样表现 血清鳞状细胞癌抗原（SCC）、CA125、糖链抗原19-9（CA-19-9）、癌胚抗原（CEA）可升高 病理是诊断的金标准
	子宫内膜癌：好发于围绝经期和绝经后女性，表现为不规则流血、阴道异常排液、腹痛、腹部包块等，侵犯到其他脏器则引起相关脏器的症状	血清CA125、人附睾蛋白4（HE4）可升高 盆腔B超：早期可见子宫腔内病灶周围完整的低回声晕，病灶与肌层界限清晰；中、晚期可见子宫腔内有不规则的强回声或减弱回声区，或存在不规则的液性暗区，病灶与肌层界限不清晰，周围低回声晕不完整，可见肌层浸润 病理是诊断的金标准
生殖道损伤	通常有外伤史，伴有疼痛	妇科检查可见损伤处出血
全身性疾病	血液病，其他内分泌腺疾病，营养不良，心力衰竭，严重肝、肾功能障碍，药物影响等	专科检查以助鉴别

二、中医辨证思路

1. 中医诊断 ①崩漏；②虚劳（肾脾两虚，瘀血阻滞）。

2. 辨证思路 该患者四诊合参，辨证为肾脾两虚，瘀血阻滞。《素问·上古天真论》曰女子"六七三阳脉衰于上，面皆焦，发始白。七七任脉虚，太冲脉衰少，天癸竭，地道不通，故形坏而无子也"。患者年愈六七，肾脾两虚，孕产频繁，损伤肾气，封藏统摄不足，冲任不固，胞宫藏泻失司，发为崩漏。肾脾不足，气虚气滞，则腹胀，舌淡，苔白，脉细。清阳不升，水湿不运，则睑部浮肿，头晕。肾虚失其主水气化之功，则夜尿多，脾虚失其运化之功，水湿不运，并走肠间，则大便溏薄。阴道流血多、时间长，致阴血不足，失其滋养之功，则头晕，掉发，烦躁。气虚血瘀，则阴道流血血块多，色暗红，舌暗。肾脾两虚为本，血瘀为标，以本虚为主，病变脏腑在肾、脾、胞宫。

病证鉴别：与血热证鉴别。血热证阴道流血色深红或鲜红，质稠，多伴烦热口渴，大便干结，小便黄，舌脉表现为舌红，苔黄，脉滑数。而本证阴道流血色暗红，大便溏薄，夜尿多，面色㿠白，舌脉表现为舌淡暗，苔白，脉细。

三、综合治疗方案

1. 中药治疗
治法：急则治其标，缓则治其本。出血期以塞流、澄源为主；血止后以复旧为主，结合澄源。出血期具体治法为补肾健脾，收涩固冲，化瘀止血。

处方：方以举元煎合安冲汤加减。

续断 15g	桑寄生 15g	熟党参 20g	白术 15g
乌贼骨 15g	茜草 15g	煅龙骨 30g（先煎）	煅牡蛎 30g（先煎）
熟地黄 15g	陈皮 5g	益母草 30g	甘草片 9g

7剂，每日1剂，水煎，早晚餐后服。

方义分析：热、瘀、虚均可导致冲任损伤或冲任失养，冲任不固，胞宫失约，而出现崩漏。崩漏因为阴道流血多，流血时间长，往往热随血去，瘀随血缓，而虚仍在，虚乃脾气虚、肾气虚、阴血虚，因气随血耗、阴随血伤、冲任不固。急则治其标，缓则治其本，阴道流血多，治当固冲摄血为主，以补肾健脾，收涩固冲，化瘀止血为法。乌贼骨、煅龙骨、煅牡蛎收敛止血，党参、白术、甘草益气健脾，固摄止血，熟地黄甘温质润，滋阴养血，填精益髓，寓傅青主"补阴之中行止崩之法"之意，续断、桑寄生补肾固冲，《名医别录》曰续断善治"妇人崩中漏血"，合熟地黄补肾调阴阳，益母草合茜草化瘀止血，诸药合用，共达止血固冲，补肾健脾之功，止血之中寓澄源之效。出血干净后继续以补肾健脾、固养冲任为法调经复旧。

2. 西医治疗 出血期止血并纠正贫血，血止后调整周期，预防子宫内膜增生和异常子宫出血的复发。止血包括口服性激素类药物及诊断性刮宫，常用于止血的性激素类药物主要以孕激素为主。血止后调整周期仍然以孕激素为主。

患者中度贫血，予多糖铁复合物胶囊（1～2粒/次，每日1次，1盒）改善贫血。

四、治疗结果

患者服用中药第2天阴道流血减少，6天后阴道流血停止，继以补肾健脾，益气养血中药调周复旧，周期、经期、经量渐正常，随访2个月月经均正常。3个月后月经干净后复查子宫附件彩超提示子宫内膜厚约6mm，子宫及双附件未见明显异常。

【思维导图】

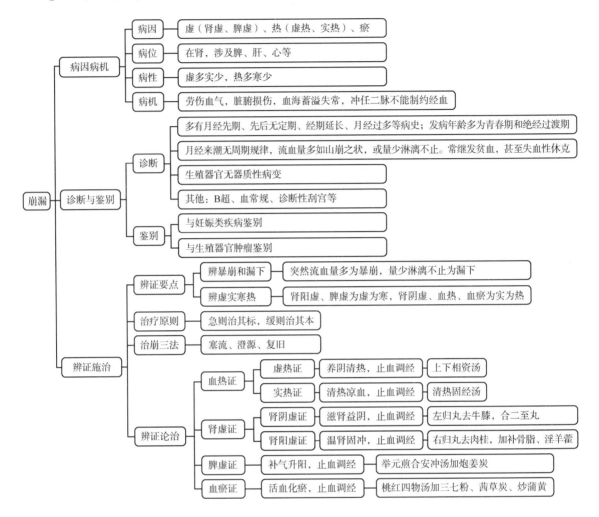

【思维拓展】

一、临床进展

中药治疗崩漏不断传承和创新，治疗方式包括分期治疗、脏腑论治、周期论治、年龄分治、经方验方治疗等。除了内治法，崩漏的治疗还包括外治法，如针刺、温针灸、麦粒灸、脐灸、穴位埋线、刺络拔罐等。

岭南罗氏妇科罗元恺教授创制了塞流之二稳汤补肾健脾，固冲止血，澄源之滋阴固气汤滋阴养血，益气固冲，复旧之补肾调经汤补肾健脾，止血养血。

冯烨等整理王仲奇医家经验时，指出若肾阳不足导致崩漏时，治疗当温肾调营，常用巴戟天、淫羊藿、锁阳等温肾之品。并且不能忽视心主血脉的循环功能，加当归、益母草、红花等活血调经之品可加速止血效果。

夏桂成提出，治疗崩漏从心肾论治，是稳定澄源向复旧的进程，在辨证用药的基础上，加宁心安神之药，可提高临床疗效。

蔡氏在周期治疗时强调肾与天癸的相互作用。行经期肾与天癸相互作用较弱，此时为调节月经（量、色、质）异常的最佳时期，治疗需疏调、通下；经后期肾气渐长、气血由空转盈，此时为调经、消癥、种育的基础阶段；经间期肾气充盛，是阴阳相互转化的重要时期，重阴转阳是治疗的重点；经前期肾气实而畅，是治疗月经前后诸证的最佳时期，治疗以保持肾气均衡为原则。

曹娟等采用针刺结合四草汤加减内服治疗崩漏，针刺选穴隐白、气海、中极、三阴交、肾俞、肝俞、太冲。三阴交为足三阴经之交会穴，可调理肝、脾、肾，具有摄血凉血、补益气血亏虚的作用，并可止血调经。关元为全身元阴元阳之交关，具有培元固本的作用。中极为任脉与足三阴经交会穴，可调理冲任，制约经血妄行。崩漏的病机错综复杂，包括肝不藏血、脾不统血、肾气不足等，故治疗时循经取穴主要集中于肝脾肾经经脉上。

胡靳乐等临床治疗脾虚崩漏多采用隐白穴艾灸联合固冲汤内服的治疗方式，且取得了不错疗效。艾灸隐白穴可峻补脾阳，升阳举陷，补气统血，使崩漏血止。固冲汤健脾补肾，固冲摄血，两者联合共奏健脾温阳、益气摄血之效，对脾肾虚弱、冲任不固之血崩有良效。

二、临床研究

黄丽芝等将 100 例脾肾不足型崩漏患者随机分为观察组和对照组，每组各 50 例。观察组给予口服二稔汤治疗，对照组给予口服肾上腺色腙片治疗。结果发现对于脾肾不足型崩漏患者，尤其是不伴卵巢多囊样改变的崩漏患者，给予二稔汤治疗可获得良好的止血疗效，且无不良反应，安全性高。徐素珍等选择 84 例脾虚型崩漏患者，采用随机数字表法分成 2 组，42 例对照组给予黄体酮胶囊治疗，42 例观察组给予固本止崩汤联合艾灸隐白穴治疗，结果发现固本止崩汤联合艾灸隐白穴比黄体酮胶囊更能缓解脾虚型崩漏患者临床症状、缩短出血时间及降低复发率，值得临床推广。魏姣龙等将 100 例围绝经期崩漏患者随机分为治疗组及对照组，各 50 例。对照组于诊刮术后或撤退性出血第 15 天，口服地屈孕酮片，每次 10mg，每日 2 次，共 10 天。治疗组在对照组治疗基础上加补肾化瘀方治疗，2 组疗程均为 3 个周期。结果发现治疗组治愈率及中医证候积分均明显优于对照组。

第四节　脑病典型病案——中风

【教学目的】　综合运用中医诊断学、中医内科学、神经解剖学、医学影像学等多学科知识诊疗中风。

【教学重点】　掌握中风的诊断、鉴别诊断及辨证论治。

【临床资料】

患者，男，62 岁，吉林省长春市人。

主诉　右侧肢体活动不利伴言语不利 8h。

现病史　8h 前因情绪激动（见到多年未见的老友），突然出现右侧肢体活动受限，言语不利，上述症状进行性加重，2h 前出现失语，伴饮水呛咳，口角流涎。病程中无明显头晕头痛，无恶心呕吐，无抽搐，无二便失禁。

既往史　高血压病史 6 个月，最高血压 190/110mmHg，目前规律服用"苯磺酸左氨氯地平片 2.5mg"每日 1 次控制血压。高脂血症病史 6 个月，目前规律服用"阿托伐他汀钙片 20mg"每日 1 次以降血脂。否认冠心病、慢性肝病、慢性肾病，否认肝炎、结核等其他传染病史，预防接种史不详，否认外伤史、手术史。

个人史 吸烟史 30 年，每日 20 支；否认饮酒史。平素喜食肥甘厚味。否认食物及药物过敏史。

体格检查 T 36.3℃，P 96 次/分，R 18 次/分，BP 170/100mmHg。

中医四诊 神志清楚，动作反应欠佳，目光灵敏，面色红润，表情自然，呼吸平顺，发育正常，形体肥胖，营养过剩，扶入病房，自动体位，查体合作，失语。恶寒，无明显汗出，无头晕头痛，无胸闷气短，纳可，喜食肥甘厚味，眠可，二便调。舌质暗淡，伸舌左偏，苔白腻，脉弦滑。

神经系统查体 神清，完全运动性失语，定向力、理解力粗测正常，双侧瞳孔等大等圆，直径约 3mm，对光反射灵敏，双眼球各向运动到位，无眼震。右侧鼻唇沟变浅，伸舌左偏，右侧面部及肢体痛觉减退，右上肢肌力Ⅱ级，右下肢肌力Ⅲ级，四肢肌张力正常，右侧巴宾斯基征（+），脑膜刺激征（–）。

辅助检查

（1）理化检查：血脂常规示总胆固醇 6.61mmol/L；低密度脂蛋白 4.19mmol/L（表 3-4-1）。

表 3-4-1 某医院血液生化检验报告单

代码	检验项目	结果		参考值	单位
ALT	丙氨酸氨基转移酶	24		1～40	U/L
AST	天冬氨酸氨基转移酶	24		1～35	U/L
GGT	γ-谷氨酰转肽酶	23		7～45	U/L
TB	总胆红素	15.8		3.4～20.5	μmol/L
DB	直接胆红素	4.1		0.5～8.5	μmol/L
IB	间接胆红素	11.7		1.7～17	μmol/L
TP	总蛋白	73		65～85	g/L
ALB	白蛋白	45.1		40～55	g/L
GLO	球蛋白	27.9		20～40	g/L
A/G	白蛋白/球蛋白	1.6		1.2～2.4	
TBA	总胆汁酸	2.5		0～15	μmol/L
CHO	总胆固醇	6.61	↑	3～5.17	mmol/L
TG	甘油三酯	0.83		0.3～1.8	mmol/L
HDL-C	高密度脂蛋白	1.58		0.96～1.68	mmol/L
LDL-C	低密度脂蛋白	4.19	↑	2.06～3.1	mmol/L
BUN	尿素氮	5.6		2.9～8.2	mmol/L
UA	尿酸	255		170～390	μmol/L
CREA	肌酐	54		45～120	μmol/L

（2）影像学检查：头部磁共振检查可见弥散像左侧额叶斑片状高信号，ADC 为低信号，提示：左侧额叶急性期脑梗死（图 3-4-1、图 3-4-2）。

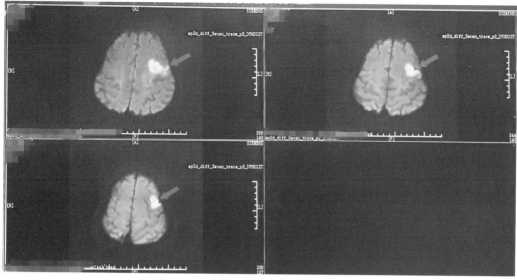

图 3-4-1　患者入院查头部磁共振 DWI 像

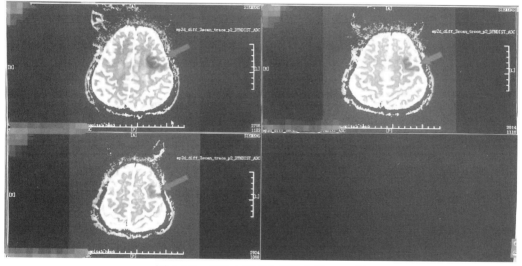

图 3-4-2　患者入院查头部磁共振 ADC 像

【病案分析】

一、明确西医诊断

1. 诊断依据　患者老年男性，起病急，以一侧肢体活动受限，言语不利为主症，伴口角歪斜、流涎。既往高血压病史 6 个月，最高血压 190/110mmHg；高脂血症病史 6 个月。查体：血压 170/100mmHg，心肺查体未见异常。神经系统查体：神清，完全运动性失语，右侧鼻唇沟变浅，伸舌左偏，右上肢肌力Ⅱ级，右下肢肌力Ⅲ级，四肢肌张力正常，右侧面部及肢体痛觉减退，右侧巴宾斯基征（＋），余查体未见明显异常。血脂常规：总胆固醇 6.61mmol/L；低密度脂蛋白 4.19mmol/L。头部磁共振检查可见：弥散像左侧额叶斑片状高信号（图 3-4-1），ADC 为低信号（图 3-4-2），提示：左侧额叶急性期脑梗死。

2. 西医诊断　脑梗死（急性期），高血压 3 级（极高危），高脂血症。

3. 定位诊断　额叶的主要功能与随意运动和高级精神活动有关。其主要功能区域包括皮质运动区、运动前区、皮质侧视中枢、书写中枢、运动性语言中枢、额叶联合区、排尿排便中枢。其中损害——言语障碍主要表现为运动性失语（口语表达障碍），患者能理解语言的意义，但不能用言语表达或表达不完整，属于优势半球额下回后部（Broca 区）损害（图 3-4-3）。

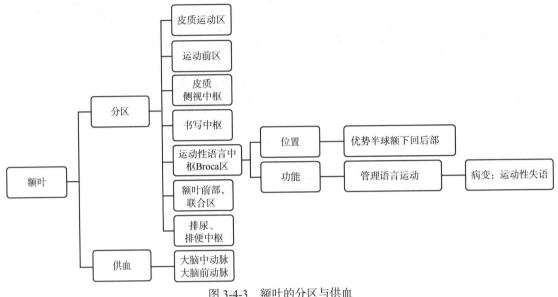

图 3-4-3　额叶的分区与供血

4. 鉴别诊断　见表 3-4-2。

表 3-4-2　鉴别诊断表（二）

疾病	临床表现	实验室检查
脑出血	多于活动中或情绪激动时起病，多有高血压病史，病情进展快，临床表现为头痛、恶心、呕吐等高颅压症状，常有不同程度的意识障碍、偏瘫和其他神经系统局灶性症状	颅脑 CT 是诊断脑出血首选的重要方法。病灶多呈圆形或卵圆形均匀高密度区，边界清楚，脑室大量积血时多呈高密度铸型，脑室扩大
脑栓塞	起病急骤，局灶性体征在数秒至数分钟达到高峰，常有栓子来源的基础疾病如心源性（心房颤动、风湿性心脏病、冠心病、心肌梗死、亚急性细菌性心内膜炎等）、非心源性（颅内外动脉粥样硬化斑块脱落、空气、脂肪滴等）。大脑中动脉栓塞最常见	颅脑 CT 和 MRI 可确定脑栓塞部位、数目及是否伴发出血。CT 可在发病后 24～48h 见病变部位呈低密度改变，发生出血性梗死时可见低密度梗死区出现 1 个或多个高密度影
颅内占位病变	颅内肿瘤急性发作时，引起局灶性神经功能缺损，类似于脑梗死。脑脓肿可有身体其他部位感染或全身性感染的病史	影像学检查包括头颅 CT、磁共振检查及脑血管造影（DSA）等。影像学检查可显示占位性病变的位置、大小、形态、数目，还能观察到病变内部是否有囊变、坏死、钙化、出血等

二、中医辨证思路

1. 中医诊断　中风（中经络-风痰入络）。

2. 辨证思路

（1）辨中经络中脏腑：患者以突然肢体活动不利、言语不利为主症，结合影像学检查，辨为缺血性中风，无神识昏蒙，故辨为中经络。

（2）辨证候：患者平素喜食肥甘厚味，致中焦失运，聚湿生痰，痰郁化热，热极生风，而发为本病。风痰互结流窜经络，血脉痹阻，气血不通故见右侧肢体活动不利，言语不利。舌暗淡，苔白腻，脉弦滑，皆为风痰入络之象。故辨为风痰入络证。

3. 鉴别诊断

（1）中风与口僻：口僻俗称吊线风，主要症状是口眼歪斜，口角流涎，言语不清，常伴有外感表证或耳背疼痛，无半身不遂之症。该患者以右侧肢体活动不利伴言语不利为主症，故可鉴别。

（2）中风与厥证：厥证也有突然昏仆、不省人事，但一般神昏时间短暂，发作时常伴有四肢逆冷，可自行苏醒，醒后无半身不遂、口角歪斜、言语不利等表现。该患者无四肢逆冷，右侧肢体活动不利及言语不利持续存在，故可鉴别。

（3）中风与痉证：痉证以四肢抽搐、项背强直甚至角弓反张为主症，痉证之神昏多出现在抽搐之后，痉证患者无半身不遂、口眼歪斜等。该患者存在右侧肢体活动不利，右侧鼻唇沟变浅之症，故可鉴别。

（4）中风与痫证：痫证发作时起病急骤，与中风相似。但痫证为阵发性神志异常的疾病，猝发仆地时常口中作声，如猪样啼叫，四肢频抽而口吐涎沫，醒后如常人，无半身不遂、口眼歪斜、言语不利等症。该患者虽急性起病，但无四肢抽搐、口吐涎沫等症，故可鉴别。

三、综合治疗方案

1. 中药治疗

治则：息风化痰，活血通络。

处方：半夏白术天麻汤合桃仁红花煎加减。

清半夏 9g	炒白术 12g	天麻 12g	茯苓 15g
陈皮 12g	天麻 10g	茯苓 15g	桃仁 9g
红花 9g	香附 12g	延胡索 15g	炙甘草 9g

7剂，每日1剂，水煎，早晚餐后服。

方义分析：半夏白术天麻汤出自清代程钟龄的《医学心悟》，具有息风化痰、健脾祛湿的作用，治疗风痰上扰所致的症状；桃仁红花煎出自《陈素庵妇科补解》，具有行气通络、活血化瘀的功效。方中半夏、茯苓、陈皮补脾益气，白术燥湿化痰，香附、延胡索理气行血，天麻平息内风，桃仁、红花逐瘀行血，炙甘草调和诸药。半夏白术天麻汤合桃仁红花煎加减。前方化痰息风，补脾燥湿，后方活血化瘀，行气散结。在此基础上，便秘，加大黄、黄芩、栀子清热通便，或合星蒌承气汤加减。烦躁不安，失眠，口干，加生地黄、沙参、夜交藤养阴安神。若痰涎壅盛，口喝不语，半身不遂，用真方白丸子以化痰通络。

2. 西医治疗　原则：神经保护、抗动脉硬化、控制血压、改善循环。

具体治疗方案如下。

1）阿司匹林肠溶片100mg＋硫酸氢氯吡格雷片75mg（双抗），阿托伐他汀钙片20mg，苯磺酸左氨氯地平片2.5mg，每日1次鼻饲。

2）丁苯酞氯化钠注射液 25mg，每日 2 次，静脉滴注，改善脑循环。

3. 生活调理 包括针刺、运动疗法、作业疗法、平衡功能训练、手功能训练、运动协调性训练、等速肌力训练、言语训练、构音障碍训练、吞咽障碍训练。

四、治疗结果

1. 入院第 1 天 右上肢活动不利，口角流涎，饮水呛咳。完全运动性失语，右侧鼻唇沟变浅，伸舌左偏，右上肢肌力Ⅱ级，右下肢肌力Ⅲ级，右侧面部及肢体痛觉减退，右侧巴宾斯基征（＋）。舌暗淡，苔白腻，脉弦滑。

2. 入院第 3 天 右上肢活动不利，口角流涎，饮水呛咳。右侧鼻唇沟变浅，伸舌略向左偏，右上肢肌力由Ⅱ级变为Ⅲ⁻级，右侧巴宾斯基征（＋），余查体未见明显改变。舌暗淡，苔白腻，脉弦滑。

3. 入院第 7 天 右上肢活动不利好转，口角流涎及饮水呛咳好转。完全运动性失语，双侧鼻唇沟基本对称，伸舌居中，右侧肢体肌力Ⅳ级，右侧巴宾斯基征弱阳性，余查体未见明显异常。舌暗淡，苔白，脉弦滑。

4. 入院第 12 天（出院） 血压 140/90mmHg。右上肢活动不利好转，偶有口角流涎及饮水呛咳，恢复部分语言，不完全运动性失语，吞咽功能好转，鼻饲管拔出，可自行饮食（半流食）。双侧鼻唇沟基本对称，伸舌居中，右侧上肢肌力Ⅳ级，右侧下肢肌力Ⅴ⁻级，右侧巴宾斯基征（－），舌淡红，苔薄白，脉弦滑。

5. 出院后 30 天随访 患侧肌力基本恢复，无流涎，听理解正常，言语流利程度仍欠佳，但可表达简单句子，构音障碍程度较前减轻，语音、语调较前有所改善。生活基本自理。

【思维导图】

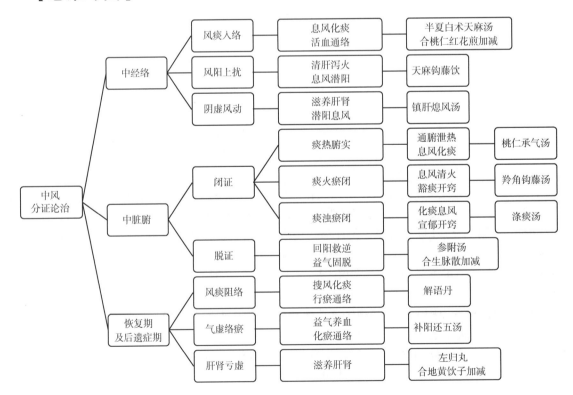

【思维拓展】

一、临床进展

脑血管病适宜且需重点干预人群是"高危非致残性脑血管病"，缺血性卒中治疗中，抗血小板药物占据绝对重要的地位。双联抗血小板治疗可降低早期卒中复发风险，以下为双抗治疗方案。

1. 发病 24h 内的非致残性轻型卒中或高危 TIA

（1）无合并颅内外大动脉狭窄：氯吡格雷＋阿司匹林双抗 21 天（CHANCE 研究，POINT 研究）；替格瑞洛＋阿司匹林双抗 21 天（CHANCE-2 研究，氯吡格雷抵抗）。

（2）轻度颅内大动脉狭窄（＜50%）：氯吡格雷＋阿司匹林双抗 21 天（CHANCE 研究，美国国立卫生研究院卒中量表（NIHSS）≤3 分，TIA 早期卒中风险预测工具评分（ABCD2）≥4 分，颅内动脉狭窄）；替格瑞洛＋阿司匹林双抗 30 天（THELAS 亚组分析，NIHSS≤5 分，ABCD2≥6 分，尤其颅内外大动脉狭窄≥30%）。

（3）中度颅内大动脉狭窄（≥50%）：阿司匹林＋氯吡格雷双抗 21 天（NIHSS≤3 分，ABCD2≥4 分，颅内动脉狭窄）；替格瑞洛＋阿司匹林双抗 21 天（NIHSS≤3 分，ABCD2≥4 分，颅内外大动脉狭窄≥50%）；替格瑞洛＋阿司匹林双抗 30 天（NIHSS≤5 分，ABCD2≥6 分，颅内外大动脉狭窄≥50%）。

（4）重度颅内大动脉狭窄（70%～99%）：阿司匹林＋氯吡格雷双抗 90 天（SAMMPRIS，发病 30 天内）。

2. 颈动脉狭窄的治疗

（1）无症状：狭窄＜50%且不合并冠心病、脑梗死、下肢动脉严重狭窄等情况，可暂不予阿司匹林治疗；若血脂在正常范围，可根据斑块稳定性等个体化选择他汀类药物治疗。狭窄＞50%，推荐单一抗血小板治疗；斑块不稳定或斑块合并狭窄＞50%，均建议开始他汀类药物治疗。

（2）有症状：狭窄＜50%，抗血小板聚集＋强化他汀＋积极内科干预，不推荐行颈动脉内膜剥脱术（CEA）或颈动脉支架植入术（CAS）（Ⅰ级推荐，A 级证据）；狭窄 50%～69%，除抗血小板聚集＋强化他汀＋积极内科干预外，且围手术期卒中和死亡率＜6%，可考虑 CEA/CAS（Ⅰ级推荐，B 级证据）；狭窄 70%～99%，除抗血小板聚集＋强化他汀＋积极内科干预外，推荐行 CEA/CAS（Ⅰ级推荐，A 级证据）；对于 3 个月内颈动脉狭窄后闭塞的 TIA 或同侧缺血性卒中，不推荐颅内颅外搭桥手术（Ⅰ级推荐，B 级证据）；对于轻型卒中或 TIA 有手术指征时，若无早期再通禁忌证，可在 2 周内手术（Ⅱ级推荐，B 级证据）。

3. 锁骨下动脉、颈总动脉或头臂干狭窄　症状性锁骨下动脉狭窄 50%～99%或闭塞而出现后循环卒中、颈总动脉或头臂干狭窄 50%～99%而出现 TIA 或卒中，内科药物治疗无效且无手术禁忌证，可行支架植入术或外科手术（Ⅱ级推荐，C 级证据）。

4. 椎动脉颅外段狭窄　症状性颅外椎动脉狭窄 50%～99%，内科治疗无效时，可选择支架置入术，但其有效性未充分证实（Ⅱ级推荐，C 级证据）。

二、临床研究

临床研究评价中风不同程度受损及预后情况，可选用以下相关量表。

1）通过 NIHSS 评价神经功能缺损程度，如神志、肢体偏瘫、面瘫、失语等。

2）通过改良 Barthel 指数评价日常生活能力，如吃饭、穿衣、活动能力等。

3）通过改良 Rankin 量表评价病残程度。

4）功能障碍评价：运动功能评定（Fugl-meyer 运动功能评定法）、肌力评定（Lovett 分级）、肌张力评定（改良 Ashworth 量表）、吞咽功能障碍（吞咽造影 VFSS 检查、洼田饮水试验）、认知功能障碍（简易智力状态检查量表 MMSE、蒙特利尔认知评估量表 MOCA）、言语功能障碍、情绪-情感障碍（汉密尔顿焦虑抑郁量表）、平衡功能评定（Berg 平衡量表）、感觉功能障碍（浅感觉、深感觉、复合感觉）、步行功能障碍（Holden 步行功能分级）。

第五节　内分泌典型病案——消渴

【教学目的】　掌握消渴的临床诊疗思维。

【教学重点】　综合运用多学科知识，诊疗消渴的临床思维能力。

【临床资料】

患者张某，男，64 岁，四川省成都市人。

主诉　口干、多饮、多尿 2 年，全身乏力 1 个月。

现病史　2 年前于某人民医院住院治疗，行胰岛素降糖治疗方案（具体不详），自诉血糖控制尚可。1 年前，患者无明显诱因出现血糖控制不佳，调整降糖方案为"二甲双胍缓释片 0.85g，每日 2 次"，空腹血糖波动在 8mmol/L 左右，餐后血糖 13～15mmol/L。刻下症：疲倦乏力、口干口苦，多饮、易饥、多尿，头晕，心慌心悸，皮肤瘙痒，否认头痛，否认四肢麻木，否认腹痛，眠差，入睡困难，易惊醒，小便可，大便质黏，体重近 1 年增加 5kg。不伴视物模糊，不伴肢端发麻、凉、刺痛，不伴皮肤干燥、疼痛，不伴恶寒发热，不伴恶心呕吐，不伴咳嗽气紧，不伴胸闷胸痛及腹痛腹泻等不适。

既往史　无重要病史。

个人史　出生于原籍，久居四川省成都市青羊区。否认疫区、疫水接触史；否认毒物、放射性物质接触史；无烟、酒等不良嗜好；按计划进行预防接种。

家族史　否认有明确家族性遗传病及传染病史。

体格检查　T 36.2℃，P 108 次/分，R 20 次/分，BP 146/92mmHg，患者一般情况可，发育正常，营养良好，神志清楚，步入病房，自主体位，查体合作。皮肤黏膜未见异常，无蜘蛛痣。全身浅表淋巴结未及肿大。颜面无水肿。睑结膜正常，球结膜正常，巩膜无黄染。耳郭正常，外耳道无异常分泌物，乳突区无压痛。外鼻无畸形，鼻中隔无偏曲，鼻翼正常，两侧副鼻窦区无压痛。口唇无紫绀，咽部无充血，双侧扁桃体无肿大，无脓性分泌物。颈静脉正常，甲状腺正常，血管无杂音，气管居中。胸廓对称无畸形，胸骨无压痛，双侧呼吸动度正常，语颤正常，双肺叩诊呈清音，双肺呼吸音清，未闻及干湿啰音。心前区无隆起，心尖搏动位于左侧第 5 肋间锁骨中线内 0.5cm 处，无震颤，心浊音界正常，心率 108 次/分，律齐，心音正常，各瓣膜听诊区未闻及病理性杂音。腹平坦，未见腹壁静脉曲张，未见胃肠型及蠕动波，腹壁软，全腹无压痛，无肌紧张及反跳痛，腹部无包块，肝脾肋下未触及，肝、肾脏无叩击痛，移动性浊音阴性，肠鸣音正常。肛门及外生殖器未查。脊柱四肢无畸形，关节无红肿，无杵状指（趾），双下肢无水肿。生理反射存在，病理反射未引出。

中医四诊 望诊：神志清楚，精神尚可，双目有神，表情痛苦，形体偏胖，舌淡白，边有齿痕，苔薄白。闻诊：语言正常，对答如流，无呃逆、嗳气、哮鸣、呻吟等异常声音，未闻及异常气味。问诊：疲倦乏力，口干口苦，多饮、易饥、多尿，头晕，心慌心悸，皮肤瘙痒，眠差，入睡困难，易惊醒，小便可，大便质黏，体重近 1 年增加 5kg。切诊：腹软，腹部无压痛及反跳痛，下肢无水肿，肤温正常，脉细数。

专科检查 身高 168cm，体重 78kg，BMI 27.6kg/m^2。

辅助检查 实验室检查见表 3-5-1、表 3-5-2。

表 3-5-1 某医院血糖和血酮检验报告单

姓名：张某　　　性别：男　　　　年龄：64 岁　　　　　　样本类型：血液
门诊号：　　　　科室：　　　　　临床诊断：糖尿病待查　　检验目的：血糖和血酮检测

代码	检验项目	结果		参考值
Glu	葡萄糖（空腹）	7.7mmol/L	↑	3.89～6.11mmol/L
Glu（2h）	2h 血糖	10.74mmol/L	↑	3.9～7.8mmol/L
HbA1c	糖化血红蛋白	6.5%	↑	4.1%～6.1%
HCY	血酮	0.1mmol/L		＜1.0mmol/L

表 3-5-2 某医院胰岛功能检验报告单

姓名：张某　　　性别：男　　　　年龄：64 岁　　　　　　样本类型：血液
门诊号：　　　　科室：　　　　　临床诊断：糖尿病待查　　检验目的：胰岛功能检测

代码	检验项目	结果		参考值
INS（F）	胰岛素（空腹）	15.5μU/ml	↑	1.5～15μU/ml
C-pettide（F）	C 肽（空腹）	1.55	↑	0.48～0.78mmol/L
C-pettide（2h）	C 肽（2h）	4.14mmol/L	↑	0.37～1.47mmol/L

【病案分析】

一、明确西医诊断

1. 诊断依据 2 型糖尿病：老年男性，既往血糖升高明显，入院空腹血糖 7.7mmol/L，血酮 0.1mmol/L，自诉口渴、多饮、多尿；病程中未提及高渗昏迷、酮症酸中毒，故做出诊断。

2. 西医诊断 2 型糖尿病。

3. 鉴别诊断

（1）继发性糖尿病：肢端肥大症、库欣综合征、嗜铬细胞瘤可分别因生长激素、皮质醇、儿茶酚胺分泌过多，拮抗胰岛素的作用，会引起糖耐量减低，血糖升高，尿糖阳性。

（2）1 型糖尿病：多于 30 岁以前起病，多数发病血清胰岛素水平低，易发生糖尿病酮症酸中毒（DKA）、抗胰岛细胞抗体（ICA）、胰岛素自身抗体（IAA）、谷氨酸脱羧酶抗体（GAD）等抗体阳性，需要应用胰岛素治疗维持生命。

二、中医辨证思路

1. 中医诊断　消渴（气阴亏虚证）。

2. 辨证思路

（1）辨病位：消渴如有典型"三多"症状，可根据其程度的轻重不同，分为上、中、下三消，病机分别为肺燥、胃热、肾虚。以肺燥为主，多饮症状较突出者，称为上消；以胃热为主，多食症状较为突出者，称为中消；以肾虚为主，多尿症状较为突出者，称为下消。如临床"三消"症状不明显，可从体质和主症特点详辨病位所属。

（2）辨标本：本病以阴虚为本，燥热为标，两者互为因果。常以病程长短及病情轻重的不同，而阴虚和燥热之表现各有侧重。一般初病多以燥热为主，久则以阴虚为主，进而由于阴损及阳，导致阴阳俱虚。病程较长者则阴虚与燥热互见，且常见耗气伤津，脉络瘀阻。此外，本病亦有初起即见脾气亏虚者。

（3）辨本症与并发症：多饮、多食、多尿和乏力、消瘦为消渴的本症表现，但其显著程度有较大的个体差异，临证当注意细心分析辨别。多数患者先见本症，随病情的发展而出现并发症。少数中老年患者，本症不明显，常因痈疽、眼疾、心脑病证等为线索，确诊为本病。

病程中疲倦乏力，口干口苦，多饮、易饥、多尿，头晕，心慌心悸，四诊合参辨病属"消渴类病"范畴。患者为老年男性，平素体形偏胖，过食肥甘厚味、辛辣香燥之品，易伤脾胃，导致运化失调，湿浊内生，湿热内蕴，耗伤津液，而致口干口苦，属"中消"范畴；久病脏腑阴液不足、气机失调、燥热偏甚，饮食不慎，脾失健运，气血生成不足，耗气伤阴，发为消渴，消渴日久，燥热内生，阴液虚耗，火热伤气，渐成气阴两虚之势，气虚血行受阻，痰湿阻滞，津不上承，不能濡养孔窍、肌肉等。结合患者舌淡白，边有齿痕，薄白苔，脉细数，辨证为"气阴亏虚证"。

3. 鉴别诊断

（1）口渴症：两者均可出现口渴多饮的表现，但口渴症指口渴饮水的一个临床症状，可出现于多种疾病过程中，尤以外感热病多见，随其所患病证的不同而出现相应伴随症状，不伴多食、多尿、尿甜、消瘦等消渴的特点。一般随原发病的好转，口渴即能缓解或消失，且尿糖、血糖检查呈阴性。

（2）瘿病：瘿病中气郁化火、阴虚火旺的类型，以情绪易激动，多食易饥，形体日渐消瘦，心悸，眼突，颈部一侧或两侧肿大为特征。其中的多食易饥、消瘦，类似消渴的中消，但眼球突出，颈前生长肿物则与消渴有别，且无消渴的多饮、多尿、尿甜等症。

（3）非消渴性糖尿：对饥饿性糖尿、食后糖尿、肾性糖尿等，可通过空腹血糖、糖耐量试验等检查与消渴鉴别。另外，脑出血、脑瘤、股骨骨折、窒息等原因引起的糖尿，一般有明确原因，或呈暂时性糖尿，且常随原发病的好转而改善或痊愈。妊娠期或哺乳期妇女，临床无典型症状，尿检为乳糖尿者，妊娠期或哺乳期过后一般可恢复正常。

三、综合治疗方案

1. 中药治疗

治则：养阴生津，润燥清热。

处方：方选七味白术散加减。

白术 15g	党参 12g	茯苓 15g	藿香 15g
葛根 15g	天冬 12g	麦冬 12g	木香 6g
炙甘草 3g			

7 剂，每日 1 剂，水煎，早中晚餐后服。

方义分析：七味白术散原名为白术散，首见于钱乙《小儿药证直诀》下卷，具有益气健脾，生津止渴的作用，临床主要用于治疗脾胃虚弱、津虚内热证。方中白术为君药，性甘温，有健脾燥湿、益气固表之功，为"脾脏补气健脾第一要药"；党参、茯苓为臣药，党参性甘平，益气健脾；茯苓性甘淡，淡渗利湿；藿香、葛根、甘草、木香、天冬、麦冬为佐药，藿香、木香性辛温，理气宽中；葛根性甘平，益胃生津；天冬、麦冬养阴生津；甘草为使药，甘平，和中益气、调和诸药。诸药合用，消中兼补，共奏健脾益气、生津和胃之功。

2. 其他中医治疗　针刺金津、玉液、三阴交、关元、足三里等穴。

3. 西医治疗　患者为糖尿病患者，入院空腹血糖 7.7mmol/L，血酮 0.1mmol/L，继续口服盐酸二甲双胍片 0.85g，每日 2 次，予床旁饮食、运动指导，结合患者血糖控制情况，待完善相关检查后进一步完善诊疗方案。

四、治疗结果

患者 1 周后空腹血糖 5.54mmol/L，血糖控制在正常范围内，密切监测血糖预防低血糖发生。

【思维导图】

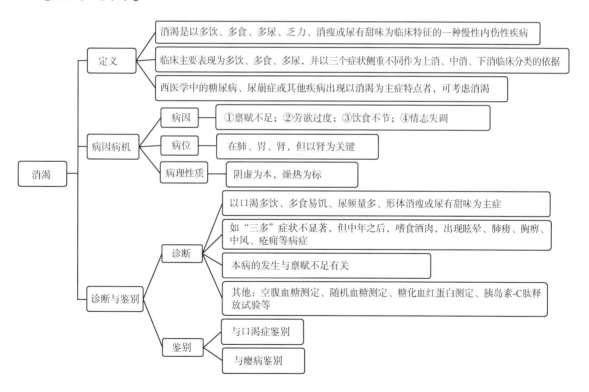

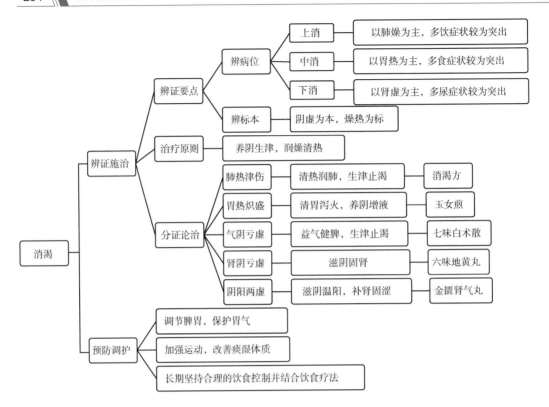

【思维拓展】

一、临床进展

消渴临床上最为多见的是三消兼脾胃气虚、气阴两伤、阴虚有热之证。在针对 192 例 2 型糖尿病，稳定服用二甲双胍血糖仍不达标者的多中心、随机双盲、平行对照临床研究中，二甲双胍联合应用津力达颗粒使用 3 个月可使 HbA1c 降低 0.92%，空腹血糖降低 1.34mmol/L，改善胰岛素抵抗，提高胰岛素敏感性及 β 细胞功能指数，并明显改善口渴乏力等症状。在针对 224 例初发 2 型糖尿病患者的多中心、随机、双盲、剂量平行对照临床研究中，中医经典名方葛根芩连汤高中剂量组治疗 3 个月可显著降低患者血糖，并能够改善患者菌群结构及数量，增加肠道有益菌，降低有害菌。在针对 480 例初发 2 型糖尿病（肝胃郁热证）患者的多中心、随机双盲、安慰剂平行对照临床研究中，大柴胡汤加减方（糖敏灵丸）干预 12 周后，HbA1c 降低 1.03%，空腹血糖降低 0.8mmol/L，餐后 2h 血糖降低 2.70mmol/L，患者体重、BMI 及腰围显著降低，患者口苦、咽干、便秘、胸腹满闷症状明显改善。施今墨先生治疗消渴，每以毓阴清热，益气健脾之气阴生化为大法，以人参、麦冬、生地黄、五味子、黄芪、山药、苍术、玄参为基本方。其中包含施今墨先生治疗消渴最著名的药对即为黄芪伍山药、苍术配玄参，认为其有降低血糖、减除尿糖之功，其在辨病辨证的基础上多加用这两对药味。增液汤有养肺胃肾三脏之阴液，清上中下三焦燥热之功；生脉散具有益气生津敛精之效；以黄芪配山药，气阴兼顾，收健脾益气生津，补肾涩精止遗之功；苍术配玄参，互制其短而用其长，健脾敛精助运同时兼滋肾降火。诸药伍用，集益气养阴、生津涩精、健脾益肾、清降虚火诸功于一炉，临床用之每多效验。

二、临床研究

研究发现，痰湿质、气虚质、阴虚质等属于糖尿病常见体质；可结合中医体质量表进行中医体质的判断。郁、热、虚、损概括了糖尿病在时间上的动态演变过程，代表了疾病发展的早、中、后及末期，无论肥胖型糖尿病或消瘦型糖尿病，其自然发展过程均将经历郁、热、虚、损不同阶段的病理演变。糖尿病患者的各种症状，既是血糖等代谢指标波动及难控的重要原因，又影响患者的生活质量。在临床诊疗中，患者往往以最主要、最痛苦的症状来就诊。临床辨证施治时，应以主诉症状为线索，四诊合参，应用中医理论，分析判断，确立诊断和治疗方案。"抓主症"，可聚焦疾病的主要矛盾，是适合基层使用中医药的重要方法。在疾病分类的基础上，把握糖尿病的整体发展脉络，对于认识疾病，判断预后，针对不同时期的证候进行辨治有重要指导意义。

第六节　感染典型病案——黄疸

【教学目的】　掌握黄疸的临床诊疗思维。
【教学重点】　跨学科横向及纵向分析比较不同疾病导致黄疸的特点，提高学生的临床诊疗思维能力、发现问题及解决问题的能力。

【临床资料】

患儿邓某，男，5岁半，湖南省宁远县人。

主诉　发现皮肤黄染5月余。

现病史　5个多月前因皮肤黄染，先后就诊于广东某医院、北京某医院，治疗方案不详，治疗效果不理想。刻下症：皮肤黄染、瘙痒，大便颜色变浅，无发热，偶有恶心、无呕吐，无腹痛。

既往史　既往体健。否认病毒性肝炎等传染病史；否认重大手术及外伤史；否认输血及使用血液制品史。

个人史　否认药物、食物过敏史。出生于原籍，久居广东东莞。否认疫区、疫水接触史；否认毒物、放射性物质接触史；按计划进行预防接种。

家族史　否认有明确家族性传染病及家族遗传病史。

体格检查　T 36.5℃，神清，精神可。皮肤及巩膜黄染，腹部膨隆，腹壁静脉曲张，移动性浊音（−），双下肢不肿。

中医四诊　有神，目黄、肤黄；身痒，偶恶心，无呕吐；无发热，大便颜色变浅，纳可，眠安；腹部如鼓，腹壁青筋显露。舌质红苔薄黄腻，脉弦细。

辅助检查

（1）实验室检查：见表3-6-1～表3-6-4。

表3-6-1　某医院血常规检验报告单

| 姓名：邓某 | 性别：男 | 年龄：5岁半 | | 样本类型：血液 |
| 门诊号： | 科室： | 临床诊断：黄疸待查 | | 检验目的：血常规 |

代码	检验项目	结果	参考值
RBC	红细胞	$4.5×10^{12}$/L	（$3.8～5.1$）$×10^{12}$/L
HBG	血红蛋白	140g/L	115～150g/L
PLT	血小板	$130×10^9$/L	（$125～350$）$×10^9$/L

表 3-6-2 某医院血生化检验报告单

姓名：邓某　　　　性别：男　　年龄：5 岁半　　　　　样本类型：血液
门诊号：　　　　　科室：　　　临床诊断：黄疸待查　　检验目的：血生化

代码	检验项目	结果		参考值
ALT	丙氨酸氨基转移酶	156U/L	↑	0～40U/L
AST	天冬氨酸氨基转移酶	167U/L	↑	0～40U/L
ALP	碱性磷酸酶	1654U/L	↑	15～115U/L
GGT	γ-谷氨酰转肽酶	1258U/L	↑	11～50U/L
TBil	总胆红素	126μmol/L	↑	0～20.1μmol/L
DBil	直接胆红素	58μmol/L	↑	0～6.8μmol/L
IBil	间接胆红素	87μmol/L	↑	0～17μmol/L

表 3-6-3 某医院免疫抗体检验报告单

姓名：邓某　　　　性别：男　　年龄：5 岁半　　　　　样本类型：血液
门诊号：　　　　　科室：　　　临床诊断：黄疸待查　　检验目的：血生化

代码	检验项目	结果	参考值
ANA	抗核抗体	阴性	阴性
AMA	抗线粒体抗体	阴性	阴性

表 3-6-4 某医院肝炎分型检验报告单

姓名：邓某　　　　性别：男　　年龄：5 岁半　　　　　样本类型：血液
门诊号：　　　　　科室：　　　临床诊断：黄疸待查　　检验目的：血生化

代码	检验项目	结果	参考值
抗 HAV-IgM	甲肝抗体	阴性	阴性
HBsAg	乙肝表面抗原	阴性	阴性
抗-HCV	丙肝抗体	阴性	阴性
抗-HEV	戊肝抗体	阴性	阴性

（2）腹部 B 超：肝硬化，肝内胆泥淤积，范围约 5cm×7cm。
（3）肝穿刺病理学检查：符合原发性胆汁性肝硬化征象。

【病案分析】

一、明确西医诊断

1. 诊断依据　皮肤黄染、瘙痒，大便颜色变浅；既往体健。否认病毒性肝炎等传染病史；否认重大手术及外伤史；查体：皮肤及巩膜黄染，腹部膨隆，腹壁静脉曲张，移动性浊音（－），双下肢不肿；生化检查中酶学指标均出现异常，尤以 ALP 及 GGT 升高为著；免疫学检查结果为阴性；腹部超声提示肝内胆泥淤积、肝硬化；肝穿刺病理学检查：符合原发性胆汁性肝硬化的特征。

2. 西医诊断 肝硬化；胆汁淤积性肝病。

3. 鉴别思路 ①血常规检查报告各项指标均在正常范围，否认输血及使用血液制品史，基本排除溶血性黄疸；②否认重大手术及外伤史，可除外大量红细胞破坏引起的溶血性黄疸；③病毒性肝炎标志物检测未见异常，除外病毒性肝病的诊断；④血液生化检查中酶学指标均出现异常，尤以 ALP 及 GGT 升高明显。ALP 和 GGT 升高提示胆汁淤积，结合腹部超声提示肝内胆泥淤积，应考虑此黄疸为肝内梗阻所致可能性大；⑤肝穿刺病理学检查：符合原发性胆汁性肝硬化的特征，但免疫学检查结果为阴性，不支持原发性胆汁性肝硬化的诊断。因此，本案胆汁淤积为肝内胆泥梗阻所致，由于肝内胆道不畅，胆红素代谢受阻，因此导致胆红素升高，引发黄疸、大便颜色变浅等临床症状；胆红素代谢障碍，肝细胞受损日久出现肝硬化。

二、中医辨证思路

1. 中医诊断 黄疸，胆石病，积聚（石阻胆络，肝肾不足证）。

2. 辨证思路

（1）辨病：此病案以黄疸为主症，兼症为腹壁青筋显露，大便颜色变浅，若不结合影像学检查，第一印象大多按照黄疸中的阴黄或阳黄来辨证分析，但结合影像学检查"肝内胆泥淤积、肝硬化"，考虑此黄疸由于胆泥淤堵引发，且出现积聚，归属于中医学"黄疸""胆石病""积聚"范畴，而不应以西医内科中的黄疸论治。

（2）辨证：由于石阻肝内胆络，络脉不通，肝胆气机受阻，疏泄失常，胆汁外溢肌肤而发黄；肝络受损，脏腑失养，肝肾亏虚，日久而成积聚；结合舌质红苔薄黄腻，脉弦细，当辨证为石阻胆络，肝肾不足证。

3. 鉴别诊断

（1）黄疸与萎黄：均可出现身黄，但黄疸发病与感受外邪、饮食劳倦、胆络不通或病后有关；其病机为湿滞脾胃，肝胆失疏，胆汁外溢；其主症为身黄、目黄、小便黄。萎黄之病因与饥饱劳倦、食滞虫积或病后失血有关；其病机为脾胃虚弱，气血不足，肌肤失养；其主症为肌肤萎黄不泽，目睛及小便不黄，常伴头昏倦怠，心悸少寐，纳少便溏等症状。

（2）内科黄疸与外科黄疸：临证应根据粪便的色，并结合病史、辅助检查予以鉴别。内科黄疸粪便颜色多为正常，有感受外邪或饮食不洁等病史，辅助检查不支持胆络梗阻；外科黄疸粪便颜色大多变浅，辅助检查可见胆络不通的特征。

三、综合治疗方案

1. 中药治疗

治则：利胆消石，滋补肝肾，益气通络。

处方：方选四金、二至丸、鳖甲煎丸加减。

郁金 10g	鸡内金 20g	金钱草 20g	海金沙 10g
女贞子 10g	旱莲草 10g	黄芪 15g	陈皮 6g
茯苓 10g	制鳖甲 15g	丹参 15g	柴胡 10g

7 剂，每日 1 剂，水煎，早晚餐后服。

方义分析：方中用四金以利胆消石退黄，使胆络得通；女贞子、旱莲草滋补肝肾，一方面以促肝之余气——胆汁充足，另一方面肝体阴而用阳，二至丸以滋补肝体，配合疏肝理气的柴胡以助肝用，以防柴胡升发太过劫伤肝阴；黄芪、陈皮、茯苓益气健脾，既可顾护胃气，又可防"见肝之病，知肝传脾"之弊；制鳖甲软肝散结、丹参功同四物汤以补血活血，两药合用以软肝、祛瘀血生新血，使络脉得通。诸药合用，共奏利胆消石，滋补肝肾，益气通络之功。

2. 西医治疗 熊去氧胆酸胶囊、甘草酸二铵肠溶胶囊保肝降酶，利胆退黄。

四、治疗结果

患者经 1 年左右的治疗，复查腹部 B 超示肝内胆管淤积物消失，但仍提示肝硬化，ALP、GGT 均大幅下降。

【思维导图】

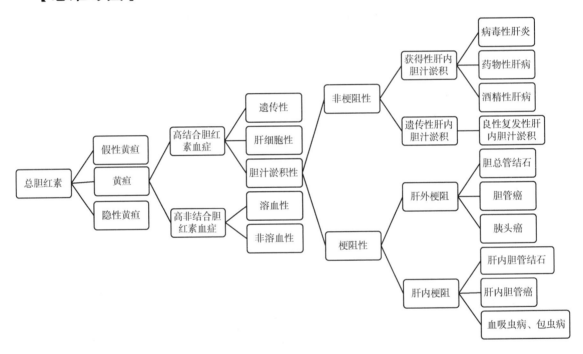

【思维拓展】

一、临床进展

刘凌云等专家认为对于良性疾病引发的低位梗阻性黄疸，一般通过保守治疗可有效改善患者的临床症状，但少数患者会发生病情恶化，导致出现化脓性胆管炎等严重症状，需要进行手术治疗。

杨小周等专家对于梗阻性黄疸的中医治疗方案颇有研究，认为肝郁气滞型可用柴胡疏肝汤加减、湿热壅滞型可用大柴胡汤加减、脓毒积聚型可用凉血清营解毒汤治疗。

二、临床研究

临床导致黄疸的病因多种多样，针对不同黄疸的诊疗，其研究方案必不尽相同，但均可以采用德尔斐法专家咨询的方式设计较为完善的临床调查问卷条目，确定预调查样本并进行初步调查，测定初步调查量表结果，采用以下变异度法、相关系数法、多元逐步回归法、因子分析法四种方法进行条目筛选，形成正式特异性模块，最后检验评价量表的科学性和实用性，以期为相关临床研究提供可信、实用性强的量表。

第七节　急症典型病案——风温肺热病

【教学目的】　掌握诊疗重症肺炎的临床思维。

【教学重点】

1. 综合运用中医诊断学、西医诊断学、医学影像学、中医内科学等学科知识，提高诊疗重症肺炎的能力。

2. 综合运用多学科知识，提高诊疗重症肺炎的临床思维能力。

【临床资料】

患者杨某，男，70岁，内蒙古自治区呼和浩特市人。

主诉　发热伴咳嗽10天。

现病史　10天前外感后出现发热，咳嗽、咯黄色黏痰，不易咯出，喘息气短，自行服药（药物及剂量不详）后症状未缓解，于3天前就诊于当地医院行胸部CT提示"双侧肺炎、双侧胸腔积液"，考虑为肺部感染，为求中西医结合治疗遂来我院住院。病程中无盗汗、咯血及胸痛等症状。刻下症：间断发热，喘息气短，活动后加重，咳嗽，咯黄色黏痰，不易咯出，乏力，纳寐差，小便短赤，大便秘结。

既往史　否认冠心病、糖尿病、高血压等病史，否认肺结核等传染性疾病病史。

个人史　否认食物、药物过敏史。无吸烟及饮酒史。

体格检查　T 38.4℃，P 86次/分，R 31次/分，BP 126/84mmHg，血氧饱和度80%（未吸氧）。口唇发绀，无颈静脉怒张，听诊右肺下叶未闻及呼吸音，左肺下叶可闻及散在湿啰音，心界无扩大，双下肢无水肿。

中医四诊　神气不足，面色少华，形体消瘦，坐而仰首，气息急促，语声重浊，胸部憋闷，咳嗽痰多，舌红苔黄腻，脉弦滑。

辅助检查

（1）肺部CT平扫：①双侧胸腔积液，右侧为著，并右肺下叶部分膨胀不全、感染，请结合临床；②左肺下叶炎症，建议治疗后复查；③双肺多发条索影；④冠状动脉硬化。

（2）实验室检查：见表3-7-1～表3-7-6。

表 3-7-1　某医院血气分析检验报告单

姓名：杨某　　性别：男　　年龄：70 岁　　样本类型：血液

门诊号：　　科室：　　临床诊断：肺炎　　检验目的：血气分析

代码	检验项目	结果		参考值	单位
PH	酸碱度	7.44		7.35～7.45	
$PaCO_2$	二氧化碳分压	43		35～45	mmHg
PaO_2	氧分压	56		80～100	mmHg
Na^+	钠离子	137		135～145	mmol/L
K^+	钾离子	3.2	↓	3.5～5.5	mmol/L
Ca^{2+}	钙离子	1.11	↓	2.25～2.75	mmol/L
Glu	血糖	7.6	↑	3.9～6.1	mmol/L
Lac	乳酸	1.9	↑	0.1～1.0	mmol/L
HCT	血细胞比容	42		37～48	%
P/F Ratio	氧合指数	160	↓	>400	mmHg
SpO_2	血氧饱和度	82	↓	90～100	%

表 3-7-2　某医院血常规+CRP 检验报告单

姓名：杨某　　性别：男　　年龄：70 岁　　样本类型：血液

门诊号：　　科室：　　临床诊断：肺炎　　检验目的：全血细胞分析+CRP

代码	检验项目	结果		参考值	单位
WBC	白细胞	10.96	↑	3.91～10.9	10^9/L
NE%	中性粒细胞百分比	84.80	↑	40～75	%
LY%	淋巴细胞百分比	7.50	↓	20～50	%
NE	中性粒细胞绝对值	9.30	↑	1.8～6.3	10^9/L
LY	淋巴细胞绝对值	0.82	↓	1.1～3.2	10^9/L
CRP	C 反应蛋白	2.57		<10	mg/L

表 3-7-3　某医院凝血检验报告单

姓名：杨某　　性别：男　　年龄：70 岁　　样本类型：血液

门诊号：　　科室：　　临床诊断：肺炎　　检验目的：凝血功能

代码	检验项目	结果		参考值	单位
FIB	纤维蛋白原	4.29	↑	2～4	g/L
D-Dimer	D-二聚体	0.44		≤0.5	mg/L

表 3-7-4　某医院生化检验报告单

姓名：杨某　　性别：男　　年龄：70 岁　　样本类型：血液

门诊号：　　科室：　　临床诊断：肺炎　　检验目的：生化

代码	检验项目	结果		参考值	单位
Cr	肌酐	112.0	↑	57～111	μmol/L
UA	尿酸	192	↓	208～428	μmol/L
K	钾	3.56		3.5～5.3	mmol/L

续表

代码	检验项目	结果		参考值	单位
BUN	尿素氮	7.30	↑	2.1～7.2	mmol/L
CO₂CP	二氧化碳结合力	28.6		22～34	mmol/L
CysC	胱抑素 C	1.34	↑	0.59～1.03	mg/L

表 3-7-5　某医院 N 端-B 型钠尿肽前体检验报告单

姓名：杨某　　性别：男　　年龄：70 岁　　　　　样本类型：血液
门诊号：　　　科室：　　　临床诊断：肺炎　　　检验目的：N 端-B 型钠尿肽前体

代码	检验项目	结果		参考值	单位
NT-Pro-BNP	N 端-B 型钠尿肽前体	205.70	↑	0～900	pg/ml

表 3-7-6　某医院痰培养检验报告单

姓名：杨某　　性别：男　　年龄：70 岁　　　　样本类型：血液
门诊号：　　　科室：　　　临床诊断：肺炎　　　检验目的：痰培养

代码	检验项目	结果	参考值	单位
Spn	肺炎链球菌	阳性	阴性	

【病案分析】

一、明确西医诊断

1. 诊断依据　新近出现发热、咳嗽、咳痰，伴有喘息气短。听诊右肺下叶未闻及呼吸音，左肺下叶可闻及散在湿啰音。呼吸频率为 31 次/分，尿素氮为 7.30mmol/L，氧合指数（P/F Ratio）为 160mmHg。胸部影像学检查示双侧胸腔积液，右侧为著，并右肺下叶部分膨胀不全；左肺下叶炎症。

2. 西医诊断　重症肺炎。

3. 重症肺炎的诊断标准　符合下列 1 项主要标准或≥3 项次要标准者可做出诊断。

（1）主要标准：①需要气管插管行机械通气治疗；②脓毒症休克经积极液体复苏后仍需要血管活性药物治疗。

（2）次要标准：①呼吸频率≥30 次/分；②氧合指数≤250mmHg；③多肺叶浸润；④意识障碍和（或）定向障碍；⑤血尿素氮≥7.14mmol/L；⑥收缩压<90mmHg 需要积极液体复苏。

4. 痰液检查　痰液的颜色、气味和量可协助诊断。铁锈色痰提示大叶性肺炎、暗红色胶冻样痰提示肺炎克雷伯菌感染，黄绿色痰提示铜绿假单胞菌感染，厌氧菌感染可出现恶臭痰，金黄色葡萄球菌感染可出现脓血痰。病毒感染导致的重症肺炎或急性呼吸窘迫综合征可出现血性水样痰。

5. 病原学检查　包括血培养、痰培养、血清学检查等，以及经纤维支气管镜防污染毛刷采样、支气管肺泡灌洗（BLA）采集标本定量培养等侵入性检查。

6. 影像学检查　是判断重症肺炎的重要指标之一。肺炎的影像学表现多为片状、斑片状浸润性阴影或间质性改变，伴或不伴胸腔积液。影像学出现多叶或双肺改变，或入院 48h 内病变扩大≥50%，提示为重症肺炎。影像学改变对相关病原菌具有一定的提示意义（表3-7-7）。

表3-7-7　肺炎常见的X线表现和相关病原菌

X线表现	相关病原菌
肺叶或肺段实变	肺炎链球菌、肺炎克雷伯杆菌、流感嗜血杆菌
有空洞的浸润影	金黄色葡萄球菌、结核菌、革兰阴性杆菌
浸润影加胸腔积液	肺炎链球菌、金黄色葡萄球菌、化脓性链球菌、厌氧菌
多种形态的浸润影	肺炎支原体、军团菌、病毒
弥漫性间质浸润影	病毒、军团菌、卡氏肺孢子虫

7. 鉴别诊断　见表3-7-8。

表3-7-8　鉴别诊断表（三）

鉴别疾病	临床表现	影像学检查	实验室检查
急性气管-支气管炎	临床表现较轻，多无呼吸困难、肺部湿啰音	胸部影像学检查多正常，也可出现肺纹理增粗	周围血白细胞总数正常或偏低，中性粒细胞增多
肺结核	多有全身中毒症状，如午后低热、盗汗、疲乏无力、体重减轻	胸部X线片或CT见病变多在上叶尖后段或下叶背段，多有卫星灶	痰培养可见结核分枝杆菌
肺癌	多无急性感染中毒症状，有时痰中带血，血白细胞不高	结节状或团块状，病灶密度不均匀，类似磨玻璃。可见肺门淋巴结肿大，有时出现肺不张	癌胚抗原升高，病理活检可确认是否癌变
肺血栓栓塞症	多有静脉血栓的危险因素，可发生咯血、胸痛、晕厥、呼吸困难较明显。临床表现与肺栓塞的程度和面积有关	1）胸部X线片示区域性肺血管纹理减少，有时可见尖端指向肺门的楔形阴影　2）CT肺动脉造影可以明确诊断，见肺动脉内低密度充盈缺损，部分或完全包围在不透光的血流之内的"轨道征"等表现　3）超声心动图可见肺动脉近端或右心腔血栓，右心室和（或）右心房扩大、肺动脉干增宽等右心负荷过重的表现	动脉血气分析常见低氧血症及低碳酸血症。D-二聚体升高

二、中医辨证思路

1. 中医诊断　风温肺热（痰热壅肺证）。

2. 辨证思路

（1）辨虚实：疾病的初期以实证为主，常见壮热、咳喘声粗、痰黄黏稠、胸闷、小便短赤、大便不通等表现；而后期或者年老体弱者以虚证为主，常见低热、咳痰无力、体倦乏力等症。

（2）辨邪之性质：以热邪为主多见发热、痰黄、舌红、苔黄、脉数等，以痰邪为主多见痰多、胸闷、舌苔腻、脉弦或滑等，以瘀邪为主则常见胸痛或腹痛、唇甲紫绀、舌质暗或有瘀斑、脉涩或结等。

本病辨治须分清主要矛盾是邪实抑或是正虚，结合邪的不同性质和分型施治。

三、综合治疗方案

1. 中医治疗

治则：清热化痰，宣肺平喘。

处方：麻杏石甘汤合千金苇茎汤加减。

炙麻黄 9g	杏仁 9g	石膏 30g（先煎）	苇茎 15g
冬瓜仁 15g	薏苡仁 9g	桃仁 9g	陈皮 9g
炙甘草 6g			

14 剂，每日 1 剂，水煎，早晚餐后服。

方义分析：本案患者外感风邪，郁而化热，热伤津液，炼液成痰。痰热壅肺，肺失肃降，故咳嗽、气短；痰热交结，则见痰多质黏腻色黄；胸中气机不利，故见胸闷；里热蒸腾，阳盛则热，则见发热；痰浊扰心，则见寐欠安；子病及母，脾胃运化失常，则见纳差，乏力；里热伤津，故见小便短赤，大便秘结；综观舌脉症辨为痰热壅肺证。

中药处方以清热化痰，宣肺平喘为法，选用麻杏石甘汤合千金苇茎汤加减。前方以清肺平喘为主。麻黄宣肺平喘，石膏清泻肺热，杏仁止咳化痰，炙甘草和中益气，在《伤寒论》中石膏是麻黄的 2 倍，重用石膏制麻黄之温性，去性存用，本案因患者热伤津液，加重石膏用量。后方以清热化痰为主。苇茎甘寒轻浮，清肺泄热，薏苡仁甘淡微寒，清泻肺热，冬瓜仁清热化痰，能清上彻下、肃降肺气，桃仁活血祛瘀，加陈皮理气化痰。

本病应辨病情缓急，病情平缓者当以清热化痰，益气养阴为治疗原则，病情危重、阳气不固、正气欲脱者，则当以回阳救逆为治疗原则。

常见分型如下。

1）风热犯肺证，选用银翘散加减。若风热上壅，头胀痛较甚，加桑叶、菊花。

2）痰热壅肺证，选用麻杏石甘汤合千金苇茎汤加减。若痰热壅盛，腑实便秘，加葶苈子、大黄、玄明粉；痰热伤津，口干，舌红少津，加北沙参、天冬、天花粉；若出现高热神昏，加安宫牛黄丸 1 粒冲服。

3）气阴两虚证，选用麦冬汤合泻白散加减。若肺气不敛，咳而气促，加五味子、诃子。

4）邪陷正脱证，选用回阳急救汤、生脉饮加减。临床上可用参附注射液、参麦注射液静脉滴注。

2. 其他中医治疗

（1）针刺治疗：风热犯肺证取大椎、风池、合谷、尺泽、外关；痰热壅肺证取曲池、丰隆、肺俞、定喘、中府、列缺；气阴两虚证取关元、气海、定喘、肾俞、太溪、照海；邪陷正脱证取百会、中府、膻中、太渊、气海、关元。急性退热时可取十宣穴点刺放血。

本案患者针刺治疗方案如下。

取穴：两侧曲池、丰隆、肺俞、定喘、中府、列缺。

针刺手法：泻法，留针 20～30min。配合曲池、大椎、肺俞刺络拔罐以清泻痰热。

（2）刮痧治疗：从背部沿督脉和膀胱经部位、腋窝及肘窝等处自上而下，先轻后重，刮至局部皮肤出现红紫色瘀点即可。

3. 西医治疗 重症肺炎的治疗包括抗菌药物治疗、呼吸支持、营养支持、加强痰液引流，以及免疫调节、防治多器官功能衰竭等。本案可予氧气吸入、俯卧位通气改善缺氧状态，以及抗感染、抗炎、化痰、胸腔积液引流解决压迫症状等治疗。

四、治疗结果

18 天后患者病情好转出院，出院时体温 36.4℃，脉搏 76 次/分，呼吸 21 次/分，血压 113/70mmHg。血氧饱和度 97%（吸氧 2L/min），口唇发绀减轻，偶有咳嗽，咯少量白黏痰，活动后喘息气促较前明显减轻，乏力较前明显好转。

【思维导图】

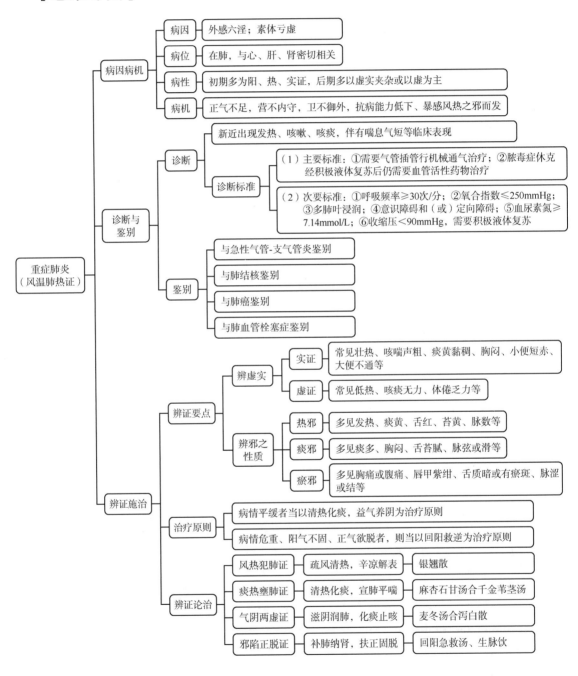

【思维拓展】

一、临床进展

王邦才教授在外感热病治疗上，融合伤寒、温病学说，中西合参。治疗春温邪热留恋气分，少阳阳明合病，用小柴胡汤加减和解少阳之邪，清透阳明之热。风温肺热证，用麻杏石甘汤合小陷胸汤加味宣肺清热，化痰止咳。湿温，先用葛根黄芩黄连汤加味清化湿热，清肠止泻；再以益气生津，清化和胃以善后，配伍得当，胃肠邪热得清，则高热消退。

李旭成教授将本病早期特点总结为"肺脾同病"，指出本病初起以肺、脾两脏病变为主，在治疗上也以肺、脾两脏为重心，在常规西医治疗的基础上运用活血通络、通腑降浊、泻肺平喘、健脾益气、清热化痰、润肺生津等方法处方。

二、临床研究

重症肺炎评估包括肺炎本身严重程度评估和脏器功能受损程度评估两大方面，临床中多采用评分系统进行评估。目前，最常使用的是社区获得性肺炎评分（CURB）、临床肺部感染评分（CPIS）、成人社区获得性肺炎严重性评分（PSI）。临床上对重症肺炎进行脏器功能评估以提供客观、量化的指标指导临床诊治及判断预后，临床多采用序贯器官衰竭评分（SOFA）、急性生理与慢性健康评分（APACHE Ⅱ）。

第八节　针灸典型病案——面瘫

【教学目的】　掌握针灸治疗面瘫的临床思维。
【教学重点】
1. 综合运用神经解剖学、中医诊断学、西医诊断学、医学影像学、经络学、针灸治疗学、中医内科学、神经内科学等学科知识，提高诊疗面瘫的能力。
2. 综合运用跨学科知识，提高诊疗面瘫的临床思维能力。

【临床资料】

患者，男，39岁。

主诉　口眼歪斜3天。

现病史　患者3天前受风后出现左侧口眼歪斜，症状逐渐加重，现左眼流泪，吃饭存食，刷牙漏水，无耳后疼痛，无味觉、听觉改变，无耳廓及外耳道疱疹。

既往史　既往健康，无重要病史。

体格检查　左侧额纹消失，皱眉不能，闭目露睛5mm，耸鼻力弱，鼓腮漏气，示齿$\frac{5}{5}\bigg|\frac{2}{3}$，伸舌居中（图3-8-1～图3-8-3）。

中医四诊　望诊：形体健壮，左侧面部无肿胀，左侧额纹消失，皱眉不能，闭目露睛，耸鼻力弱，鼓腮漏气，示齿右偏；闻诊：声音洪亮；问诊：受风后起病，逐渐加重，左眼流泪，吃饭存食；切诊：左侧面部无压痛及肌肉痿软，舌淡红苔薄白，脉滑。

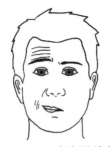
图 3-8-1 左侧额纹消失

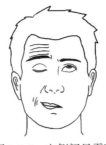
图 3-8-2 左侧闭目露睛

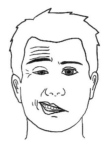
图 3-8-3 示齿右偏

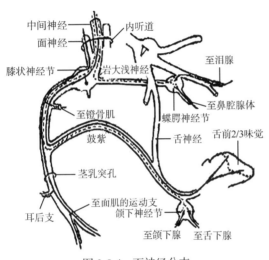
图 3-8-4 面神经分支

【病案分析】

一、明确西医诊断

1. 诊断依据 受风后出现左侧口眼歪斜，伴左眼流泪，吃饭存食，刷牙漏水，查体见左侧额纹消失，皱眉不能，闭目露睛，耸鼻力弱，鼓腮漏气。

2. 西医诊断 面神经麻痹。

3. 面神经损伤的定位诊断 损伤节段越接近中枢，预后越差，早期综合治疗十分重要。结合神经解剖学知识（图 3-8-4），通过伴随症状确诊（表 3-8-1）。

表 3-8-1 面神经损伤节段与对应症状

面神经损伤节段	典型伴随症状	备注
鼓索	舌前 2/3 味觉减退	
镫骨肌支	听觉过敏	
膝状神经节	耳带状疱疹、眼干	特殊类型面瘫：亨特面瘫

4. 鉴别诊断 口角歪斜临床常见于特发性面神经麻痹（贝尔麻痹）和急性脑血管病，后者病情恶化快，有致残、致死风险。因此，急性期患者必须先明确西医诊断，结合神经解剖学知识，排除中枢神经系统疾病（表 3-8-2、图 3-8-5）。通过症状、体征无法做出鉴别诊断时，应及时进行影像学检查，急性期先查头颅 CT，必要时查头颅 MRI 以明确诊断。

表 3-8-2 周围性面瘫与中枢性面瘫鉴别诊断

面瘫类型	病灶位置	额纹消失 眼裂变大	伸舌歪斜	症状描述
周围性面瘫	面神经核以下	有	无	口眼歪斜
中枢性面瘫	面神经核及以上	无	有	口舌歪斜

二、中医辨证思路

1. 中医诊断　口僻（风寒外袭证）。

2. 辨证思路

（1）辨证候：患者受风后起病，病程 3 天，患侧面部无肿胀，舌淡红苔薄白，辨为风寒外袭证。面瘫急性期常见三个证候，感受风寒后起病多为风寒证，咽痛后起病多为风热证，伴随耳部疼痛多为肝胆郁火证，出现带状疱疹为肝胆毒火证。证型可相互转化，应注意辨别。

（2）辨经络：面瘫属于经筋病，前额、上眼睑属足太阳经筋，下眼睑属足阳明经筋，口颊部属手、足阳明经筋和手太阳经筋。

（3）辨病期：此病案患者起病后面部瘫痪症状逐渐加重，提示仍处于急性期。急性期一般持续 7 天左右，症状不再进展预示急性期结束。此后进入恢复期，一般在 3 个月内痊愈。超过 3 个月仍未痊愈，或出现面肌痉挛、联动、倒错、鳄鱼泪，为后遗症期。

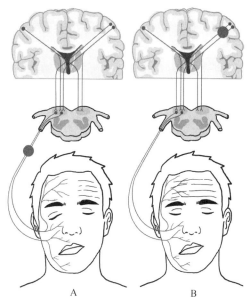

图 3-8-5　周围性面瘫与中枢性面瘫发病机制
A. 周围性面瘫；B. 中枢性面瘫

三、综合治疗方案

1. 针灸治疗　针灸治法包括针对脏腑辨证的治法和针对经络辨证的治法。针灸处方包括主穴和配穴，主穴是针对本病必选的腧穴，配穴为辨证候配穴、辨经络配穴、辨症状配穴、经验穴等。

（1）治法：祛风通络，疏调经筋。取局部穴和手足阳明经穴为主。

（2）选穴：①主穴：局部穴选"二竹"（攒竹、丝竹空）、"二白"（阳白、四白）、颧髎、地仓、颊车，远端穴选合谷、太冲。局部穴位于面部，远端穴选合谷、太冲，"面口合谷收"，合谷能解表，与太冲相配为"开四关"，可疏调经气。②配穴：风池、风府。

（3）刺灸法：局部取穴宜少，浅刺、轻刺，合谷、太冲用泻法、重刺。可加灸法。

2. 辨治思路

（1）辨证型配穴：本案为风寒证，配风池、风府。风热证配外关、关冲，肝胆郁火证、肝胆毒火证配行间、侠溪，急性期加耳尖穴点刺放血，或翳风刺络拔罐，伴带状疱疹者加用火针。气血亏虚证配气海、足三里。除风寒证外，其他证型急性期应结合中药治疗。

（2）辨症状配穴：额纹消失配阳白，皱眉不能配攒竹，耸鼻不能配迎香，鼓腮漏气配地仓、颊车，口角歪斜配颧髎，耳后疼痛配翳风，味觉减退配廉泉，听觉过敏配阳陵泉。

（3）辨经络配穴：上眼睑闭合不严或后项部疼痛，配足太阳经穴。下眼睑外翻配足阳明经穴。耳后和颈项部疼痛配足少阳经穴。面颊部症状配手足阳明、手太阳经穴。

（4）辨病期治疗：本案为急性期，局部取穴宜少，浅刺、轻刺，合谷、太冲用泻法、重刺。可加灸法。恢复期局部穴透刺。后遗症期，面部痿软多属气血亏虚，面肌痉挛、倒错等多为气滞血瘀，应轻刺，补法为主，并结合中药治疗。

3. 西医治疗　本病可给予营养神经药（甲钴胺口服或肌内注射）、抗病毒药（阿昔洛韦口服）、糖皮质激素（醋酸泼尼松 30mg 口服，每日 1 次，7 天后逐渐减量，注意适应证与禁忌证）。

本案患者无耳周疱疹，无病毒感染表现，判断为面神经无菌性炎症，仅需加用甲钴胺口服。若出现疱疹者为病毒感染，可配合糖皮质激素和抗病毒药物口服治疗。

四、治疗结果

患者至发病第 6 天症状达到高峰，此后约 1 周症状无明显变化，至第 14 天左右症状开始恢复，1 个月后痊愈。

【思维导图】

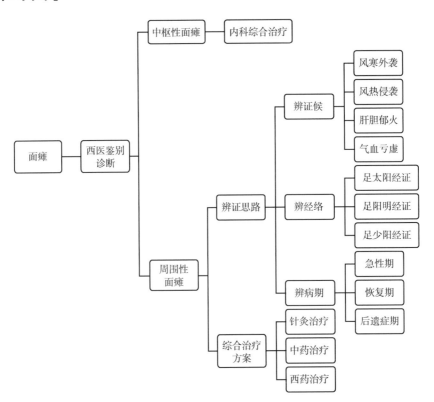

【思维拓展】

一、临床进展

有专家根据临床实践，提出采用巨刺法治疗急性期面瘫，感受风邪发病者，邪气客于经，患侧面部经络阻滞，针刺气虚的患侧不易激发经气，此时应针刺对侧面部四白、地仓、颊车，不行手法，留针候气，达到调整面部气血、祛邪外出的功效。

另有专家提出，治疗顽固性面瘫（超过 3 个月未痊愈）可应用"滞针提拉手法"，局部阳白透鱼腰、攒竹透鱼腰、颧髎透地仓、四白透地仓、地仓透颊车，颊车-地仓和太阳-阳白加电针。

二、临床研究

临床研究评价面瘫程度，可选用症状和体征量表，如面部残疾指数（FDI）、Sunnybrook面瘫分级系统（SFGS）、House-Brackmann 面神经评定系统、多伦多分级法（TFGS）等，以及理化检查，如面部表面肌电图（sEMG）。

第九节　儿科典型病案——小儿腹痛

【教学目的】　掌握小儿腹痛的临床思维。

【教学重点】

1. 综合运用中医诊断学、西医诊断学、医学影像学、中医儿科学等知识，加强诊疗小儿腹痛的能力。

2. 综合运用跨学科知识，提高诊疗小儿腹痛的临床思维能力。

【临床资料】

患儿，男，5 岁，北京市昌平区人。

主诉　阵发性腹痛 3 天

现病史　患儿 3 天前在家庭聚餐中进食较多食物后出现腹部疼痛，疼痛部位以脐周为主，呈阵发性，无明显规律，每次疼痛持续 10min 至半小时，伴恶心、呕吐，呕吐物为胃内容物，气味酸馊，不思饮食，夜卧不安，无发热，大便日 2 次，夹有不消化食物，气味臭秽，小便黄赤。患儿平日饮食规律，大便日 1 次。患儿家属代述，患儿近日食欲不振，食量减少，时有恶心感，腹部胀满，大便不畅，小便短赤。患儿平素脾胃虚弱，饮食稍有不慎即感不适。

中医四诊　患儿面色稍黄，神情疲倦，恶心，呕吐物为胃内容物，气味酸馊，腹部胀满，脐周压痛，无肌紧张，无反跳痛，大便夹有不消化食物，气味臭秽。舌质红，舌苔黄厚腻，脉滑数。

【病案分析】

一、明确西医诊断

1. 诊断依据　患儿进食较多食物后出现腹部疼痛，疼痛部位以脐周为主，伴恶心、呕吐，呕吐物为胃内容物，气味酸馊，不思饮食，大便日 2 次，夹有不消化食物，气味臭秽。

2. 西医诊断　消化不良，功能性腹痛。

腹痛指胃脘以下、脐之两旁及耻骨以上部位的疼痛。其中发生在胃脘以下，脐部以上部位的疼痛称为大腹痛；发生在脐周部位的疼痛，称为脐腹痛；发生在小腹两侧或一侧部位的疼痛，称为少腹痛；发生在下腹部正中部位的疼痛，称为小腹痛。

3. 鉴别诊断

（1）内科性腹痛与外科性腹痛

1）内科性腹痛：疼痛性质一般为持续性或者是阵发性的，多为钝痛、隐痛，可自行缓解。

患儿还会伴有发热、恶心、呕吐等临床表现，腹部体征不明显，腹软，一般无或仅有压痛，未触及包块，可以采用血常规、便常规、X线、B超等做进一步诊断。

肠系膜淋巴结炎：是引起小儿腹痛的常见原因之一，尤其多发于学龄前儿童。典型症状主要为腹痛、发热、呕吐，腹痛部位多见于脐周及右下腹，少有压痛和反跳痛，也可表现为上腹或全腹疼痛，多为隐痛或阵发性疼痛。此外还可伴有胃肠道症状，如腹泻、恶心、呕吐等。肠系膜淋巴结炎多发生在急性上呼吸道感染中或继发于肠道感染之后。B超检查可见肿大的肠系膜淋巴结。目前现代医学多以广谱抗生素如头孢类药物治疗为主。临床也可采用中药汤剂治疗，效果较好。

肠痉挛：多是由于儿童受凉、饮食不当导致此病的发生。临床表现为突发性腹部疼痛，部位以脐周为主，可自行缓解，症状多有反复，可伴有呕吐，精神不振。在治疗过程中，调整饮食结构，禁食生冷，必要时可予以解痉药。

急性肠胃炎：此类疾病的发生主要因为儿童饮食不当导致消化道感染，急性起病常伴腹痛、腹泻、呕吐，甚至出现体温上升情况。血常规提示白细胞、中性粒细胞数目升高，大便常规可以检查出白细胞。在治疗过程中根据实际情况予以抗感染、止痛及对症治疗。

蛔虫病：此类疾病主要是由于儿童饮食不洁导致的，主要表现为腹痛、食欲不振，喜食异物，夜惊、磨牙等表现。治疗上采取口服驱虫剂为主。

2）外科性腹痛：起病急，疼痛，多为剧痛或绞痛，一般持续4h以上，阵发性加剧且有固定的压痛区。患儿常伴有呕吐、腹胀、肠鸣音弱等；或伴有腹肌紧张，可有肠型、腹部触及肿物等。血常规检查可见白细胞总数和中性粒细胞的数量显著升高，应用X线和B超检查，可有阳性发现。常见的疾病有肠梗阻、急性阑尾炎、急性胰腺炎等。

肠梗阻：引发肠梗阻的因素有很多，包括肠外原因、肠内原因、血管性原因等。此类疾病主要表现为阵发性腹部绞痛，患儿多伴恶心、呕吐，肛门不排气，亦不排便，腹胀等症状，腹部查体可见明显肠型或蠕动波，肠鸣音高亢、气过水声、金属音，伴有明显腹胀，应及时考虑手术治疗。

急性阑尾炎：腹痛最早可能在脐周、上腹部，6～12h后转移局限于右下腹，可出现发热、腹胀、恶心呕吐等症状，腹部查体可见麦氏点压痛明显，血常规提示白细胞计数升高，腹部超声可见肿大的阑尾。根据病情以抗感染治疗或行手术治疗。

腹膜炎：可见持续性腹痛、恶心呕吐、腹胀、发热等症状，查体可见全腹压痛、反跳痛，腹肌紧张，严重者可出现感染性休克症状。

（2）功能性腹痛与器质性腹痛

功能性腹痛：疼痛部位多位于脐周，呈阵发性，腹痛可轻可重，反复发作，持续时间短，可自行缓解，腹部无明显异常体征。而器质性腹痛的部位大多与病灶部位一致，多为持续性疼痛，进行性加重，持续时间长，一般不能自行缓解，腹部触诊可有明显压痛或腹肌紧张。

根据疼痛部位来区分病变器官：全腹痛常为阑尾穿孔、腹膜炎、中毒性疾病、代谢性疾病或过敏性疾病；左上腹痛多见于胰腺炎、左下肺炎、胸膜炎等；中上腹痛多见于胃炎、胃十二指肠溃疡等；右上腹痛多见于胃炎、胆囊炎、右下肺炎等；脐周腹痛多为急性肠炎、肠痉挛、肠套叠等；左下腹痛多见于细菌性痢疾、便秘、乙状结肠扭转等；右下腹痛以急性阑尾炎和肠系膜淋巴结炎可能性最大，但应注意有时腹痛部位可随病情发展而改变，如阑尾炎。

根据伴随症状来区别疼痛性质：腹痛伴呕吐多为急性胃炎；若伴有上呼吸道感染史多见肠系膜淋巴结炎；腹痛伴呕吐频繁时应注意肠梗阻；腹痛伴有腹泻，多提示肠道有感染；腹痛伴有黑便应警惕消化道出血；腹痛伴有果酱样便，多提示肠套叠；腹痛伴有里急后重，排赤白脓血便多考虑痢疾。腹痛向会阴部放射多考虑有泌尿系统疾病。疼痛向右肩放射多提示肝胆疾病。

二、中医辨证思路

1. 中医诊断　小儿腹痛（饮食积滞）。

2. 辨证思路

（1）辨寒热虚实

寒性腹痛：多表现为腹痛拘急，遇凉加重，面白气冷，下利清谷，小便清利，舌淡苔白，脉迟紧。

热性腹痛：常表现为腹痛阵作，口渴喜凉，面赤气热，烦躁便秘，舌红苔黄，脉数有力。

虚性腹痛：多属于久病慢病，常有隐痛，时作时止，喜温喜按，进食或温煦后缓解。

实性腹痛：多属于新病，急性发作，腹痛拒按，得食或温煦后疼痛加重。但是每个证型之间可相互转化，应注意辨别。

（2）辨气滞血瘀或食积虫积

气滞腹痛：多有情志失调病史，疼痛多为两胁胀痛，窜走不定，嗳气或矢气后痛减。

虫积腹痛：多有饮食不洁史，疼痛多为脐周疼痛，时作时止，可见呕吐蛔虫史或有大便排虫史，大便镜检可发现虫卵。

食积腹痛：多有饮食不节史，常腹痛伴脘腹胀满，腹痛拒按或夜卧不安，嗳腐吞酸，泻下酸臭，便后痛减。

血瘀腹痛：多有跌仆损伤及手术史，腹部刺痛，痛有定处，局部满硬拒按，按之则疼痛加剧。

（3）辨疾病轻重：若疾病骤然发作，疼痛剧烈，腹部胀满拒按，且伴有意识障碍，多属于重证；若疾病长期反复发作，喜温喜按，不伴意识模糊等表现，多属于轻证。

因小儿病理特点为发病容易，传变迅速，易虚易实，易寒易热，因此寒热虚实容易相互转化，相互兼夹，出现病情复杂情况。

三、综合治疗方案

1. 中药治疗

辨证要点：脐周疼痛拒按，不思饮食，恶心，呕吐酸馊物，大便臭秽，舌质红，苔黄厚腻。

治则：消食导滞，行气止痛。

处方：香砂平胃散加减。

苍术 6g	陈皮 6g	厚朴 6g	砂仁 6g（后下）
香附 3g	枳壳 6g	炒山楂 9g	炒神曲 9g
炒麦芽 9g	白芍 9g	莱菔子 9g	连翘 6g
炙甘草 3g			

　　3剂，水煎服，浓煎，每次100ml，每日2次，早晚服。

方义分析：以苍术、陈皮、厚朴、甘草组成平胃散，燥湿运脾，行气和胃；砂仁、香附理气止痛，枳壳下气导滞，炒山楂、炒神曲、炒麦芽消食化积，白芍合甘草缓急止痛，加莱菔子消食导滞，连翘清郁热、散滞结，方中诸药消补兼施，使食积得化，脾胃复健，气机调畅，伤食腹痛逐渐缓解。

中成药：①四磨汤口服液；②保和丸。

2. 其他中医治疗

（1）推拿：运内八卦，清胃经，补脾经，揉板门，清大肠，推四横纹，揉中脘，揉天枢，分腹阴阳，拿肚角。

方义分析：清胃经、清脾经、揉板门、推四横纹有健脾和胃，消食导滞功效；运内八卦、清大肠有通腑泄浊功效；揉天枢、揉中脘有消积导滞，健脾和胃功效；分腹阴阳、拿肚角有理气止痛功效。

（2）针灸疗法：取合谷、足三里、中脘、天枢和内庭，快速进针，平补平泻手法。

（3）耳穴压丸法：选取胃、脾、三焦和大肠。将王不留行放在胶布中间，粘贴在耳穴上，每日轻压数次，每周换 2～3 次。

3. 西医治疗 本病可给予双歧杆菌四联活菌片，一次 2 片，一日 2～3 次。或者乳酶生片，一次 2～3 片，一日 3 次，饭前服用。

四、治疗结果

患者用药 3 天后，精神好转，腹痛症状消失，无呕吐、腹泻等症状。嘱注意饮食卫生，避免过食生冷、油腻、辛辣之品，保持饮食清淡易消化；饮食要定时定量，避免暴饮暴食，养成良好的饮食习惯；适当进行户外活动，增强体质，促进脾胃功能的恢复。

【思维导图】

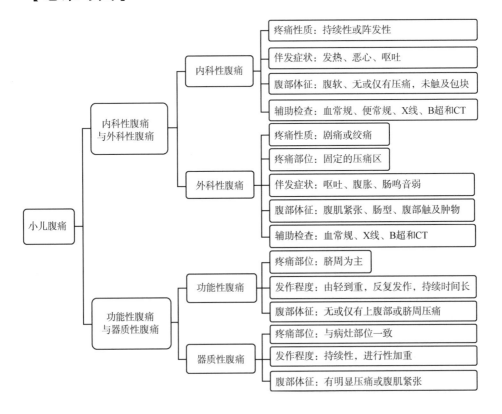

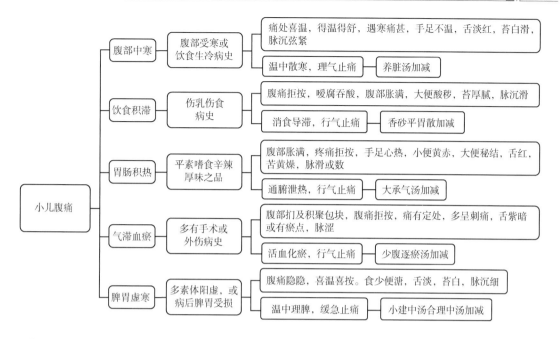

【思维拓展】

一、临床进展

有专家指出，腹诊作为望闻问切四诊的有力补充，以客观发现腹部证候为特点，对儿科临床实践具有更重要的应用价值和实用意义。小儿腹诊从腹形、腹皮、腹力三点入手辨虚实、寒热、气血。

有专家通过对相关针刺治疗功能性消化不良（functional dyspepsia，FD）的临床文献进行梳理，发现足三里、内关、中脘、太冲等为临床常用穴；经脉方面以足阳明胃经、任脉及足太阳膀胱经为主；常用腧穴配伍以远近配伍为主，主要为中脘-足三里、内关-足三里及中脘-内关-足三里。

二、临床研究

有专家指出功能性腹痛（functional abdominal pain，FAP）发病机制主要有脑-肠轴改变引起的胃肠道屏障功能受损、胃肠动力异常、内脏高敏感性、肠道菌群失调等多种因素。益生菌作为非药物治疗的重要手段对治疗儿童FAP有明显疗效。

第十节　外科典型病案——急性阑尾炎

【教学目的】　掌握急性阑尾炎的临床诊治思维。

【教学重点】

1. 急性阑尾炎的典型临床表现。

2. 急腹症相关疾病鉴别诊断。

3. 急性阑尾炎的治疗原则。

4. 综合运用跨学科知识，中西医结合诊治急性阑尾炎的临床思维。

【临床资料】

患者，女，30 岁，河北省承德市宽城县人。

主诉 腹痛、腹泻、发热 10h。

现病史 患者近日劳累，饮食不规律，于 10h 前出现上腹部隐痛，以脐周明显，呈阵发性并伴有恶心，呕吐，呕吐物为胃内容物，自服黄连素和多潘立酮，无明显好转。发病 4h 后腹痛由脐周移至右下腹部，并出现发热，自测体温 38.5℃，腹泻数次，为稀便，无脓血便，急诊就诊，查大便常规阴性，血常规：WBC15.15×10⁹/L。腹部立卧位 X 线片可见右下腹轻度胀气，未见液气平和膈下游离气体。腹部彩超：右下腹可见腊肠样结构，横切面呈同心圆征。刻下症：发热，倦怠，右下腹疼痛，口稍干，恶心，轻度腹胀。

既往史 既往体健。末次月经结束 6 天。

体格检查 T 38.5℃，P 120 次/分，BP 110/70mmHg。发育营养正常，浅表淋巴结未触及肿大，巩膜无黄染。腹部平坦，肌略紧，右下腹压痛以麦氏点为著，右下腹反跳痛，双肾区叩击痛阴性，肠鸣音亢进：10～15 次/分。

中医四诊 望诊：神志清楚，精神稍弱，面容痛苦，蜷卧于床；舌质红，苔黄稍腻。闻诊：语音稍低，对答切题，无特殊气味。问诊：因劳累、饮食不规律，10h 前出现上腹部及脐周隐痛，呈阵发性，并伴有恶心，呕吐两次，呕吐物为胃内容物，发病 4h 后腹痛由脐周移至右下腹部，并出现发热，腹泻数次。现发热，倦怠，右下腹疼痛，口稍干，恶心，轻度腹胀。切诊：肌肤发热；腹肌略紧，右下腹压痛明显，且有反跳痛；脉弦滑略数。

辅助检查

（1）超声检查：①右下腹阑尾区扫查：阑尾压痛点处探及腊肠样结构，不可压缩，呈同心圆状，壁厚 0.66cm；②子宫、双侧附件区未见异常；③双肾、输尿管未见明显异常。

（2）实验室检查：见表 3-10-1、表 3-10-2。

表 3-10-1 某医院血常规+C 反应蛋白检验报告单

姓名： 性别：女 年龄：30 岁 样本类型：血液
门诊号： 科室： 临床诊断：腹痛 检验目的：全血细胞分析

代码	检验项目	结果		参考值	单位
WBC	白细胞计数	15.15	↑	3.5～9.5	10⁹/L
NE	中性粒细胞数	13.42	↑	1.8～6.3	10⁹/L
LY	淋巴细胞数	0.9	↓	1.1～3.2	10⁹/L
MO	单核细胞数	0.83		0.1～0.95	10⁹/L
EO	嗜酸性粒细胞数	0.0	↓	0.02～0.52	10⁹/L
BA	嗜碱性粒细胞数	0.0		0～0.1	10⁹/L
NE%	中性粒细胞百分比	88.6	↑	40～75	%
LY%	淋巴细胞百分比	5.9	↓	20～50	%
MO%	单核细胞百分比	5.5		3～10	%
EO%	嗜酸性粒细胞百分比	0.0	↓	0.4～8	%
BA%	嗜碱性粒细胞百分比	0.0		0～1.0	%
RBC	红细胞计数	4.32		4.3～5.8	10¹²/L

续表

代码	检验项目	结果		参考值	单位
HGB	血红蛋白	108	↓	115～150	g/L
HCT	红细胞压积	34.1	↓	35～45	%
PLT	血小板计数	302		125～350	10^9/L
CRP	C 反应蛋白	13.35	↑	0～10	mg/L

表 3-10-2　某医院 HCG 检验报告单

姓名：　　　　性别：女　　年龄：30 岁　　　　　　样本类型：中段尿
门诊号：　　　科室：　　临床诊断：腹痛　　　　　　检验目的：HCG 早孕测定

代码	检验项目	结果	参考值	单位
HCG	HCG 早孕测定	阴性	阴性	

【病案分析】

一、明确西医诊断

1. 诊断依据　典型的转移性右下腹痛症状，查体右下腹麦氏点压痛、反跳痛，血常规：白细胞计数明显升高，彩超见右下腹腊肠样结构，横切面呈同心圆征。

2. 西医诊断　急性阑尾炎（酿脓期），局限性腹膜炎。

3. 病因病理

（1）病因：梗阻是急性阑尾炎发病的最常见的基本因素，梗阻原因有：①粪石和粪块；②寄生虫；③阑尾系膜过短，造成阑尾扭曲，引起部分梗阻；④阑尾壁的改变：以往发作过急性阑尾炎后肠壁纤维化使阑尾腔变小，并减弱阑尾的蠕动；⑤阑尾开口附近病变，如结核、肿瘤等。

除梗阻外，阑尾炎发病有关因素还有黏膜下淋巴组织增生、饮食习惯、遗传因素和胃肠道功能障碍等。

（2）病理：急性阑尾炎的组织学改变是，梗阻部位黏膜充血、水肿、中性多形核白细胞浸润等。炎症可向深部发展，或因血管内血栓形成导致组织坏死。粪石压迫致黏膜缺血坏死，继而出现肠壁的感染，可发展到穿孔。主要的病理类型如下。

1）单纯性阑尾炎：阑尾充血水肿不严重；质地稍变硬；浆膜发红，阑尾各层均有炎性细胞浸润，以黏膜为重，伴有浅表溃疡或小出血点。此类阑尾炎属早期轻度感染，临床症状和全身反应也较轻，如能及时处理，其感染可以消退、炎症完全吸收，阑尾也可恢复正常。

2）化脓性阑尾炎：阑尾明显肿胀，壁内有大量炎性细胞浸润，大小不一的微小脓肿；腔内有脓性分泌物；浆膜高度充血并有较多脓性渗出物；常有大网膜下移包绕阑尾。化脓性阑尾炎由早期炎症加重而致，已有不同程度的组织破坏，即使保守治疗恢复，阑尾壁留有瘢痕挛缩致管腔狭窄，日后炎症可反复发作。

3）坏疽性阑尾炎：根据阑尾血运阻断的部位，阑尾可呈现部分或全部坏死，坏死部分呈紫黑色，黏膜几乎全部糜烂脱落，阑尾腔内有血性脓液，多数合并穿孔并被大网膜所覆盖，周围有脓液，甚至形成弥漫性腹膜炎。坏疽性阑尾炎为最严重的类型，全身反应常明显而剧烈，可出现中毒性休克，甚至致死。

4）阑尾脓肿与腹膜炎：阑尾有渗出、坏死、穿孔时，网膜与附近小肠会趋向阑尾形成包绕。如阑尾坏死、穿孔发生较慢，包裹成功，成为脓肿；如未能成功包裹，可发展为弥漫性腹膜炎。阑尾炎合并局限性腹膜炎是指感染由急性阑尾炎扩展至周围腹腔，多发生于阑尾穿孔早期，或仅有浆膜上脓性渗液引起。阑尾炎并发弥漫性腹膜炎常见于坏疽性穿孔性阑尾炎。由于阑尾炎症重，进展迅速，周围网膜和肠袢不足以包绕，穿孔后感染很快蔓及全腹。可出现血容量不足，细菌经阑尾静脉侵入，导致化脓性门静脉炎或多发性肝脓肿，患者在短时间内发生休克和脓毒症，死亡率很高（表3-10-3）。

表3-10-3 急性阑尾炎病理类型

	病理改变	临床进展
急性单纯性阑尾炎	各层均有水肿和中性粒细胞浸润，黏膜表面有小溃疡和出血点	WBC$<15\times10^9$/L；阑尾管腔阻塞，病变早期
急性化脓性阑尾炎	阑尾肿胀明显，浆膜高度充血，有脓性渗出物附着	WBC$>16\times10^9$/L；炎症加重
坏疽性及穿孔性阑尾炎	阑尾管壁坏死或部分坏死，呈紫黑色或黑色	WBC$>16\times10^9$/L；病变进一步加剧，可发生穿孔，引起急性腹膜炎
阑尾周围脓肿	化脓坏疽时，大网膜移至右下腹，将阑尾包裹并形成粘连	形成炎性包块或阑尾周围脓肿

4. 鉴别诊断

（1）外科疾病

1）胃十二指肠溃疡急性穿孔：发病突然，腹痛起自右上腹偏中部，当穿孔漏出的胃肠液沿升结肠旁沟流至右下腹时，可出现类似急性阑尾炎的转移性右下腹痛和局部压痛、反跳痛。此病常有明显的溃疡病史，临床表现与全身情况均较阑尾炎严重，可出现板状腹和中毒性休克，腹部立位X线片如见膈下游离气体（气腹征）更有助于诊断。

2）急性胆囊炎：当胆囊肿胀下垂至右下腹，尤其体长瘦弱的患者，其腹痛和反跳痛可出现于右下腹，易与急性阑尾炎混淆。急性胆囊炎的症状和体征均以右上腹为主，常可扪及肿大和有压痛的胆囊，墨菲征阳性，辅以彩超检查可鉴别。

3）右侧输尿管结石：以腰部酸痛或绞痛为主，可有向会阴部放射痛，右肾区叩击痛阳性，肉眼或尿常规可见大量红细胞，泌尿系彩超和腹部X线片（KUB）可确诊。

（2）内科疾病

1）急性胃肠炎：可有腹痛和全腹轻压痛，白细胞有时也会升高，但呕吐、腹泻症状较重，多有进食不洁食物史，没有转移性右下腹疼痛和右下腹局部压痛。

2）急性肠系膜淋巴结炎：多见于儿童，常发生于上呼吸道感染后，高热出现早，无转移性腹痛，局部压痛靠近脐旁，无反跳痛和肌紧张。

3）麦克尔憩室炎：无转移性腹痛，压痛点在麦氏点内侧，多见于儿童，可有黑便史。

4）心胸疾病：右侧胸膜炎、右下肺炎和心包炎等均可有反应性右侧腹痛，甚至右侧腹肌反应性紧张，但这些疾病以呼吸循环系统功能改变为主，一般没有典型的转移性右下腹痛和压痛。

5）其他：如过敏性紫癜、铅中毒等，均可有腹痛，但腹软无压痛。

（3）妇科疾病

1）右侧异位妊娠破裂：这是育龄期妇女最易与急性阑尾炎混淆的疾病，尤其是未婚怀孕女性。异位妊娠破裂早期可有局部出血刺激腹膜症状，一旦出血量多，患者面色苍白、出冷汗、四肢冰凉、脉搏细数、血压下降，腹部检查可有移动性浊音。重点是在早期详细询问月经史、阴道不规则流血史，再加以细致的妇科检查多能明确诊断。如阴道后穹隆或腹腔穿刺抽出新鲜不凝血，同时妊娠试验 HCG 阳性可以确诊。

2）右侧卵巢囊肿扭转：疼痛剧烈而突然，绞窄坏死的囊肿刺激腹膜引起的局部压痛位置偏低，有时可扪及肿大的囊肿，妇科双合诊和彩超可明确诊断。

3）其他：如急性盆腔炎、右侧附件炎、右侧卵巢滤泡或黄体破裂等，可通过病史、月经史、妇科检查、彩超检查、阴道后穹隆或腹腔穿刺明确诊断（表 3-10-4）。

表 3-10-4　鉴别诊断表（四）

	疾病	鉴别点
外科疾病	胃十二指肠溃疡急性穿孔	发病突然，腹痛剧烈，可有类似转移性右下腹痛，但腹膜炎严重，有板状腹，可有肝浊音界消失或缩小，腹部 X 线片：膈下游离气体
	急性胆囊炎	体征多在右上腹，B 超可助鉴别
	右侧输尿管结石	以腰部酸痛或绞痛为主，可有向会阴部放射痛，右肾区叩击痛阳性，肉眼或尿常规可见大量红细胞，泌尿系彩超和腹部 X 线平片可确诊
内科疾病	急性胃肠炎	多有进食不洁食物史，没有转移性右下腹疼痛和右下腹局部压痛
	急性肠系膜淋巴结炎	多见于儿童，常发生于上呼吸道感染后，高热出现早，无转移性腹痛，局部压痛靠近脐旁，无反跳痛和肌紧张
	Mecel 憩室炎	多见于儿童，无转移性腹痛，压痛点在麦氏点内侧，可有黑便史
	心胸疾病	以呼吸循环系统功能改变为主，一般没有典型的转移性右下腹痛和压痛
	其他：过敏性紫癜、铅中毒	可有腹痛，但腹软无压痛
妇科疾病	右侧异位妊娠破裂	停经史；腹痛位置低，阴道不规则流血；可有贫血，甚至休克；妇科检查有助于鉴别：如阴道后穹隆或腹腔穿刺抽出新鲜不凝血，同时妊娠试验 HCG 阳性可以确诊
	右侧卵巢囊肿扭转	突发右下腹痛，压痛位置低，可触及右下腹包块，妇科双合诊和彩超可明确诊断
	右侧卵巢滤泡或黄体破裂	症状与异位妊娠相似，但较轻
	其他：如急性盆腔炎、右侧附件炎	可出现盆腔对称性压痛；脓性白带；妇科检查、彩超检查、阴道后穹隆或腹腔穿刺可明确诊断

二、中医辨证思路

1. 中医诊断　肠痈（湿热证）。

2. 辨证思路 患者起居不慎，过于劳累，加之饮食不规律，脾气受损，运化失司，湿热之邪蕴于中焦，久而化毒，故见上腹部疼痛，伴恶心、腹胀；湿性趋下，故右下腹逐渐出现疼痛；湿热毒邪皆为实邪，故有明显压痛，腹皮挛急；湿热蕴蒸体内，燔灼气血，故发热；湿热毒邪灼伤阴津，故口干；湿热下注膀胱，故尿赤。舌质红，舌苔黄或黄腻，脉弦滑数亦为湿热蕴阻体内之象。综合舌脉诸症，患者病位在气分、在肠道，病性为实证，辨证为湿热证。

病证鉴别：肠痈湿热证需与瘀滞证、热毒证相鉴别。瘀滞证见右下腹局限性压痛或拒按，不似湿热证严重，可伴恶心纳差，可有轻度发热。舌苔白腻不黄。热毒证见腹痛剧烈，全腹压痛、反跳痛、腹皮挛急，程度均重于湿热证；高热不退或恶寒发热，时时汗出，烦渴，恶心呕吐，腹胀，便秘或似痢不爽。舌红绛而干，苔黄厚干燥或黄糙，脉洪数或细数。三种证候腹痛程度和发热程度各不相同，故可以鉴别。

三、综合治疗方案

1. 中药治疗 如确定保守治疗，可在使用抗菌药物的基础上，同时采用中医治疗方法。中医治疗原则：以通里攻下，清热解毒为主；辅以行气活血，祛瘀凉血等疗法。

治则：通腑泄热，利湿解毒。

处方：复方大柴胡汤加减。

柴胡 12g	黄芩 9g	生大黄 9g（后下）	枳壳 9g
川楝子 9g	蒲公英 10g	白芍 10g	木香 6g
牡丹皮 10g	瓜蒌 15g	丹参 10g	

5 剂，每日 1 剂，水煎，早晚餐后分服。

方义分析：方中柴胡为君，透表泻热；黄芩、蒲公英、牡丹皮为臣，助柴胡清热泻火、凉血解毒；生大黄、瓜蒌、枳壳为佐，倾泻中焦胃肠之湿热；丹参佐黄芩、蒲公英凉血消痈；白芍柔肝，配木香、川楝子，为使药，理气缓急止痛。全方共奏通腑泄热，利湿解毒之功。

2. 其他中医治疗

（1）中药外治：常用大蒜芒硝、双柏散、如意金黄散外敷，配合神灯局部照射。亦可用大承气汤、复方毛冬青液保留灌肠。

（2）针灸疗法

1）体针：主穴取阑尾穴、上巨虚、足三里、血海、合谷。热高痛甚加曲池、合谷，或尺泽放血；恶心呕吐加内关、中脘；剧痛加天枢。手法用泻法。每次留针 30min，每日 2～4 次，或强刺激 2～3min，不留针。

2）耳针：以阑尾、交感、神门、大肠为主穴，选取 2～3 个反应明显的穴位，给予强刺激，留针 30min，每日 2 次。

3. 西医治疗

（1）手术治疗：此患者急性阑尾炎诊断明确，并出现了局限性腹膜炎，手术指征明确，无手术禁忌证，积极完善术前准备，行开腹或腹腔镜阑尾切除术（LA）。

此患者采取的是全麻腹腔镜阑尾切除术，简要过程如下。

全麻成功后，建立气腹，镜下探查：大网膜向右下腹聚拢包绕回盲部，右下腹少量淡黄色渗液，探查腹腔其他部位未见明显异常。分离聚拢包绕的网膜和小肠，显露阑尾，见阑尾重度充血肿胀，被覆大量脓苔，术中诊断为化脓性阑尾炎。提起阑尾远端，分离粘连，显露系膜根部，于根部用可吸收夹夹闭阑尾动脉后切断，使阑尾根部完全游离。距阑尾根部 0.5cm 处轻轻钳夹阑尾后松开，在此处结扎阑尾，在其远端钳夹、切断阑尾，残端断面消毒。在距阑尾根部

0.5～1.0cm的盲肠壁上做一荷包缝合，将阑尾残端埋入盲肠。用湿纱布清理周围渗液，生理盐水反复局部冲洗后吸净，将切除阑尾装入标本袋后取出。此患者阑尾未穿孔，局部渗出较少，未放置引流管。

（2）非手术治疗：卧床、禁食，静脉补充水、电解质和热量，同时应用有效抗生素，以及对症处理（镇静、止痛、止吐）等。抗生素一般选用青霉素、链霉素（或庆大霉素）加甲硝唑联合，或"金三联"（氨苄西林、庆大霉素、甲硝唑）联合应用，新型头孢菌素、替硝唑或奥硝唑可供必要时选择。非手术治疗适应证如下。

1）早期急性单纯性阑尾炎，经适当药物治疗其炎症可吸收消退，阑尾能恢复正常，也可不再复发。

2）患者全身情况差或客观条件不允许，如合并严重心肺功能障碍，即使急性阑尾炎诊断明确，有手术指征，也可先行非手术治疗，密切观察病情变化。

3）当急性阑尾炎已被延误诊断超过48h或72h，形成炎性肿块，表明病变局限，病情已有改善，也应采取非手术治疗，促进肿块吸收，择期再切除阑尾。

4）急性阑尾炎诊断尚未明确时，等待观察期间，可采用非手术治疗。

四、治疗结果

术后1周，患者顺利康复出院。术后病理：急性化脓性阑尾炎。

【思维导图】

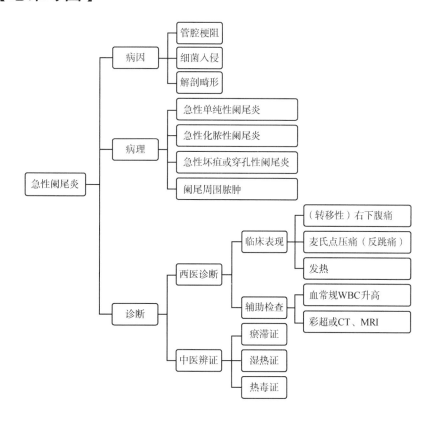

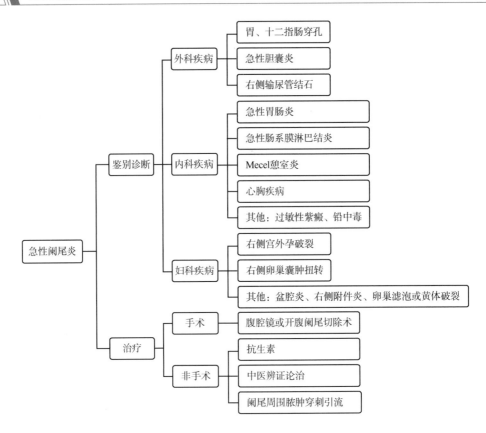

【思维拓展】

一、临床进展

中华医学会外科学分会发布的《中国腹腔感染诊治指南（2019）》制订规范如下。

1）影像学检查常规用于疑似急性阑尾炎的诊断（中等质量证据，强烈推荐）。

2）首选超声作为疑似阑尾炎的诊断，尤其是青少年患者及孕妇（中等质量证据，强烈推荐）。

3）若超声诊断模糊或阴性而临床疑似阑尾炎者，推荐 CT 扫描（中等质量证据，强烈推荐）。

4）若无辐射禁忌或超声不可获得，首选 CT 诊断急性阑尾炎（中等质量证据，强烈推荐）。

5）不推荐 MRI 常规用于疑似阑尾炎的诊断（中等质量证据，强烈推荐）。

6）对于超声诊断模糊或阴性的疑似急性阑尾炎的孕妇，推荐 MRI 检查（中等质量证据，强烈推荐）。

7）对拒绝急诊手术或手术意愿不强烈的急性阑尾炎患者，可予以抗感染为主的非手术治疗，但需强调有复发和中转手术的风险，单纯及复杂阑尾炎患者均适用（极低质量证据，强烈推荐）。

8）接受手术治疗的急性阑尾炎患者在 24h 内手术，若无相关禁忌证者首选腹腔镜手术（低质量证据，条件推荐）。

9）使用穿刺引流治疗阑尾周围脓肿（中等或极低质量证据，强烈推荐）。

10）由于较低的复发率，急性阑尾炎非手术治疗成功后，不推荐间隔期行阑尾切除术（高质量证据，强烈推荐）。

二、临床研究

1）结肠镜下诊断急性阑尾炎成为一种新的诊断手段，有研究指出内镜下阑尾成像是可行和安全的检查方法，但由于研究样本量较少，证据级别低，有待于进一步探究，特别是临床实践中要考虑到肠道急性感染期行内镜充气检查存在肠壁穿孔的风险。

2）内镜逆行阑尾炎治疗术（ERAT）体现了一种全新的诊疗理念，临床多为小样本研究，随访时间短，缺乏相关前瞻性随机对照研究，需要开展大规模多中心前瞻性随机对照研究来进一步证实 ERAT 诊疗急性阑尾炎的安全性和科学性。

3）为提高急性阑尾炎的诊断效能，学者们先后建立了 Alvarado 评分、AIR 评分、RIPASA 评分等临床评分系统。这些评分系统可以辅助诊断急性阑尾炎，评估急性阑尾炎病情的严重程度。目前，国内尚缺乏对急性阑尾炎相关临床评分系统的临床验证研究。

评 分 标 准

生命体征测量评分标准

姓名：   学号：   专业年级：

项目	考核评价要点	分值	得分
操作前准备	**医师准备** 衣帽整洁，戴口罩、帽子，洗手	5	
	患者准备 检查前 30min 内避免运动、进食或冷热饮、冷热敷、沐浴、灌肠、足浴、吸烟、情绪激动等影响因素。测量前 30min 排空膀胱	5	
	用物准备 容器 2 个（一个备有已消毒的体温计，另一个将用于盛放测温后的体温计）、含消毒液的纱布、血压计、听诊器、计时器、笔、记录本	5	
	人文关怀 向患者解释检查目的及配合要求	5	
测量体温（口温）	检查体温计读数在 35℃以下。将口表头端斜放于患者舌下，嘱患者紧闭口唇，用鼻呼吸，勿用牙咬体温计	10	
测量脉搏	检查者右手手指并拢，以食指、中指和无名指指腹平放在患者右手桡动脉近手腕处，计数 30s 脉搏搏动次数。测量时需注意脉搏节律、强弱及血管壁弹性等情况	10	
测量呼吸	测量脉搏时同时观察患者呼吸，计数胸廓起伏频率，注意观察呼吸的节律及深度	5	
测量血压	打开血压计开关，检查水银柱是否与"0"点平齐	5	
	使患者肘部与心脏右心房放在同一水平（坐位时平第 4 肋软骨、卧位时平腋中线）	5	
	使患者裸露右上臂并外展 45°，束带褶理平顺整齐，下缘应距肘 2～3cm，应松紧适宜，一般以伸进 1 指为宜。橡皮带不应折叠	5	
	充气 检查者先于肘窝处触知肱动脉搏动，再将听诊器体件置于患者肱动脉上，不宜将体件塞在袖带下，轻压听诊器体件。用橡皮球将空气打入袖带，待动脉音消失再继续注气使水银柱再升高 20～30mmHg	5	
	放气 缓慢（2～6mmHg/s）放气，听到第一个声音时水银柱所表示之刻度即为收缩压，继续放气使水银柱继续下降，待音调突然明显消失时即是舒张压（个别声音不消失者，可采用变音值作为舒张压并加以注明）。读数时，视线与水银柱顶端及刻度线平齐	5	
	复测 相隔 2min 重复测量，重复测量时应使水银柱下降到"0"点后再向袖带内打气。取两次读数的平均值记录。如果两次测量的收缩压或舒张压相差＞5mmHg，则相隔 2min 后再次测量，取三次读数的平均值	5	

续表

项目	考核评价要点	分值	得分
操作后处置	解下袖带，整理好后放入血压计内。向右侧倾斜血压计约 45°，使水银柱内水银进入水银槽内后关闭开关	5	
	口腔温度测量满 5min 后，取出体温计，用消毒纱布擦拭，读数	5	
	将使用过的体温计放入专用的容器中待消毒	5	
	协助患者穿衣、裤，取舒适体位	5	
	洗手，记录数据	5	
合计		100	

成绩：   评委签名：

心电图操作评分标准

姓名：   学号：   专业年级：

项目	考核评价要点	分值	得分
操作前准备	**患者准备** 核对患者个人相关信息，评估患者，并向患者解释此次操作的目的，取得患者配合	3	
	医师准备 衣帽整洁，消毒洗手，修剪指甲	2	
	用物准备 心电图机，导电物质	2	
	环境准备 安静、整洁、温度适宜	1	
操作过程	**核对** 核对医嘱并再次核对患者信息	2	
	评估患者 如意识、自理能力、病情状态、检查部位皮肤	2	
	先打开心电图机，检查心电图阻尼、走纸速度、电压等参数是否在正常范围内	3	
	医者将患者检查部位均匀涂抹导电介质	15	
	按照顺序放置好电极片和导联线（注意位置必须准确）	45	
	嘱咐患者制动，放松肢体，平静呼吸，再次确认导联无干扰，按动走纸键记录心电	10	
	确认心电图已经完成，取下电极	5	
	在心电图上标记患者的姓名、性别、年龄与时间	5	
	关机，整理物品，洗手消毒，完善病例记录，向患者进行健康护理指导	5	
合计		100	

成绩：   评委签名：

心电监护操作评分标准

姓名：　　　　　　　　　　学号：　　　　　　　　　　专业年级：

项目	考核评价要点	分值	得分
操作前准备	**患者准备**　核对患者（至少同时使用两种患者身份识别方法，如姓名、出生年月、年龄、病历号、床号等），评估患者。向患者及家属解释此次操作的目的，取得配合	15	
	环境准备　安静、整洁、温湿度适宜	3	
	用物准备　心电监护仪、电极片	3	
	医师准备　衣帽整洁，洗手及修剪指甲	3	
操作过程	**核对**　核对医嘱并再次核对患者信息	3	
	评估患者　如意识、自理能力、病情	3	
	连接心电监护仪前准备　①检查心电监护仪线路通畅（10分）；②选择合适体位（10分）	20	
	连接　①连接心电导联，定位准确（9分）；②安装指脉氧夹（8分）；③安装无创血压，定位准确（8分）	25	
	判读　对心电监护仪上的指标进行判读，熟知各数值的正常值（20）	20	
	可简单分析异常指标的原因	5	
合计		100	

成绩：　　　　　　　　　　评委签名：

血常规操作评分标准

姓名：　　　　　　　　　　学号：　　　　　　　　　　专业年级：

项目	考核评价要点	分值	得分
操作前准备	**患者准备**　理解检查血常规的目的，愿意配合，无紧张恐惧心理或有安全感	3	
	环境准备　安静，整洁，温度适宜，光线适中	1	
	用物准备　备齐物品（一次性无菌注射器、压脉带、碘伏、棉签、抗凝试管、笔），摆放妥当	4	
	医师准备　检查仪器状态正常后，核对（姓名、住院号），自我介绍，解释（说明目的，需要如何配合）	2	
操作过程	1. 让被评估者取坐位，充分暴露手臂穿刺部位，选择易固定、明显的肘前静脉	5	
	2. 评估者用碘伏棉签消毒所选穿刺部位皮肤	3	
	3. 扎压脉带，沿静脉走向使注射器针头与皮肤成30°角斜行快速刺入皮肤，然后成5°角向前穿入静脉腔，见回血后，沿静脉走向将针头推入10～15mm	2	
	4. 见回血后松开压脉带，抽到所需血量后，嘱被评估者松拳，用消毒棉签按压在进针部位，迅速拔出针头，告知被评估者注意事项	10	

续表

项目	考核评价要点	分值	得分
操作过程	5. 将所采血液收集到预先加好抗凝剂的试管中，混匀后，在试管标签上填好被评估者信息	20	
	6. 严格按血细胞分析仪操作检测标本	20	
	注意事项　1. 采血前被评估者要保持平静　2. 压脉带捆扎时间不超过 1min	10	
操作后处置	将废弃物放到指定处	5	
评价	1. 操作规范熟练，在规定时间内完成操作（10min） 2. 对实验结果分析正确 3. 医患沟通良好，满意度高	15	
合计		100	

成绩：　　　　　　　　　　评委签名：

尿常规操作评分标准

姓名：　　　　　　学号：　　　　　　专业年级：

项目	考核评价要点	分值	得分
操作前准备	**环境准备**　安静，整洁，温度适宜，光线适中	3	
	用物准备　备齐物品（一次性尿杯、吸水纸、尿干化学试带、尿干化学分析仪），摆放妥当	5	
	医师准备　检查仪器状态正常后，核对（姓名、住院号），自我介绍，解释（说明目的，需要如何配合）	2	
操作过程	1. 开机，待仪器自检正常后进入测试准备状态	5	
	2. 按说明书要求，将干化学试带测试区完全浸入尿液一段时间后，立即取出	5	
	3. 用吸水纸吸去试带上多余尿液	5	
	4. 将浸湿的试带放入仪器的检测通道，启动测试键，仪器自动检测并打印结果	10	
	5. 分析实验结果	30	
	注意事项 1. 干化学试带应在有效期内，恢复室温后使用 2. 试带浸入尿液时间严格按说明书上执行，多余尿液用吸水纸吸去，防止模块间颜色交叉污染	10	
操作后处置	将废弃物放到指定处	5	
评价	1. 操作规范熟练，在规定时间内完成操作（10min） 2. 对实验结果分析正确	20	
合计		100	

成绩：　　　　　　　　　　评委签名：

血液生化检查操作评分标准

姓名：　　　　　　　　　　学号：　　　　　　　　　　专业年级：

项目	考核评价要点	分值	得分
操作前准备	**环境准备**　安静，整洁，温度适宜，光线适中	3	
	用物准备　备齐物品，摆放妥当	5	
	医师准备　检查仪器状态正常后，核对（姓名、住院号），自我介绍，解释（说明目的，需要如何配合）	2	
操作过程	1. 开机，待仪器自检正常后进入测试准备状态	5	
	2. 按说明书完成质控物检测	10	
	3. 按说明书要求，将血清样本放入检测槽	10	
	4. 分析实验结果	20	
	注意事项　1. 试剂应在有效期内，恢复室温后使用 2. 严格按说明书执行	10	
操作后处置	将废弃物放到指定处	5	
评价	1. 操作规范熟练，在规定时间内完成操作（10min） 2. 对实验结果分析正确	30	
合计		100	

成绩：　　　　　　　　　　　　　　　评委签名：

痰液检查操作评分标准

姓名：　　　　　　　　　　学号：　　　　　　　　　　专业年级：

项目	考核评价要点	分值	得分
操作前准备	**环境准备**　安静，整洁，温度适宜，光线适中	3	
	用物准备　备齐物品，摆放妥当	5	
	医师准备　核对患者信息（姓名、住院号），自我介绍，解释（说明目的，需要如何配合）	2	
操作过程	1. 根据不同检测目的协助指导被检查者留取标本	15	
	2. 按不同检测目的进行检测	10	
	3. 分析实验结果	20	
	注意事项　1. 试剂应在有效期内，恢复室温后使用 2. 严格按说明书执行	10	
操作后处置	将废弃物放到指定处	5	
评价	1. 操作规范熟练，在规定时间内完成操作（10min） 2. 对实验结果分析正确	30	
合计		100	

成绩：　　　　　　　　　　　　　　　评委签名：

基础心肺复苏术操作评分标准

姓名： 学号： 专业年级：

项目		考核评价要点	分值	得分
素质要求	报告内容	语言流畅，态度端正，表情严肃认真	2	
	仪表举止	仪表大方，举止端庄，动作轻盈灵活	2	
	服装服饰	着装符合要求，干净整洁	2	
评估判断	环境评估	判断现场环境安全	1	
	病情判断	**判断意识** 双手轻拍重唤："你怎么了，快醒醒！"患者无反应	2	
		紧急呼救，寻求帮助 "请帮我打 120，去取 AED"	2	
		检查呼吸 观察患者胸廓起伏情况。患者无呼吸或叹息样呼吸	4	
		检查颈动脉搏动 用右手食指和中指从气管正中甲状软骨下缘（男性喉结）向旁 2～3cm 至胸锁乳突肌内侧缘的凹陷处触及颈动脉。患者无颈动脉搏动	2	
		检查呼吸与颈动脉同步进行，5～10s 完成	2	
操作过程	复苏体位	患者取仰卧位，置于坚硬平板上	2	
		双手放于两侧，身体无扭曲	2	
		头、颈、躯干在同一轴线上	2	
	胸外按压	双膝跪地，位于患者右侧	2	
		松解上衣，暴露患者胸部	2	
		按压部位 胸骨的下半段	6	
		按压方法 将一手掌根部置于按压部位，另一手掌根部叠放其上，双手指紧扣，掌心翘起，身体稍前倾，使肩、肘、腕位于同一轴线上，与患者身体平面垂直。以髋关节为轴，以手掌根部为着力点，用上身重力按压	6	
		按压深度 5～6cm	4	
		按压频率 100～120 次/分（按压 30 次的时间为 15～18s）	4	
		按压间隙 每次按压后胸廓完全恢复原状，但放松时手掌不离开胸壁，按压与放松时间相同	2	
		连续按压 30 次，按压与人工呼吸之比为 30：2	2	
	开放气道	检查口腔，鼻腔，清除口腔、鼻腔分泌物、异物，取出活动义齿	2	
		判断颈部有无损伤	2	
		颈部无外伤：仰额抬颏法；颈部有外伤：双手托颌法	2	
		体位要求 下颏与耳垂的连线与地面垂直	2	
	人工呼吸	确保气道通畅	2	
		用手指捏住患者的鼻翼，防止漏气	4	
		用口把患者的口完全罩住，呈密封状，平静吸气后吹气	4	
		重复 2 次，每次吹气应持续 1s 以上	2	

项目		考核评价要点	分值	得分
操作过程	人工呼吸	**标准**　通气时可见胸廓起伏，以 500~600ml 潮气量为宜	4	
		每次吹气结束，立即与患者口部脱离，松开患者鼻翼	2	
	复苏评价	操作 5 个轮次后，判断复苏效果	2	
		颈动脉恢复搏动	1	
		自主呼吸恢复	1	
		瞳孔缩小，有对光反射	1	
		神志恢复，出现反射	1	
		面色、口唇、指甲及皮肤等色泽再度转红	1	
	术后整理	摆好复苏后体位	2	
		整理床单位	2	
		观察病情	1	
		洗手，记录，操作结束	1	
综合评价	熟练程度	流程熟悉，动作规范，操作娴熟，符合抢救程序	4	
	人文关怀	操作动作不粗暴，准确到位，抢救无损伤，关怀体贴患者	4	
合计			100	

成绩：　　　　　　　　　　　　评委签名：

成人简易呼吸器使用操作评分标准

姓名：　　　　　　　　　学号：　　　　　　　　　专业年级：

项目	考核评价要点	分值	得分
操作前准备	1. 仪表端庄，着装整洁，戴口罩、帽子，洗手操作	5	
	2. 准备用品检查：简易呼吸器、面罩、吸氧装置、连接管	5	
	3. 操作前评估：判断患者无呼吸或濒死叹息样呼吸	5	
操作过程	1. 备齐用物，携至床旁。迅速连接并检查简易呼吸器有无漏气	5	
	2. 将简易呼吸器连接吸氧装置，调节流量 10L/min，使储氧袋迅速鼓起，检查连接管是否连接紧密	5	
	3. 患者平卧、清理口咽分泌物，操作者站于患者头顶处用双手托下颌法开放气道（颈椎损伤或可疑损伤者必须用托下颌法）。必要时使用口咽通气管	5	
	4. 呼吸面罩罩住患者口鼻，左手用"EC"手法固定面罩（拇、食指呈"C"形固定面罩，保持面罩固定无漏气，其余三指呈"E"形托住下颌，向上托起下颌，保持气流通畅）	10	
	5. 一次 500~800ml（按压气囊 1/3~1/2）	5	
	6. 按压和放松气囊的时间比为 1：（1.5~2），1s<送气时间<2s，以防止过快的频率将气体挤入胃内	5	
	7. 按压气囊频率：成人 10~12 次/分	10	

项目	考核评价要点	分值	得分
操作过程	8. 判断有效通气的指征 （1）患者胸廓随挤压球体而起伏 （2）由面罩透明盖部分观察患者嘴角与面色转红润 （3）由简易呼吸器透明盖处观察单向阀正常开启 （4）患者呼气时，面罩内有雾气出现	10	
	9. 在挤压的过程中观察患者病情变化。患者面色转红，移开面罩。口唇红润，保持气道开放，自主呼吸恢复，抢救成功，根据医嘱改鼻导管给氧 1～2L/min	10	
操作后处置	1. 根据病情取合适体位；整理物品，与患者做好沟通 2. 洗手 3. 完整正确记录抢救全过程，抢救成功后仍需密切观察患者的病情变化 4. 将简易呼吸器进行终末消毒	10	
团队协作	团队配合默契，执行有力，动作连贯，共同完成现场急救	10	
合计		100	

成绩：　　　　　　　　　　　　　评委签名：

电除颤复律术操作评分标准

姓名：　　　　　　　学号：　　　　　　　专业年级：

项目	考核评价要点	分值	得分
操作前准备	相关物品（导电凝胶、棉垫、棉签）摆放有序	5	
	迅速熟悉、检查除颤仪是否正常，连线正常，电量充足，电极板完好，报"设备完好"	10	
	正确开启除颤仪，调至监护位置，报告心律"室颤须紧急电除颤"，强调周围人员离开患者	10	
	迅速摆好患者体位，擦干患者胸部皮肤	5	
	准备时间不超过 30s	5	
操作过程	打开凝胶盖，在电极板上涂以适量导电凝胶混匀	5	
	左手电极板置于胸骨右缘锁骨下方，右手电极板置于第 5 肋间腋中线，电极板与皮肤紧密接触，不得歪斜	10	
	选择非同步电除颤，除颤能量选择正确，双向波 200J、单向波 360J	10	
	迅速充电，请"旁人离开"	5	
	电极板压力适当，观察心电示波	5	
	操作者身体不能与患者及床接触，除颤前确定周围人员无直接或间接接触	5	

续表

项目	考核评价要点	分值	得分
操作过程	除颤仪充电并显示可以除颤时，双手拇指同时按压放电按键电击除颤	5	
	从启动手控除颤至第一次除颤完毕，全过程不超过20s	5	
结束要求	除颤结束，报告"除颤成功，恢复窦性心律"，移开电极板，旋钮回位至监护，清洁除颤电极板，正确归位，关机	5	
团队协作	团队配合默契，执行有力，共同完成现场急救	10	
合计		100	

成绩：　　　　　　　　　　评委签名：

团队合作心肺复苏术操作程序和评分标准（以 6 人团队为例）

姓名：　　　　　　　　学号：　　　　　　　　专业年级：

临床场景：

患者，男，51岁。冠心病病史20年，胸痛半小时入院。

已诊断急性心肌梗死。患者已连接心电监护仪。

现在对患者进行床边查房。

医护按照模拟情景内容开展救护。

项目	考核评价要点	分值	得分
	患者躺在病床上，呼吸困难，大汗 医师进行手消，查看患者，问病情：您哪里不舒服？（1分） 志愿者代替患者回答问题：胸痛，憋气，呼吸困难，喘气，出汗多 医师给予面罩吸氧，给予氧流量1~2L/min（1分）	2	
抢救前准备	患者突然出现心室颤动，意识丧失，心电监护报警：心室颤动 查房医师立即进行大声呼救，请求人员支持，并立即取来手动除颤仪（2分） 有明确的看时间（墙上电子表）的动作，在白板上记录抢救开始时间（2分） 将面罩吸氧流量调至10L/min（2分） 去除枕头，将患者摆好体位（2分）	8	
	选手分工： 第一位选手担任组长角色 第二位选手给予胸外按压 第三位选手准备简易呼吸器 第四位选手准备手动除颤仪 第五位选手建立静脉通路，给予生理盐水250ml静脉滴注，选择抢救药物 第六位选手担任记录工作	2	

项目	考核评价要点	分值	得分
胸外按压	立即开始胸外按压（2分） 打开衣服充分暴露胸部（1分） 按压部位为胸骨下半段（1分）、动作规范（1分）、双手掌根重叠（1分）、肘关节伸直（1分）、以上身的力量垂直向下按压（1分） 按压节律规则（1分），按压频率达到每分钟100~120次（2分），按压深度5~6cm（2分），按压与放松比为1：1（2分）	15	
简易呼吸器辅助通气	迅速连接并检查简易呼吸器有无漏气（1分）。口述"氧流量调至10L/min"，连接氧气，口述"储氧袋已充盈"（2分） 操作者站于患者头顶处、抑额抬颏法或双手托下颌法开放气道（2分） 一手以"EC"手法固定面罩，一手挤压气囊（2分） 按压与吹气比例为30：2（2分），在挤压简易呼吸器过程中观察患者胸廓有明显起伏（1分）	10	
电除颤	迅速检查相关物品（导电凝胶、纱布），检查除颤仪是否连线正常，电极板完好（2分） 正确开启除颤仪（1分） 擦干患者胸部皮肤，在电极板上涂以适量导电凝胶混匀（1分）。左手电极板置于胸骨右缘锁骨下方，右手电极板置于第5肋间腋中线，电极板与皮肤紧密接触，不得歪斜（2分） 选择非同步电除颤，双向波200J（2分） 迅速充电，除颤前口述"请所有人离开"，除颤前确定周围人员无直接或间接接触（2分） 操作者身体不能与患者及床接触，除颤仪充电并显示可以除颤时，双手拇指同时按压放电按键电击除颤（2分） 从启动手控除颤至第一次除颤完毕，全过程不超过20s（1分） 除颤完毕后移开电极板，可放置于临时位置。确认不再使用后清洁电极板，正确归位（2分）	15	
气管插管	准备： 选择合适的气管导管，检查充气囊是否漏气；气管导管塑型满意（1分） 选择合适的喉镜片，检查喉镜灯光良好并关闭灯光设备（1分） 充分润滑气管导管；准备牙垫，胶布；挂听诊器。准备时间不超过2min（1分） 插管： 喉镜使用得当，手柄握位恰当，镜片深度适中（2分） 不能有撬动门齿的声音（3分） 声门暴露充分，气管导管进入深度适当，充气气囊压力适中（2分） 气管导管连接球囊，按压球囊频率为一次5~6s，潮气量为500~800ml（1分）	15	

续表

项目	考核评价要点	分值	得分
气管插管	听诊双肺尖确认导管位置正确,正确放置牙垫并撤出喉镜,轻柔复位头颅,正确固定导管(胶布长短合适、粘贴牢靠、不可粘住嘴唇)(2分),连接呼吸机辅助通气 **插管时间** 从开始插管(打开喉镜)至插管完毕,开始第一次有效气囊通气全操作过程不超过20s(2分)		
抢救成功后	评估: 除颤后立即进行一个循环的心肺复苏(2分) 完成操作后进行评估,判断心电监护示恢复窦性心律(1分),颈动脉搏动恢复(1分) 报告结果:患者恢复意识,大动脉搏动恢复,面色口唇及甲床转红,瞳孔变小(1分),抢救成功 医嘱: 医师嘱停止胸外按压,气管导管连接呼吸机,复查血气分析,根据结果调整呼吸机参数。复查相关检查,请心内科会诊(1分) 医师根据记录情况,补开抢救医嘱,和家属交代病情,书写抢救记录(1分) 整理患者衣服、使用物品等(1分)	8	
团队协作	在第一次心室颤动时,手动除颤仪准备完毕,立即进行除颤(2分) 除颤后仍为心室颤动,继续心肺复苏,根据患者的病情变化,正确选择抢救药物(5分) 继续胸外按压5个周期(2min)后进行评估。胸外按压注意每2min进行换人(5分) 评估后仍为心室颤动予以除颤。第二次除颤后立即准备气管插管,连接呼吸机辅助通气(3分)	15	
	团队中组长指挥抢救有序,其他组员配合流畅,分工明确,操作正确,动作到位(10分)	10	
合计		100	

成绩:　　　　　　　　评委签名:

外科洗手操作评分标准

姓名:　　　　　　学号:　　　　　　专业年级:

项目	考核评价要点	分值	得分
操作前准备	准备洗手清洁剂、外科手消毒剂、无菌小毛巾(3分),检查清洁剂、消毒剂的有效期(3分)	6	
	1. 戴口罩、帽子(正确戴口罩、帽子)(3分) 2. 修剪指甲,去除甲下污垢、摘除手部饰品(应备指甲刀)(3分) 3. 暴露上臂要充分(需将手术衣扎入裤内)(3分)	9	

项目	考核评价要点	分值	得分
洗手操作过程	先用洗手清洁剂按照七步洗手法,清洗手、前臂直到肘上10cm(5分)	5	
	双侧在同一水平交替上升,不得回搓(5分)	5	
	手高肘低位,手不得超出胸前范围(5分)	5	
	冲洗时保持手高肘低位,前胸不宜溅湿过多(5分) 一次只冲洗一侧,手指向上,肘部屈曲朝下(5分) 先冲手部,再冲前臂,最后冲上臂,使水流自手部流向肘部(5分)	15	
	彻底充分冲洗后保持拱手姿势(双手勿低于肘,勿高于肩)(5分)	5	
	再取适量洗手清洁剂(3ml),按以上方法第二次清洗双手、前臂至肘关节以上10cm处(5分)	5	
	用无菌小毛巾先擦干双手,然后将无菌小毛巾对折呈三角形,底边置于腕部,直角部位向指端,以另一手拉住两侧对角,边转动边顺势向上移动至肘关节以上10cm处,擦干经过部位水迹,不得回擦(5分);翻转毛巾,用毛巾的另一面以相同方法擦干另一手臂。操作完毕将手巾弃于指定容器内(5分)	10	
手消毒操作过程	取适量手消毒剂(3ml)放置于左手掌心,将右手指尖浸泡在手消毒剂中约5s(5分),将手消毒剂涂抹在右手、前臂直至肘关节上10cm(5分)	10	
	通过环形运动环绕前臂直至上臂下1/3,将手消毒剂完全覆盖皮肤区域,持续揉搓10~15s,直至消毒剂干燥(5分)	5	
	适量手消毒剂放置于右手掌心,重复以上步骤消毒左手前臂直至肘关节以上10cm(5分)	5	
	取适量手消毒剂,均匀涂抹至整个手掌、手背、手指和指缝。按七步洗手法揉搓消毒双手(5分)	5	
	整个涂抹揉搓过程约3min(5分)	5	
	保持手指朝上,双手悬空举在胸前,待手消毒剂挥发至彻底干燥(5分)	5	
污染	1. 有污染知道补救	-10	
	2. 有严重污染不知补救	-40	
合计		100	

成绩: 评委签名:

穿无菌手术衣、戴无菌手套操作评分标准

姓名：   学号：   专业年级：

项目		考核评价要点	分值	得分
穿无菌衣（35分）	准备	戴口罩、帽子	2	
		保持刷手后状态	2	
	取衣服	手术衣不得掉落，不得污染	3	
	打开衣服	提衣领，上下不颠倒	3	
		不触碰衣领以外的外侧面衣面	3	
		内面朝穿衣者	3	
		高低合适	2	
	穿衣服	轻抖衣服	3	
		双手至腕套入袖筒	3	
		双臂张开范围明显大于肩宽、高于头部	3	
	递带	手不得触及手术衣外面	3	
		手高低合适	3	
		向后范围不得过伸	2	
戴手套（35分）	取手套	大小号合适	4	
		打开正确	4	
		拿反折部	4	
		辨认左右手	3	
	戴第一只	拿反折部，不碰手套外面	4	
		手位置不过高或过低	4	
	戴第二只	不碰手套内面	4	
	包埋袖口	完整	4	
		提捏手套方法正确	4	
熟练程度（15分）		穿衣熟练	5	
		戴手套熟练	5	
		打结熟练	5	
无菌观念（15分）		无污染	15	
合计			100	

成绩：   评委签名：

舌脉诊操作评分标准

姓名：　　　　　　　　学号：　　　　　　　　专业年级：

项目	考核评价要点	分值	得分
操作前准备	**患者准备**　核对患者（至少同时使用两种患者身份识别方法，如姓名、出生年月、年龄、病历号、床号等），评估患者。向患者及家属解释此操作的目的，取得配合。取合适体位	5	
	环境准备　安静，整洁，温湿度、亮度适宜	3	
	用物准备　小型手电筒、压舌板或棉签、脉诊垫、手消等	5	
	医师准备　衣帽整洁，洗手及修剪指甲	2	
操作过程	**核对**　核对医嘱并再次核对患者信息	5	
	评估患者　如意识，自理能力，病情，手术部位皮肤、毛发等状况	5	
	向患者解释操作目的	5	
	舌诊操作　①查看姿势：医师姿势高于患者，患者采取坐位或仰卧位（6分）；②伸舌姿势：嘱患者自然伸出舌，舌体放松，舌尖略向下，舌面平展，舌体充分暴露（8分）；③按照先看舌尖，再观察舌中、舌边、舌根的顺序观察舌面（8分）；④嘱患者卷起舌尖，观察舌下络脉（8分）	30	
	脉诊的操作　①体位正确，患者取正坐，或仰卧位，前臂与心脏保持同一水平（坐位时屈肘），掌心向上，腕关节下垫一脉枕（平臂、直腕、仰掌）（7分）；②医师在诊脉时保持呼吸调匀，清心宁神，以自己的呼吸计算患者的脉率（7分）；③布指方法正确，三指平齐、中指定关、指目按脉（4分）；④指法正确：能做到总按用三指同时用力诊脉的方法，单按用一个手指诊察一部脉象的方法（7分）；⑤诊脉时间每手不少于1min，两手3~5min（5分）	30	
	诊后处理　①汇报舌脉结果（5分）；②向患者进行健康指导（2分）；③处理用物，洗手，完善病历记录（3分）	10	
合计		100	

成绩：　　　　　　　　评委签名：

止血、包扎的操作评分标准

姓名：　　　　　　　　学号：　　　　　　　　专业年级：

项目	考核评价要点	分值	得分
操作前准备	**医师准备**　仪表端庄，着装整洁，洗手、戴口罩	3	
	用物准备　绷带、三角巾、无菌辅料、棉垫、止血带、胶布、橡胶手套、标记卡、笔	4	
	患者准备　核对信息，评估患者，说明操作目的，注意人文关怀，取合适体位	3	

续表

项目	考核评价要点	分值	得分
操作过程	核对医嘱，再次核对患者信息	2	
	评估患者病情及配合程度（2分）；评估伤口的部位、大小，伤口敷料有无渗血、渗液和伤口周围皮肤的情况（3分）；向患者解释操作目的（1分）	6	
	七步洗手法洗手，戴口罩	2	
	止血		
	指压法止血 按压手法准确（2分），具体操作：①头颅顶部出血按压颞浅动脉（1分）；②头顶部出血按压颈总动脉（1分）；③面部出血按压面动脉（1分）；④肩、腋部与上臂出血按压锁骨下动脉（1分）；⑤前臂出血采用肱动脉指压法（1分）；⑥手掌出血，压迫桡动脉或尺动脉（1分）；⑦下肢出血用双手大拇指按压大腿根部股动脉（1分）；⑧足部出血，按压胫前、后动脉（1分）	10	
	加压包扎止血 小静脉和毛细血管出血时用消毒纱布、干净毛巾或布块等盖在创口上，再用三角巾或绷带扎紧，并抬高患肢（5分）	5	
	填塞法止血 颈和臀部大而深的伤口用无菌纱布敷料，均匀地填塞进伤口的创面内，再用绷带或三角巾扎紧（5分）	5	
	加垫屈肢止血 在肘窝处垫以棉卷或绷带卷，将肘关节尽力屈曲，用绷带或三角巾固定于屈肘姿势（5分）	5	
	止血带止血法 先垫衬布块，止血带放置在出血伤口近端的皮肤上，缠绕2卷，同时将止血带尾端塞入止血带两圈之间，形成"U"字形，并将止血带尾端一头插入"U"形口中，把止血带两头反向拉紧，上肢要在上臂的中上1/3处，下肢在大腿中下1/3处结扎（5分）	5	
	绞紧止血法 把三角巾折成带形，折一活结，取一根小棒穿在带子外侧绞紧，将绞紧后的小棒插在活结小圈内固定（5分）	5	
	包扎		
	绷带包扎法 根据各个部位形态选择合适的包扎法即环形包扎、蛇形包扎、螺旋（螺旋反折）包扎、"8"字包扎等（2分）。包扎时：①卷轴带逐渐向近心端，用力均匀，松紧适度，绷带平整（2分）；②每包扎一周应压住前周1/3～1/2（3分）；③包扎完毕时再环绕两周，以胶布固定或撕开带端打结（3分）	10	
	风帽式头部包扎 将三角巾的底边折叠2层约二指宽，放于前额齐眉以上，顶角向后拉紧，三角巾的底边经两耳上方向枕后，打个半结，把顶角压紧后，将左右底角包到前额打结	5	
	肩部包扎 三角巾底角拉向健侧腋下，顶角覆盖患肩并向后拉，用顶角上带子，在上臂1/3处缠绕，再将底角从患侧腋后拉出来，绕过肩胛与底角在健侧腋下打结	5	

项目	考核评价要点	分值	得分
	胸部包扎 ①单胸包扎：将三角巾底边铺放在胸部，顶角超过伤肩，并垂直向背部，两底角在背后打结，再将顶角带子与之相接，如是包扎背部，在胸前打结（5分）。②双胸包扎：将三角巾打成燕尾状，两燕尾向上，平放于巾胸部，两燕尾在颈前打结，将顶角带子拉向对侧腋下打结，如是背部包扎，将两燕尾拉向颈前打结（5分）	10	
	腹、臀部包扎 ①燕尾巾包扎腹（臀）部：燕尾巾底边系带围腰打结，夹角对准大腿外侧中线，前角大于后角并压住后角。前角经会阴向后拉与后角打结。臀部包扎方法与腹部相同，只是位置相反，后角大于前角（5分）。②三角巾包扎腹（臀）部：三角巾顶角朝下，底边横放于脐部并外翻10cm宽，拉紧底角至腰背部打结，顶角经会阴拉至臀上方，同底角余头打结（5分）	10	
	操作后处理 ①协助穿衣、取舒适体位（2分）；②进行健康指导（1分）；③处理用物（2分）	5	
合计		100	

成绩：   评委签名：

手术区域消毒与铺巾操作评分标准（以下腹部正中切开手术为例）

姓名：   学号：   专业年级：

项目	考核评价要点	分值	得分
操作前准备	**患者准备** 核对患者（至少同时使用两种患者身份识别方法，如姓名、出生年月、年龄、病历号、床号等），评估患者。向患者及家属解释此次操作的目的，取得配合。拉下床栏，取合适体位	3	
	环境准备 安静、整洁、温湿度适宜	1	
	用物准备 消毒包、铺单包、消毒剂、污物桶等	4	
	医师准备 衣帽整洁，洗手及修剪指甲	2	
操作过程	**核对** 核对医嘱并再次核对患者信息	5	
	评估患者 如意识，自理能力，病情，手术部位皮肤、毛发状况	3	
	向患者解释操作目的	2	
	消毒前准备 ①手术消毒包、无菌铺单包及手术衣包检查在有效期内（5分）；②用手打开包的外层3/4（3分）；③持物钳打开包的外层1/4及内层（3分）；④完成手臂消毒（3分）；⑤根据患者手术情况，取合适体位，暴露手术部位（3分）；⑥检查手术部位皮肤情况（3分）	20	

续表

项目	考核评价要点	分值	得分
操作过程	**消毒** ①倒少许络合碘于脐部浸泡（2分）；②持无菌卵圆钳夹消毒纱布，注意低于手的高度进行消毒（2分）；③从切口中心开始，由内向外消毒（4分）；④绕过脐部，左右两边对称叠瓦状消毒，每次覆盖前一次的1/3～1/2（4分）；⑤消毒不留空隙，每次范围小于前一次（4分）；⑥消毒3次，消毒不留空隙，每次范围小于前一次（4分）；⑦根据手术部位确立消毒范围（3分）；⑧消毒结束时用纱布块反转拭去脐部消毒液（2分）	25	
	铺巾 ①操作者双手从器械护士内侧接过小无菌巾（近切口侧无菌巾向下反折1/4，且反折部朝下）（3分）；②先铺相对不洁区，再铺手术野对侧、上方，最后铺同侧（6分）；③用4把布巾钳夹住小无菌巾的4个角，或用薄膜手术巾覆盖切口（4分）；④与器械护士铺中单，先铺足部，再铺器械台，后铺头端（4分）；⑤确定大单方向，大单空洞对准切开后放置（3分）；⑥双侧抖开布单，手不过肩。打开大单，先头端再足端展开大单两端盖过麻醉架及器械台，两侧下垂超过手术台边缘30cm（5分）	25	
	术后处理 ①处理用物(4分)；②向患者进行术后健康指导(3分)；③洗手，戴口罩，完善病历记录（3分）	10	
合计		100	

成绩： 　　　　　　　　评委签名：

清创缝合术评分标准

姓名：　　　　　　　　学号：　　　　　　　　专业年级：

项目	考核评价要点	分值	得分
操作前准备	询问病史（外伤原因及时间），综合评估病情，测量生命体征，观察瞳孔表现、意识状态；如有颅脑损伤或胸腹严重损伤，或已有休克迹象者，应暂缓清创，及时采取综合治疗措施（2分）	10	
	阅读X线片，了解是否有骨折及骨折的部位和类型（2分）		
	早期、合理应用抗生素（1分）		
	签署知情同意书；拉屏风，关门窗，清理无关人员；选择合适的麻醉方式（2分）		
	用物准备 手消、无菌手术包、无菌软毛刷、肥皂水、无菌生理盐水、3%过氧化氢、0.5%合力碘、0.5%苯扎溴铵、止血带、无菌敷料（1分）		
	操作者戴好口罩、帽子、洗手，根据伤情准备和清点器械，检查无菌手术包的密闭性、有效期（2分）		
皮肤清洗	先用无菌纱布覆盖伤口，剃去伤口周围的毛发（可由护士完成），其范围应距离伤口边缘5cm以上，有油污者，用松节油、酒精或乙醚擦除（2分）	5	

续表

项目	考核评价要点	分值	得分
皮肤清洗	更换覆盖伤口的无菌纱布，戴无菌手套（1分）		
	用无菌软毛刷蘸肥皂刷洗伤肢及伤口周围皮肤 3 次，每次用大量无菌生理盐水冲洗伤口周围，每次冲洗后更换毛刷、手套及覆盖伤口的无菌纱布，至清洁为止。注意勿使冲洗液流入伤口内（2分）		
伤口清洗	揭去覆盖伤口的纱布，用无菌生理盐水冲洗伤口（1分）	6	
	用无菌小纱布球轻轻擦去伤口内的污物和异物（2分）		
	用3%过氧化氢溶液冲洗，待创面呈现泡沫状（1分）		
	再用无菌生理盐水冲洗干净。擦干皮肤，用活力碘在伤口周围消毒 3 次，由外向内，范围15cm后，铺无菌巾，准备手术（2分）		
伤口清理	术者按常规刷手、穿手术衣、戴无菌手套（5分）	10	
	依解剖层次由浅入深仔细探查，识别组织活力，检查有无血管、神经、肌腱与骨骼损伤（2分）		
	妥善止血，肢体如有较大的出血，可用止血带，并记录止血带的压力及时间（3分）		
皮肤清创	切除因撕裂和挫伤已失去活力的皮肤（2分）	10	
	对不整齐、有血供的皮肤，沿伤口边缘切除 2mm 的污染区域并加以修整（3分）		
	彻底清除污染、失去活力、不出血的皮下组织，直至正常出血部位为止（3分）		
	对于撕脱伤剥脱的皮瓣，切不可盲目直接缝回原位，应彻底切除皮下组织，仅保留皮肤，行全厚植皮覆盖创面（2分）		
清除失活组织	充分显露潜行的创腔、创袋，彻底清除存留其内的异物、血肿（5分）	10	
	沿肢体纵轴切开深筋膜，彻底清除挫裂严重、失去生机、丧失血供的组织，尤其是坏死的肌肉，应切至出血、刺激肌组织有收缩反应为止（5分）		
重要组织清创	**血管清创**　血管仅受污染而未断裂，可将污染的血管外膜切除；完全断裂、挫伤、血栓栓塞的肢体的重要血管，则需将其切除后吻合或行血管移植；挫伤严重的小血管予以切除，断端可结扎（3分）	10	
	神经清创　对污染轻者，可用生理盐水棉球小心轻拭；污染严重者，可将已污染的神经外膜小心剥离切除，并尽可能保留其分支（2分）		
	肌腱清创　严重挫裂、污染、失去生机的肌腱应予以切除；未受伤的肌腱应小心加以保护（3分）		

项目	考核评价要点	分值	得分
重要组织清创	**骨折断端清创**　污染的骨折端可用刀片刮除、咬骨钳咬除或清洗；污染进入骨髓腔内者，可用刮匙刮除与周围组织失去联系、游离的小骨片，酌情将其摘除；与周围组织有联系的小碎骨片，切勿草率地游离除去。大块游离骨片在清创后用 0.1%苯扎溴铵浸泡 5min，再用生理盐水清洗后原位回植（2 分）		
再次清创	经彻底清创后，用无菌生理盐水再次冲洗伤口 3 次，然后以 0.1%苯扎溴铵浸泡伤口 3～5min（5 分）	10	
	若伤口污染较重、受伤时间较长，可用 3%过氧化氢溶液浸泡，最后用生理盐水冲洗（3 分）		
	有重要的血管、神经、肌腱损伤应予以修复（2 分）		
伤口引流	伤口表浅、止血良好、缝合无死腔，一般不必放引流物（5 分）	10	
	伤口深、范围大且重、污染重的伤口和有死腔、可能有血肿形成时，应在伤口最低位或另作切口放置引流物，并保持引流通畅（5 分）		
伤口闭合	组织损伤及污染程度较轻、清创及时（伤后 6～8h）彻底者，可一期直接或减张缝合；否则，宜延期缝合（3 分）	9	
	有大块皮肤缺损者可行植皮术（2 分）		
	若有血管、神经、肌腱、骨骼等重要组织外露者，宜行皮瓣转移修复伤口，覆盖外露的重要组织（2 分）		
	最后用活力碘消毒皮肤 1 遍，覆盖无菌纱布，并妥善包扎固定（2 分）		
无菌观念	严格遵守无菌原则（2 分）	5	
	污染物品不能经过相对清洁区上方空间（2 分）		
	正确处理医疗废弃物（1 分）		
人文关怀	操作前应与患者沟通（1 分）	5	
	操作过程中需询问患者感觉，尤其在清除坏死组织时应注意询问患者患肢感觉，嘱患者握拳，观察肢端血供情况（2 分）		
	操作结束后交代注意事项（注意敷料有无渗血，肢体有无异常感觉，抬高患肢，勿使伤口沾水，勿剧烈活动伤肢）（2 分）		
合计		100	

成绩：　　　　　　　　　　　　评委签名：

外科换药操作考核评分标准（清洁）

姓名： 学号： 专业年级：

项目	考核评价要点	分值	得分
操作前准备	**医师准备** 穿白大衣（2分），七步洗手法洗手（2分），戴口罩（2分）、帽子（2分）	8	
	用物准备 换药包（一次性换药包，或无菌弯盘2个，有齿镊子1把，无齿镊子1把，治疗巾1个）（2分）；75%酒精棉球、碘伏或安尔碘（2分）；生理盐水棉球或纱条（2分）；纱布块及干棉球若干（2分）；剪刀（2分）；胶布等（2分）	12	
	环境准备 原则上在换药室进行。因病情也可在病房换药（2分）	2	
	核对与沟通 核对患者床号、姓名、年龄、性别、换药部位（4分）；向患者讲解换药的目的，取得患者配合（4分）	8	
	暴露创面，根据操作需要安置体位及肢体，暴露伤口所在的部位（2分）。遮挡其他部位（1分）	3	
操作过程	以甲状腺术后2天第一次换药为例		
	揭开敷料 用手揭开外层敷料（1分），再用镊子轻夹内层敷料（1分），若粘连较紧，应先用盐水浸湿后再揭去（以免损伤肉芽组织或引起创面出血）。揭去内层敷料时应和伤口纵向保持一致（1分），从一端揭向另一端。揭除的敷料放置于污物盘（1分），不能跨过无菌区上方（1分） 观察伤口愈合情况 有无红肿、分泌物等（1分）	6	
	消毒 用碘伏、安尔碘或75%酒精对伤口进行消毒（2分）。持笔式持镊，镊子前端始终朝下（2分），左手持一把无菌镊子将无菌弯盘内的75%酒精棉球传递给右手的有齿镊子（3分），两把镊子前端始终不能相互碰触（2分），用右手持有齿镊对伤口及皮肤进行消毒（2分） **清洁伤口** 以伤口为中心自内向外擦拭消毒，呈"回"字形或同心圆形单向擦拭（2分），擦拭外圈的棉球不能再接触内圈（2分），圈之间不能留白（2分）。一般消毒2~3遍（2分），消毒范围距伤口边缘5~10cm，第二、三遍消毒范围均比上一次略小（2分）	21	
	覆盖伤口，包扎固定 覆盖无菌纱布8~12层（2分），面积要超过伤口四周3~5cm（2分），最里层纱布光面朝皮肤（1分） 胶布固定，其方向应与肢体或躯干长轴垂直，或与伤口长轴垂直（3分）	8	
	整理 整理患者衣被，安置好舒适体位（3分） 撤出换药用品，更换下来的敷料等一次性物品放入黄色医疗废物桶（3分）；剪刀等金属器械冲洗干净后放入消毒桶浸泡（3分）；刀片、注射针头等利器放入锐器桶（3分） 七步洗手法洗手（3分）	15	

项目	考核评价要点	分值	得分
评价	操作遵循无菌操作原则	6	
	操作流程正确，操作熟练	6	
	爱伤观念，体贴患者	5	
合计		100	

成绩：　　　　　　　　　　　　　评委签名：

外科换药操作考核评分标准（污染）

姓名：　　　　　　　　学号：　　　　　　　　专业年级：

项目	考核评价要点	分值	得分
操作前准备	**医师准备** 穿白大衣（2分），七步洗手法洗手（2分），戴口罩（2分）、帽子（2分）	8	
	用物准备 换药包（一次性换药包，或无菌弯盘2个，有齿镊子1把，无齿镊子1把，治疗巾1个）（2分）；75%酒精棉球、碘伏或安尔碘（2分）；生理盐水棉球或纱条（2分）；纱布块及干棉球若干（2分）；剪刀（2分）；胶布（2分）	12	
	环境准备 原则上在换药室进行。因病情也可在病房换药（2分）	2	
	核对与沟通 核对患者床号、姓名、年龄、性别、换药部位（4分）；向患者讲解换药的目的，取得患者配合（2分）	6	
	暴露创面，根据操作需要安置体位及肢体，暴露伤口所在的部位（2分）。遮挡其他部位（1分）	3	
操作过程	以臀部压疮每日换药清理分泌物换药为例		
	揭开敷料 用手揭开外层敷料（1分），再用镊子轻夹内层敷料（1分），若粘连较紧，应先用盐水浸湿后再揭去（以免损伤肉芽组织或引起创面出血）。揭去内层敷料时应和伤口纵向保持一致，从一端揭向另一端（1分）。揭除的敷料放置于污物盘（1分），且不能跨过无菌区上方（1分）	6	
	观察伤口愈合情况 有无红肿、分泌物等（1分）		
	消毒 用碘伏对伤口进行消毒（2分）。持笔式持镊，镊子前端始终朝下（2分），左手持一把无菌镊子将无菌弯盘内的碘伏棉球传递给右手的有齿镊子（3分），两把镊子前端始终不能相互碰触（2分），用右手持有齿镊对伤口及皮肤进行消毒（2分）	21	
	污染伤口 以伤口为中心，距边缘外10cm处开始（2分），自外向内消毒，呈"回"字形或同心圆形单向擦拭（2分），擦拭内圈的棉球不能再接触外圈（2分），圈之间不能留白（2分）。一般消毒2~3遍（2分）		

项目	考核评价要点	分值	得分
操作过程	**处理创面**　分泌物较多或创面较深时宜用生理盐水冲洗，必要时可用探针探查疮面深部，如坏死组织较多，可用其他消毒液冲洗（2分） 高出皮肤或不健康的肉芽组织，可用剪刀剪平，或先用硝酸银棒腐蚀，再用生理盐水中和；或先用苯酚腐蚀，再用75%酒精中和 肉芽组织有较多水肿时，可用高渗盐水湿敷 一般创面可以用消毒凡士林纱布覆盖，必要时用引流物（2分）	4	
	覆盖伤口，包扎固定　覆盖无菌干纱布，其面积、厚度视创面大小、渗液情况及不同部位而定（2分）。一般覆盖8~12层（2分），面积要超过伤口四周3~5cm，以达隔离作用，最里层纱布光面朝皮肤（2分） 胶布固定，其方向应与肢体或躯干长轴垂直，或与伤口长轴垂直。胶布不宜固定时，可用绷带包扎（2分）	8	
	整理　整理患者衣被，安置好舒适体位（3分） 撤出换药用品，更换下来的敷料等一次性物品放入黄色医疗废物桶（3分）；剪刀等金属器械冲洗干净后放入消毒桶浸泡（3分）；刀片、注射针头等锐器放入锐器桶（3分） 七步洗手法洗手（3分）	15	
评价	操作遵循无菌操作原则 操作流程正确，操作熟练 爱伤观念，体贴患者	15	
合计		100	

成绩：　　　　　　　　　　　　　评委签名：

脊柱体格检查操作评分标准

姓名：　　　　　　　　学号：　　　　　　　　专业年级：

项目	考核评价要点	分值	得分
操作前准备	简要询问病情情况，暴露脊柱，查看是否存在外伤等情况	8	
	用物准备　叩诊锤、检查床、凳子等	7	
	患者准备　患者取立位或坐位，上身保持直立，双手自然下垂	5	
	人文关怀　向患者及家属解释此操作的目的，缓解患者的紧张情绪，取得患者对操作的配合	10	
操作过程	检查者处于被检查者侧面观察脊柱各部形态，了解有无前后凸畸形（5分）及侧凸畸形（5分）	10	
	检查者用食、中指或拇指沿脊椎棘突以适当的压力由上向下划压，使被检者被压处皮肤出现一条压痕，以此压痕为标准，判断脊柱有无侧弯	10	

续表

项目	考核评价要点	分值	得分
操作过程	检查者固定被检查者的双肩，让其颈部做前屈、后伸、侧弯、旋转等动作，观察脊柱的活动情况及有无变形（10分）。检查者固定被检查者的骨盆，使其腰部做前屈、后伸、侧弯、旋转等动作，观察脊柱的活动情况及有无变形（10分）	20	
	嘱被检查者取端坐位身体稍向前倾。医师以右手拇指从枕骨粗隆开始自上而下逐个按压脊椎棘突及椎旁肌肉，检查有无压痛（10分）。检查者采用直接叩击法，即用中指或叩诊锤垂直叩击胸、腰椎棘突（5分），或间接叩击法，将左手掌置于被检查者头部，右手半握拳，以小鱼际叩击左手背，了解被检查者脊柱各部位有无疼痛（5分）	20	
	向患者报告检查结果，询问患者是否有不适，帮助患者整理衣物	10	
合计		100	

成绩：　　　　　　　　　　评委签名：

四肢体格检查操作评分标准（以膝关节检查为例）

姓名：　　　　　　学号：　　　　　　专业年级：

项目	考核评价要点	分值	得分
操作前准备	简要询问病情情况，暴露被检查部位	8	
	用物准备　叩诊锤、检查床、凳子等	7	
	患者准备　患者取立位、坐位或卧位	5	
	人文关怀　向患者及家属解释此操作的目的，缓解患者的紧张情绪，取得患者对操作的配合	10	
操作过程	检查是否存在皮肤破损、皮疹、瘢痕、色素沉着、肿胀、瘀青、畸形、静脉曲张等情况（5分），两侧对比检查是否存在双侧不对称（5分）	10	
	触诊患者局部是否存在压痛、皮温升高或降低、动脉搏动情况	10	
	对患者下肢关节进行主动及被动活动，检查患者下肢各关节活动度、肌力、肌张力情况	20	
	浮髌试验　患者取仰卧位，双下肢伸直放松。医生用一手的拇指和中指在髌骨上方压迫髌上囊，另一手拇指和中指在髌骨下方，将液体挤入关节腔内，食指反复垂直按压髌骨（但食指不能离开髌骨皮肤），检查是否存在波动感	10	
	侧方加压试验　患者取仰卧位，膝关节伸直。医师一手握住踝关节向外侧推抬，另一手置于膝关节外上方向内侧推压，使内侧副韧带紧张度增加，询问患者是否存在疼痛不适	10	
	向患者报告检查结果，询问患者是否有不适，帮助患者整理衣物	10	
合计		100	

成绩：　　　　　　　　　　评委签名：

桡骨远端骨折复位操作评分标准

姓名：   学号：   专业年级：

项目	考核评价要点	分值	得分
操作前准备	简要询问受伤情况，检查患肢：暴露患肢，查看患肢的血运和神经感觉等情况	8	
	医师准备 术者 1 名，助手 2 名，助手围患者患肢前后相对站立，术者站于患者患肢外侧	7	
	患者准备 取坐位或卧位，肩外展 90°，肘屈曲 90°，前臂中立位	5	
	人文关怀 向患者及家属解释此操作的目的，缓解患者的紧张情绪，取得患者对操作的配合	10	
操作过程	**采用拔伸牵引手法纠正重叠移位** 令近端助手握住患肢前臂上端，远端助手双手握住患肢手掌部，先沿畸形方向然后沿前臂纵轴方向进行拔伸牵引	20	
	横挤、尺偏腕关节，纠正侧方移位 术者一手置于骨折远端的桡侧，另一手置于骨折近端的尺侧相对横挤，同时令远端助手将患肢腕关节极度尺偏，以纠正桡侧移位，恢复尺偏角。	20	
	端提、屈曲腕关节，纠正骨折的掌背侧移位，恢复掌倾角 对伸直型骨折，术者双手拇指置于骨折远端的背侧，余指置于骨折近端的掌侧，相对用力挤压端提，同时令远端助手将腕关节极度屈曲，以纠正骨折的背侧移位和恢复掌倾角。注意保持腕部在旋前及轻度掌屈尺偏位，直至应用外固定。对屈曲型骨折，术者双手拇指置于骨折远端的掌侧，余指置于骨折近端的背侧，相对用力挤压端提，同时令远端助手将腕关节极度背伸，以纠正骨折的掌侧移位和恢复掌倾角。注意保持腕部在旋后及轻度背伸尺偏位	20	
	术后处理 观察患者手指的屈伸活动，固定后复查 X 线，查看复位后骨折对位情况，如有骨折移位应及时调整	10	
合计		100	

成绩：   评委签名：

小夹板固定操作评分标准（以 Colles 骨折的小夹板固定为例）

姓名：   学号：   专业年级：

项目	考核评价要点	分值	得分
操作前准备	核对患者后将其推至治疗室内或携带用物到患者处	2	
	清洁患肢皮肤	3	
	患者准备 患者取坐位	2	
	器械准备 夹板、绷带、棉垫、棉绳、剪刀	3	
	人文关怀 告知患者小夹板固定的必要性、并发症及防范措施，缓解患者的紧张情绪，取得患者对操作的配合	5	

续表

项目	考核评价要点	分值	得分
操作过程	**确定夹板的长度和宽度** 准备四块夹板，长度上端均起于前臂中上 1/3 处，下端掌侧板至腕横纹上 1cm，背侧板止于掌骨背侧中段，桡侧板过腕横纹一横指，尺侧板至腕关节平面。宽度以缚扎后各夹板之间留有 1～1.5cm 的空隙为宜	10	
	制作夹板 选择成年的杉树皮，削去外层的粗皮，保留纹理致密的里层。将其外表刨光，边角打圆。两端剪成弧形并向背侧压软 1cm（也可用市购成品夹板代替）	5	
	制作固定垫 使用脱脂棉按照患者的肢体比例做两块横垫	5	
	放置夹板固定 由一位助手固定患者手臂位置为掌屈尺偏位（骨折患者手法复位不在本章中操作演示，假定患者已达到解剖复位）	5	
	先放置掌侧和背侧两块起主要作用的夹板（注意背侧超过腕关节，掌侧不超过腕关节）		
	放置桡尺侧夹板，其中桡侧夹板超过腕关节，尺侧夹板不超过腕关节	10	
	固定夹板 用扎带固定夹板，先捆扎中间的 1 条，再捆扎远端的 1 条，最后捆扎近端的 1 条（10 分）。扎带之间距离要均等，捆扎时将扎带在夹板外缠绕 2 周后打活结，活结应打在前侧或外侧板部位（也有打在夹板间隙者），以便于调整（10 分）	20	
	扎带捆扎好后，用手指捏住活结，以能在夹板上面上下移动 1cm 为宜。扎带和夹板垂直，其带间距离相等。力量均匀，应随时调整	10	
	固定体位 前臂中立位，曲肘 90°悬托胸前。用绷带双圈固定于颈部	10	
	操作后处置 在复位后 4h 内调整据扎带松紧度，4h 后若夹板松动应及时调整。固定初第 1 周内应透视或拍片 2 次，如有骨折移位或纸压垫移位应及时调整。及时指导患者进行患肢功能锻炼，宣教术后护理、并发症防治知识，确定复诊日期。整理用物，洗手	10	
合计		100	

成绩： 　　　　　评委签名：

长骨骨折急救固定评分标准（以上肢闭合性骨折为例）

姓名： 　　　　学号： 　　　　专业年级：

项目	考核评价要点	分值	得分
操作前准备	评估患者生命体征平稳，检查患者骨折情况	2	
	简要询问受伤情况，检查患肢 暴露左上肢，了解左手的血运和感觉等情况	3	
	器械准备 根据骨折部位固定需要，准备数量、长度适宜的夹板，棉垫，绷带，三角巾等	4	
	充分暴露伤口，根据患者肢体大小选择合适的夹板	3	

续表

项目	考核评价要点	分值	得分
操作前准备	**人文关怀**　向患者及家属解释此操作的目的，缓解患者的紧张情绪，取得患者对操作的配合	3	
操作过程	**固定前准备**　①固定前将伤肢放到适当的功能位即肘关节屈曲直角位（6分）；②皮肤清理，确认有无皮肤破损，如有破损出血，伤口处覆盖无菌纱布或棉垫并包扎（8分）；③选用两块夹板，其长度超过肘关节及肩关节，置于左上肢两侧（8分）；④固定前根据骨折类型将固定物与肢体之间加以衬垫，骨突部位加垫棉花或软布类加以保护（6分）	28	
	固定　①长夹板放在上臂的外侧，夹板长及肩关节及肘关节，短夹板放置在上臂内侧（7分）；②先扎远心端，然后扎近心端，用绷带分三个部位捆绑固定，使用一条三角巾将伤肢前臂悬吊于胸前，使用另一条三角巾将伤肢与胸廓固定在一起（7分）；③松紧程度以布带上下移动各1cm为准（6分）；④检查肢体末端血液循环及感觉情况（8分）；⑤及时调整捆扎布带松紧度（7分）	35	
	向患者宣教进行长骨骨折固定后的注意事项	7	
	注意事项　①操作时动作规范，体现爱护患者的意识（5分）；②缓解患者焦虑紧张的情绪，体现人文关怀（5分）；③迅速送至医院进行下一步处理（5分）	15	
合计		100	

成绩：　　　　　　　　　　　评委签名：

脊柱损伤的现场搬运操作评分标准（以颈椎损伤为例）

姓名：　　　　　　　　学号：　　　　　　　　专业年级：

项目	考核评价要点	分值	得分
操作前准备	**评估环境**　安全	5	
	简要询问受伤情况，解释操作目的，缓解患者紧张情绪	2	
	检查生命体征及四肢运动感觉功能	5	
	用物准备　硬质担架、颈托、腰带、颈垫	3	
操作过程	用颈托固定颈部，颈下垫一颈垫	6	
	腰带固定腰部	5	
	检查颈托、腰带固定是否可靠及松紧程度	3	
	保持患者双下肢伸直，两手相握放在身前	5	
	担架放在伤员左侧，采用平托法搬运	5	
	急救员A专司牵引，固定头部	5	
	急救员B一手放置在伤员胸背部，另一手放置在颈部，以防颈部发生扭曲及过度屈曲	5	
	急救员C一手放置在伤员腰背部，另一手放置在伤员臀部	5	

续表

项目	考核评价要点	分值	得分
操作过程	急救员 D 一手放置在伤员双大腿中下段，另一手放置在双小腿中下段	5	
	三人在同一侧（右侧），同时单膝跪立	5	
	有人负责喊口令"准备，1，2，3，起"，同时抬起伤者	5	
	所有人的双手处于同一高度	5	
	同时将患者放置于担架上	3	
	转运中无轴向扭曲	5	
	再次检查伤员体位，确保患者固定于硬板担架中心线上，脊柱伸直，严禁弯曲、扭转	3	
	固定担架上的约束带，颈、躯干、四肢应分别固定	5	
	注意事项 ①转运途中注意询问患者感受（3分）；②转运后观察患者反应及生命体征，交代下一步处理措施（4分）；③手法轻柔、熟练，不加重患者损伤（3分）	10	
合计		100	

成绩： 评委签名：

妇科检查操作评分标准

姓名： 学号： 专业年级：

项目	考核评价要点	分值	得分
操作前准备	**患者准备** ①核对患者信息：姓名、年龄、症状（1分）；②解释检查目的，取得患者配合（2分）；③患者排空膀胱，取膀胱截石位，臀部置于检查台边缘，双手平放于身旁（2分）	5	
	医师准备 ①环境安静、整洁（1分）；②注意保护患者隐私（2分）；③所需物品：阴道窥器、无菌手套、一次性臀部垫单、润滑油或生理盐水（3分）；④检查者面向受检者，立在受检者两腿之间（2分）	8	
操作过程	**外阴视诊** ①外阴发育，阴毛多少、分布情况，有无畸形（3分）；②外阴皮肤、黏膜色泽及质地，注意有无皮炎、溃破、赘生物或肿块，有无色素减退，有无变薄、增厚或萎缩，有无陈旧性撕裂瘢痕（4分）；③用拇指和食指轻轻分开小阴唇（1分），暴露阴道前庭，观察阴道口、处女膜和尿道口。必要时让受检者向下屏气，观察有无阴道前后壁膨出、子宫脱垂或尿失禁（3分）	11	

续表

项目	考核评价要点	分值	得分
操作过程	**阴道窥器检查** ①根据患者阴道口大小和阴道壁松弛情况,选用大小合适的阴道窥器,放置阴道窥器(2分)。②助手打开阴道窥器外包装,检查者戴无菌手套,取出阴道窥器,先将其前后两叶前端闭合,表面涂润滑剂或生理盐水(2分)。③检查者用拇指、食指将两侧小阴唇分开(1分),另一手将窥器斜行沿阴道侧后壁缓慢插入阴道内(1分),边推进边旋转将窥器两叶前后转正并张开(1分),暴露宫颈、阴道穹隆及阴道壁(1分)。④阴道视诊:阴道有无畸形(2分);阴道黏膜色泽、赘生物、裂伤、溃疡、囊肿(2分);注意阴道分泌物的量、性质、色泽及有无异味儿(2分)。⑤宫颈视诊:宫颈大小、颜色、外口形状,有无出血、肥大、囊肿、赘生物、息肉(2分);宫颈管有无异常分泌物,分泌物性质(2分);宫颈有无接触性出血(2分)。⑥取出阴道窥器,将窥器前后两叶合拢,然后沿阴道侧后壁缓慢取出(2分)	22	
	双合诊检查 ①检查手法:一手中指、食指两指或仅一指放入阴道内,另一手四指放在腹部(2分)。②阴道检查:阴道通畅度、深度、弹性、有无畸形、瘢痕、肿块(3分)。③宫颈检查:触诊宫颈质地(1分)、大小(1分)、有无接触性出血(2分),阴道内食指和中指上抬或左右摇摆宫颈,检查宫颈有无摇举痛(3分)。④子宫体检查:将阴道内手指放在宫颈后方(2分),向上向前抬举宫颈(2分),另一手掌心朝下四指放在腹部平脐处(2分),往下往后按压腹壁(2分),逐步向下移动至耻骨联合处(2分),两手协调,通过内、外手指同时分别抬举和按压,扪清子宫位置、大小、质地、形状、活动度及有无压痛(4分)。⑤附件检查:将阴道内手指移向一侧阴道穹隆(2分),同时另一侧手从同侧下腹壁髂嵴水平开始(2分),由上往下按压腹壁,两手相互对合(2分),以触摸该侧附件区有无包块、增厚及压痛,并触及包块质地、形状、活动度及与子宫的关系(3分)。以同法检查对侧(2分)	37	
	三合诊 经直肠、阴道与腹部联合检查,一手食指放入阴道(1分),中指放入直肠(1分),另一手四指放在腹部(1分),其余检查步骤同双合诊(2分)	5	
	直肠-腹部诊 检查者一手食指伸入直肠(1分),另一手在腹部配合检查(1分),检查步骤同双合诊(2分)	4	
人文关怀	①交代病情,操作前告知患者此次操作的目的,语言亲切(2分);②帮助患者铺一次性垫单(2分);③操作态度认真严谨(2分);④结束操作后注意将患者衣物恢复原样(2分)	8	
合计		100	

成绩: 评委签名:

产科检查操作评分标准

姓名：　　　　　　　　　学号：　　　　　　　　　专业年级：

项目	考核评价要点	分值	得分
操作前准备	**患者准备**　①核对孕妇信息：姓名、孕周（2分）；②解释检查目的，取得孕妇配合（2分）；③嘱孕妇排空膀胱，仰卧于检查床上，头部稍垫高，双腿略屈外展，腹部充分暴露（2分）	6	
	操作者准备　①注意保护孕妇隐私，注意保暖（2分）；②操作者正确戴好口罩、手消毒，检查所需物品：听胎心用具、皮尺（2分）；③操作者位于孕妇右侧（2分）	6	
操作过程	**1. 视诊**　注意腹部形状和大小。口述腹部过大、过小、尖腹或悬垂腹，提示可能的诊断	2	
	2. 基本触诊　先用软尺测子宫底高度及腹围	2	
	3. 四步触诊 第一步触诊检查目的、方法、结果判定：①检查者面对孕妇头端，双手置于子宫底部（2分）；②先确定子宫底高度，估计宫高高度与孕周是否相符（4分）；③然后以双手指腹交替轻推，分辨宫底处是胎体的哪一部分（4分）；④判断结果：若为头则硬而圆且有浮球感，若为胎臀则柔软而宽且形态不规则（4分） 第二步触诊检查目的、方法、结果判定：①检查者面对孕妇头端，双手置于子宫两侧（2分）；②一手固定，另一手深按，两手交替进行（4分）；③分辨胎背及胎儿四肢各在母体腹壁的哪一侧（4分）；④判断结果：触到平坦而饱满部分为胎背，触到可变形的高低不平部分为胎体（4分） 第三步触诊检查目的、方法、结果判定：①检查者面对孕妇头端，右手拇指与其余四指分开，置于耻骨联合上方（2分）；②握住先露部，判断先露是头还是臀（4分）；③再左右推动先露部，以确定是否入盆（4分） 第四步触诊检查目的、方法、结果判定：①检查者面对孕妇足端，两手分别插入先露部两侧（2分）；②向骨盆入口深按，再一次核对先露部的诊断是否正确（4分）；③确定先露部入盆程度（4分）；④根据检查结果确定胎方位（4分）	52	
	4. 胎心听诊　胎心在靠近胎背上方的孕妇腹壁上听得最清楚。口述枕先露时、臀先露时、肩先露时听诊胎心位置（8分）	8	
	5. 协助孕妇坐起、清理物品、填写检查记录　①协助孕妇整理衣物，协助起身（2分）；②及时填写检查记录（2分）；③主动向孕妇说明检查情况，交代注意事项（2分）；④操作者洗手（2分）	8	
	6. 整体评价　①沟通时亲切、有礼貌（2分）；②操作过程中注意孕妇的反应（2分）；③操作时态度认真严谨（2分）；④处理用物得当，物品基本复原（2分）	8	
	附加分：理论提问	8	
合计		100	

成绩：　　　　　　　　　评委签名：

婴儿抚触操作评分标准

姓名：　　　　　　　　　　　学号：　　　　　　　　　　　专业年级：

项目	考核评价要点	分值	得分
操作前准备	**患儿准备**　核对患儿信息，向患儿家属解释此操作的目的，取得配合	3	
	环境准备　安静、整洁、温湿度适宜	2	
	用物准备　操作台、尿布、抚触油或者婴儿乳液、衣服、包被、纸巾	2	
	医师准备　衣帽整洁，洗手及修剪指甲	3	
操作过程	**评估患儿**　意识清楚，皮肤完好、无外伤及炎症	5	
	解开婴儿衣服及包被。把宝宝放在抚触台上，然后往手里倒入适量的润肤油，轻轻搓热进行抚触	10	
	面部抚触时，首先两个拇指指腹从眉尖向两侧推至太阳穴，自下而上逐渐上移，重复做至发际，接着两个拇指从下颌部中央向两侧斜上方滑行，停留至耳前，让宝宝呈微笑状；最后一手托头，另一手指腹从前额发际向枕后滑动，中指停留在耳后乳突轻按，换手做对侧。接着，进行局部的按摩，大拇指和食指轻按宝宝的鼻梁，然后双手沿着鼻梁处从上到下按摩，这样能刺激泪腺发育，对呼吸系统发育有很大的帮助	20	
	胸部抚触时，两手分别从胸部外下方向对侧外上方交叉滑动至肩部，要避开宝宝的乳房，重复进行4~6次	10	
	腹部抚触时，指腹依次从宝宝右下腹、右上腹、左上腹、左下腹，最后回到右下腹，顺时针画圆圈，要避开宝宝的脐部和膀胱	10	
	抚触四肢时，两手交替握住宝宝一侧上肢，自上而下轻轻滑行，同时自近端向远端分段紧捏，同法做对侧及下肢	10	
	按摩背部时，取俯卧位，以脊柱为中线，两手掌分别于脊柱两侧由中央向两侧滑行，自上而下逐渐下移至臀部，最后由头顶沿脊柱向下抚触至臀部	10	
	抚触完毕，快速给宝宝穿上衣物，安置舒适卧位	10	
	操作后处理　向患儿家属进行居家健康护理指导；将用过的物品分类并放入相应污物桶中；洗手；整理操作台	5	
合计		100	

成绩：　　　　　　　　　　　评委签名：

中药熏洗操作评分标准

姓名：　　　　　　　　　　　学号：　　　　　　　　　　　专业年级：

项目	考核评价要点	分值	得分
操作前准备	**患儿准备**　核对患儿及处置单上的中药。向患儿及家属解释此操作的目的，取得配合。患儿取坐位，小婴儿由家长抱坐	5	
	环境准备　安静、整洁、温湿度适宜	2	

续表

项目	考核评价要点	分值	得分
操作前准备	**用物准备** 熏洗盆1个、熏洗架、毛巾1条、布单3~5条、浴巾1条	5	
	医师准备 衣帽整洁，洗手及修剪指甲	3	
操作过程	**评估患儿** 意识清楚，皮肤完好、无外伤及炎症	5	
	将中药用大砂锅加水煎煮、煮沸40~50min，用干净纱布过滤后倒入熏洗盆中，兑入适量热水，水温50℃左右为宜	20	
	趁热气蒸腾时，先用蒸气熏蒸全身或具体部位，待水温适中时可将身体或具体部位浸泡于药液中15~30min	30	
	熏洗结束，将患儿放置于干毛巾上，擦拭全身，穿上衣物，其间注意保暖	25	
	操作后处理 向患儿及家属进行居家健康护理指导；将用过的消毒棉签放入污物桶中；洗手；整理操作台	5	
合计		100	

成绩：　　　　　　　　　　评委签名：

中药涂敷操作评分标准

姓名：　　　　　　学号：　　　　　　专业年级：

项目	考核评价要点	分值	得分
操作前准备	**患儿准备** 核对患儿及处置单上的中药。向患儿及家属解释此操作的目的，取得配合。取舒适体位，暴露需要涂敷的部位	5	
	环境准备 安静、整洁、温湿度适宜	2	
	用物准备 消毒纱布、消毒棉球、油纸、绷带或胶布适量、药杵	5	
	医师准备 衣帽整洁，洗手及修剪指甲	3	
操作过程	**评估患儿** 意识清楚，皮肤完好、无外伤及炎症	5	
	敷药制备 用95%酒精浸泡药物5~7天，取浸泡液使用。或将新鲜草药在药杵中捣烂成糊使用，或获取其药液使用。或将药物加水煎煮，取煎煮液浓缩，使其成为液状或糊状使用。或将药物研成粉末，加入适量湿润剂或黏合剂，制成糊状使用	20	
	用消毒纱布或棉球（签）蘸取药液涂敷患处，或者直接将药糊涂敷患处	30	
	涂敷后在药液纱布、药棉球或药糊外覆盖防止干燥的油纸，再用胶布固定	20	
	根据患儿病情及药物渗透情况，调整涂敷所需的时间	5	
	操作后处理 向患儿及家属进行居家健康护理指导；将用过的物品进行分类，分别放入污物桶中；洗手；整理操作台	5	
合计		100	

成绩：　　　　　　　　　　评委签名：

中药贴敷操作评分标准

姓名： 学号： 专业年级：

项目	考核评价要点	分值	得分
操作前准备	**患儿准备** 核对患儿及处置单上的中药。向患儿及家属解释此操作的目的，取得配合。患儿取坐位，小婴儿由家长抱坐	5	
	环境准备 安静、整洁、温湿度适宜	2	
	用物准备 膏药数张，油纸，胶布适量，棉球	5	
	医师准备 衣帽整洁，洗手及修剪指甲	3	
操作过程	**评估患儿** 意识清楚，皮肤完好、无外伤及炎症	5	
	将所选药物制成软膏；或将药物研成细末，加适量溶剂调拌均匀，制成药饼；或将新鲜草药捣碎，制成药饼。软膏和药饼可直接敷贴病变局部或腧穴，外用油纸覆盖，胶布固定。膏药敷贴前应将膏药加温融化，使之粘贴，然后掺入药物做成的散剂，敷贴于病变局部或腧穴	25	
	刺激性小的药物，每隔2～3天换药1次；刺激性大的药物，应视患儿的反应和发疱程度确定敷贴时间，数分钟至数小时不等，再次敷贴时应待局部皮肤基本恢复正常后再敷药	30	
	换药前用消毒干棉球蘸温水或各种植物油，或液状石蜡轻轻擦去粘在皮肤上的药物，擦干后再敷药	20	
	操作后处理 向患儿及家属进行居家健康护理指导；将用过的物品进行分类，分别放入污物桶中；洗手；整理操作台	5	
合计		100	

成绩： 评委签名：

中药擦拭操作评分标准

姓名： 学号： 专业年级：

项目	考核评价要点	分值	得分
操作前准备	**患儿准备** 核对患儿及处置单上的中药。向患儿及家属解释此操作的目的，取得配合。患儿取坐位，小婴儿由家长抱坐	5	
	环境准备 安静、整洁、温湿度适宜	5	
	用物准备 搪瓷药杯1个，消毒棉签，生理盐水和蒸馏水适量	5	
	医师准备 衣帽整洁，洗手及修剪指甲	5	
操作过程	**评估患儿** 意识清楚，皮肤完好、无外伤及炎症	10	
	人文关怀 向患儿及家长解释此治疗的意义和注意事项，进行精神安慰与鼓励，消除患儿的紧张、恐惧情绪，取得患儿的配合	10	
	用75%乙醇或0.5%～1%碘伏棉球在施术部位消毒，医师双手用肥皂水清洗干净，环境清洁卫生，室内安静，温度适宜，选取患儿舒适，医师便于操作的治疗体位	10	
	将所选药物按照口服药的方法煎煮，药液倒入消毒后的药杯，药液36℃左右时用棉签蘸之擦拭患处	25	

续表

项目	考核评价要点	分值	得分
操作过程	或将药物研成细末加蒸馏水调成糊状，用棉签蘸之擦拭患处	20	
	操作后处理 向患儿进行居家健康护理指导；将用过的消毒棉签放入污物桶中；洗手；整理操作台	5	
合计		100	

成绩：　　　　　　　　　　　评委签名：

耳穴贴压操作评分标准（以王不留行贴压为例）

姓名：　　　　　　　学号：　　　　　　　专业年级：

项目	考核评价要点	分值	得分
操作前准备	**患儿准备** 核对患儿及处置单上的耳穴。向患儿及家属解释此操作的目的，取得配合。患儿取坐位，小婴儿由家长抱坐	3	
	环境准备 安静、整洁、温湿度适宜	1	
	用物准备 75%乙醇、消毒棉签若干、技能操作耳模型、止血钳或镊子、王不留行耳贴或磁珠或揿针、污物桶1个	5	
	医师准备 衣帽整洁，洗手及修剪指甲	1	
操作过程	**评估患儿** 意识清楚，耳廓完好、无外伤及炎症	5	
	探查耳穴，明确治疗穴位，以探棒找准阳性反应点	5	
	用75%酒精棉球消毒耳廓（10分），待晾干（5分）	15	
	用止血钳或者镊子夹王不留行胶布的边，将其取下，贴在已消毒的耳穴上	25	
	敷贴耳穴后要逐渐在敷贴物上施加压力，根据患儿体质和疾病的虚实情况，选择刺激程度	15	
	每次用1侧耳穴，两耳交替使用；或者每次贴双侧耳穴。每次贴压时间为5~7天，嘱家长自行取下，需休息2~3天后再次贴压。嘱敷贴期间每日自行按压3~5次，每次按压1~2min	20	
	操作后处理 向患儿及家属进行居家健康护理指导；将用过的消毒棉签放入污物桶中；洗手；整理操作台	5	
合计		100	

成绩：　　　　　　　　　　　评委签名：

刺四缝操作评分标准

姓名： 学号： 专业年级：

项目	考核评价要点	分值	得分
操作前准备	**患儿准备** 患儿取坐位，小婴儿由家长抱坐；使患儿双手掌面向上伸平，家长固定好其待操作侧的手腕	10	
	环境准备 安静、整洁、明亮、温湿度适宜	1	
	用物准备 技能操作手模型或者同学之间互相操作，不同规格的三棱针、梅花针或一次性采血针、75%酒精、消毒棉球（或棉签）若干、污物桶1个	5	
	医师准备 衣帽整洁，洗手及修剪指甲（1分），戴无菌手套（5分）	6	
操作过程	**评估患儿** 意识清楚，无出血疾病或者出血倾向，手部皮肤无破溃及血管瘤等疾病	10	
	向患儿及家属解释此操作的目的，缓解患儿的紧张情绪，取得患儿及家长对操作的配合	5	
	用75%酒精棉球（或棉棒）消毒四缝穴2遍，待晾干	20	
	施术者左手固定患儿手指末端，右手拇、食两指捏住针柄对准已消毒的穴位迅速刺入，随即迅速退出，注意避开血管，深度为0.5～3mm。针刺后，施术者用拇、食指适力挤压四缝穴，使黄白色黏液流出，并用干棉球（或棉棒）擦拭。完成后用75%酒精棉球(或棉棒)消毒2遍。如有出血需使用无菌棉签按压2min	30	
	疗程 ①1～3岁：每周刺四缝1次，4次为1个疗程，可双侧交替治疗。②4～7岁：每周刺四缝2次，4次为1个疗程，宜双侧同时治疗。③＞7岁：可隔日1次，4～6次为1个疗程，宜双侧同时治疗	8	
	向患儿及家属进行居家健康护理指导；将用过的采血针放入利器盒中；将用过的消毒棉签放入污物桶中；洗手；整理操作台	5	
合计		100	

成绩： 评委签名：

中药涂擦操作评分标准（以如意金黄膏为例）

姓名： 学号： 专业年级：

项目	考核评价要点	分值	得分
操作前准备	**患儿准备** 核对患儿（如姓名、出生年月、年龄、病历号等）（5分），评估患儿皮肤情况（5分）。向患儿及家属解释此操作的目的（5分），取得配合。摆好合适体位（5分）	20	
	环境准备 安静、整洁、温湿度适宜	10	
	用物准备 中药制剂（如意金黄膏）、涂擦器具（如棉签、纱布等）、消毒液、手套、污物桶等	5	
	医师准备 衣帽整洁，戴口罩、洗手，摘手链、戒指及修剪指甲	10	

续表

项目	考核评价要点	分值	得分
操作过程	**核对**　核对医嘱并再次核对患儿信息	5	
	评估患儿　如意识、疼痛耐受情况、皮肤情况	5	
	向患儿及家属解释操作目的	5	
	1. 协助患儿采取舒适体位，确保病变部位充分暴露（5分） 2. 用镊子夹取生理盐水棉球彻底清洁局部皮肤，去除油污、汗液等，保持皮肤干燥（5分） 3. 使用棉签蘸取适量的如意金黄膏（5分），以均匀的压力和适中的速度（5分），在涂擦部位（右侧颈部肿大的淋巴结部位）进行涂抹，涂抹均匀后覆盖纱布（5分），并用医用胶带固定（5分）	30	
	治疗结束后处理　①处理用物（4分）；②向患者进行操作后健康指导（3分）；③洗手，完善治疗记录（3分）	10	
合计		100	

成绩：　　　　　　　　　　　　　　评委签名：

小儿推拿操作评分标准（以积滞-乳食内积证为例）

姓名：　　　　　　　　学号：　　　　　　　　　　专业年级：

项目	考核评价要点	分值	得分
操作前准备	**患儿准备**　核对患儿及处置单上的推拿穴位。向患儿及家属解释此操作的目的，取得配合。患儿取坐位，小婴儿由家长抱坐。哭闹的患儿应于进食1h后操作，避免哭闹引起呕吐	5	
	环境准备　安静、整洁、温湿度适宜	1	
	用物准备　技能操作小儿模型，滑石粉、爽身粉或痱子粉等介质	5	
	医师准备　衣帽整洁，洗手及修剪指甲	1	
操作过程	**评估患儿**　意识清楚，皮肤完好，无严重皮疹及外伤	5	
	揉板门 定位：手掌面大鱼际顶面（10分） 操作：用拇指端揉板门穴。指关节灵活，力度适中。推100～300次（10分）	20	
	清胃经 定位：拇指掌面近掌端一节（手掌大鱼际外侧赤白肉际交界处）（10分） 操作：在手掌大鱼际外侧赤白肉际交界处做由腕横纹向指端方向的直推。推100～300次。操作灵活，动作流畅（10分）	20	

续表

项目	考核评价要点	分值	得分
操作过程	**顺运内八卦** 定位：手掌面以掌心内劳宫为圆心，内劳宫到中指根中外 1/3 交界处为半径所作圆周上的八个点。从左手小鱼际起按顺时针排列依次为乾、坎、艮、震、巽、离、坤、兑（10分） 操作：按乾、坎、艮、震依次推运一周。注意内八卦的定位及运的方向（10分）	20	
	脊柱定位 后背正中线大椎至长强呈一直线（10分）。操作前让患儿取俯卧位或者立位面朝家长靠在家长身上，放松背部肌肉（2分）。捏脊操作：由下向上用捏法捏5～7遍。注意两指法和三指法捏脊的操作区别（10分）	22	
	整理患儿衣服，安抚患儿	1	
合计		100	

成绩： 评委签名：

视力检查操作评分标准

姓名： 学号： 专业年级：

项目	考核评价要点	分值	得分
操作前准备	检查准备标准对数视力表、指示棒、遮眼板、笔灯、圆凳	3	
	打开视力表开关、室内照明打开或有充足的外界光线	3	
	将圆凳放置在5m标示线处。嘱患者面对视力表端坐于圆凳上	3	
	核对患者姓名、年龄，介绍自己及将要进行的检查，取得配合；询问患者有无佩戴眼镜和有无近视等简要病史	3	
	将遮眼板交于患者手中，备用	3	
操作过程	医师手执指示棒站在视力表侧前方	3	
	嘱患者双眼睁开，将遮眼板凹面朝向患者遮盖左眼，不要压迫眼球	5	
	先检查右眼再检查左眼	5	
	检查者用指示棒逐行指着视力表的单个视标，让患者说出或用手指出该视标的开口方向，从0.1行开始由上至下	6	
	逐行检查，找出患者的最小辨认行，并做出记录；每行如果辨认出该行全部的视标个数就可以记录为该行视力	6	
	如在5m处不能辨认0.1行视标时，嘱患者站到4m标示线处，询问能否辨认0.1行视标方向，如果能，则记录患者的视力为0.1×4÷5=0.08	4	
	如在4m处不能辨认0.1行视标时，嘱患者站到3m标示线处，询问能否辨认0.1行视标方向，如果能，则记录患者的视力为0.1×3÷5=0.06	4	

项目	考核评价要点	分值	得分
操作过程	如在 3m 处不能辨认 0.1 行视标时,嘱患者站到 2m 标示线处,询问能否辨认 0.1 行视标方向,如果能,则记录患者的视力为 0.1 ×2÷5=0.04	4	
	如在 2m 处不能辨认 0.1 行视标时,嘱患者站到 1m 标示线处,询问能否辨认 0.1 行视标方向,如果能,则记录患者的视力为 0.1 ×1÷5=0.02	4	
	如在 1m 处仍不能分辨 0.1 行的视标,则查指数。嘱受检者背光而站,检查者自 1m 远处伸出不同数目的手指并逐渐移近,记录受检者能辨认手指数的距离,并做出记录,如"指数/20cm""指数/40cm"等	8	
	如距离眼睛 5cm 处仍不能正确数清几个手指,则在 1m 远处检查手动,在受检眼的眼前检查者左右晃动手掌,记录能正确判断有无手动的距离,如"手动/10cm""手动/30cm"等	8	
	如患者在 5cm 前不能判断手动,则检查有无光感。需在暗室内进行,首先关闭房间内照明,拉窗帘、关闭房间门。患者端坐于 5m 标示线处的圆凳上,严格遮盖对侧眼,检查者在 5m 远处用笔灯照射受检眼,让受检者判断有无光亮,如判断正确,则记录"光感/5m"。否则,以每次向前走近 1m 的幅度逐渐靠近患者,如判断正确,则记录"光感/5m""光感/4m""光感/3m""光感/2m""光感/1m";如果在眼前仍不能判断有无光感,则记录为"无光感"	8	
	对于视力低于 0.02 的患者应行光定位检查。光定位检查同样在暗室内检查。患者取端坐位,双眼向前平视,严格遮盖对侧眼。将笔灯光源随机放在距离受检眼 1m 处的上、下、左、右、左上、右上、左下、右下、中央 9 个方位,检查受检眼能否判定光源方向,回答正确记录为"+",不能辨认或回答错误记录为"−"	8	
	检查光定位时患者的头、眼均不能转动	3	
	熟练程度	5	
	收回患者手中的遮眼板,关闭灯箱视力表的开关	2	
	结束检查后向患者解释检查情况,准确记录患者视力	2	
合计		100	

成绩: 评委签名:

直接检眼镜检查操作评分标准

姓名：　　　　　　　　学号：　　　　　　　　专业年级：

项目	考核评价要点	分值	得分
操作前准备	嘱患者端坐圆凳上，向患者解释检查目的	3	
	将房间光线调至相对略暗	3	
	持检眼镜手法正确：食指放在检眼镜镜片转盘上，拇指及其余三指握住检眼镜手柄	9	
操作过程	遵循先右眼后左眼的检查顺序	5	
	遵循"三右三左"的原则	5	
	检查的姿势和手法正确	5	
	将检眼镜屈光盘拨至+8D～+10D	5	
	工作距离适合（约20cm）	5	
	嘱被检者注视前方	5	
	观察眼底红光反射情况和有无屈光间质混浊	5	
	调整检眼镜的屈光盘，逐渐减少屈光度	5	
	适合的工作距离（约1cm）	5	
	首先观察视盘	5	
	描述并记录视盘（边界、颜色、C/D）	10	
	观察视网膜动静脉并记录A/V	5	
	观察视网膜（四个象限）	5	
	调暗光线，嘱患者注视灯光观察黄斑	5	
	过程熟练、流畅	5	
	检查结束关闭光源	5	
合计		100	

成绩：　　　　　　　　评委签名：

裂隙灯显微镜检查操作评分标准

姓名：　　　　　　　　学号：　　　　　　　　专业年级：

项目	考核评价要点	分值	得分
操作前准备	向患者解释检查目的	2	
	将室内光线调至略暗	2	
	清洗双手、消毒接触区（额托、下颌托等）	2	
	调整目镜屈光度数和瞳距	3	
	调整裂隙灯工作台高度或圆凳高度，患者头部正对头部支架系统	3	
	嘱患者下颌放在下颌托上，前额向前顶住额托（患者如佩戴眼镜或帽子，需摘下）	3	
	调整下颌托高度使患者外眦与支架纵杆上的眼位线对齐	3	

续表

项目	考核评价要点	分值	得分
操作过程	调整患者和医师都处于舒适的位置	2	
	按照先右后左的顺序检查	2	
	双手操作，右手握操纵摇杆，左手操纵裂隙宽窄和照明系统角度、扒开或翻起眼睑	4	
	照明系统旋转至右侧，与观察系统成30°～50°	4	
	眼睑、睫毛、睑缘（弥散照明，低倍、毛玻璃片的使用）	4	
	下睑结膜和下穹隆结膜，上睑结膜和上穹隆结膜	4	
	能正确翻起上眼睑	4	
	球结膜有无充血、水肿	4	
	角膜透明度、有无异物	4	
	虹膜纹理、颜色	4	
	瞳孔是否等大、等圆，对光反射情况	4	
	将裂隙宽度调小至1～2mm，调大目镜放大倍率	4	
	窄光带，调整出角膜光学切面	6	
	角膜有无新生血管、水肿、上皮损伤	4	
	中央前房深度情况，房水混浊、闪辉	4	
	调整照明角度15°～30°，窄光带调出晶状体光学切面、记录晶体混浊程度	8	
	完整的记录（边做边说）	8	
	整个过程熟练流畅	6	
	结束时锁定裂隙灯并关掉电源	2	
合计		100	

成绩：　　　　　　　　　　　评委签名：

耳部检查操作评分标准

姓名：　　　　　　学号：　　　　　　专业年级：

项目	考核评价要点	分值	得分
操作前准备	室内标准照明，环境安静、整洁	3	
	医师衣帽整洁，手消毒	3	
	用物准备齐全（窥耳器、额镜、牛眼灯）	3	
	核对患者姓名、年龄，介绍自己及将要进行的检查，取得患者配合	3	
	医师取舒适坐位，佩戴额镜，调整光源	3	

续表

项目	考核评价要点	分值	得分
操作过程	受检者侧坐，额镜光源反射至受检者耳部	3	
	耳廓视诊　形态、大小是否对称，有无副耳、畸形、缺损、局限性隆起、增厚；观察耳周及外耳道口有无红肿、瘘口、瘢痕、赘生物及皮肤损害	3	
	耳廓牵拉痛　右手拇指与食指提拎左侧耳廓向后上及后下方牵拉；左手拇指与食指提拎右侧耳廓向后上及后下方牵拉，注意力度适宜	3	
	耳屏压痛　拇指指压同侧耳屏；注意力度适宜	3	
	乳突及鼓窦区压痛　两手拇指以相等压力，同时触压两侧乳突及鼓窦区	3	
	耳周淋巴结触诊　两手食指与中指并拢，同时滑动触摸耳前及耳后淋巴区	3	
	耳道分泌物嗅诊　用棉棒擦拭分泌物	3	
	双手检查法　医师一手将耳廓向后、上、外方轻轻牵拉，使外耳道变直；另一手食指将耳屏向前推压，使外耳道口扩大，观察外耳道及鼓膜	10	
	左侧耳单手检查法　左手从耳廓下方以拇指和中指夹持并牵拉耳廓，食指向前推压耳屏；观察外耳道及鼓膜	10	
	右侧耳单手检查法　左手从耳廓上方以拇指和中指夹持并牵拉耳廓，食指推压耳屏；观察外耳道及鼓膜	10	
	窥耳器检查法　根据外耳道的宽窄选用口径适当的窥耳器，将其沿外耳道长轴置入，前端抵达软骨部（进入约1/3）即可，以免引起疼痛	10	
	外耳道视诊　耳道是否清洁、通畅；是否红肿、糜烂；是否有皮损、湿疹或真菌样病变	6	
	鼓膜视诊　色泽、光锥标志是否正常；是否充血、穿孔、溢脓；是否内陷或有钙化斑	6	
	初步判断患者听力情况，右手拇指与中指分别置于双耳道口处弹动，注意力度相同	3	
	熟练程度	5	
	结束检查后物品处置情况	2	
	结束检查后向患者解释检查情况	2	
合计		100	

成绩：　　　　　　　　　　　评委签名：

鼻部检查操作评分标准

姓名：　　　　　　　　　　学号：　　　　　　　　　　专业年级：

项目	考核评价要点	分值	得分
操作前准备	室内标准照明，环境安静、整洁	3	
	医师衣帽整洁、手消毒	3	
	用物准备齐全（一次性前鼻镜、额镜、牛眼灯）	3	
	核对患者姓名、年龄，介绍自己及将要进行的检查，取得患者配合	3	
	医师取舒适坐位，佩戴额镜，调整光源	3	
操作过程	受检者面对医师端坐，额镜光源反射至鼻面部	3	
	鼻音听诊 通过与患者交流，注意聆听，判断其是否有鼻音	4	
	患者呼气嗅诊 是否有臭味	4	
	外鼻视诊 有无畸形、缺损、肿胀或异常隆起	5	
	外鼻触诊 双手拇指同时对称性，从鼻根至鼻背部触压外鼻，是否有局部压痛或捻发感，注意力度适宜	5	
	前鼻镜执镜手法 拇指置于前鼻镜关节处，食指于鼻翼处固定，其余三指置于下方镜柄处，上方镜柄置于手掌内，轻轻握拳，即可张开镜唇	4	
	前鼻镜操作手法 检查右侧鼻腔时，右手执镜；检查左侧鼻腔时，左手执镜 镜唇前端伸入勿超过鼻阈以防损伤鼻黏膜，轻轻张开鼻镜镜唇	8	
	鼻前庭视诊 皮肤有无红肿、糜烂、皲裂、结痂，鼻毛脱落情况	6	
	固有鼻腔视诊 下鼻甲色泽，与鼻底、鼻中隔是否相贴；是否水肿、肥厚；是否有脓性分泌物或新生物堵塞；中鼻甲是否可见	10	
	鼻黏膜肿胀的处理 若下鼻甲黏膜肿胀妨碍观察，可用 1%麻黄素鼻内喷雾 1～2 次	4	
	各鼻道视诊 右手扶持受检者的额部，随检查需要依次变换头位 略向前倾——下鼻甲、下鼻道、总鼻道下部、鼻中隔前下区、鼻腔底部 后仰 30°——中鼻甲、部分中鼻道、鼻中隔和总鼻道中部、嗅裂前部 后仰 60°——中鼻甲前段、鼻丘、嗅裂后部、鼻中隔上部	10	
	鼻腔分泌物的来源不同，提示不同鼻窦的病变 中鼻道前端——额窦炎 中鼻道中部——前组筛窦炎 中鼻道中部稍后——上颌窦炎 嗅裂——后组筛窦或蝶窦炎	5	

续表

项目	考核评价要点	分值	得分
操作过程	**鼻窦体表区触诊** 双手拇指对称性于鼻窦体表投影区进行触压，力度适宜，压痛多见于急性炎症病变，才能引起相应位置的临床症状 面颊部——急性上颌窦炎 鼻根两侧内眦部——急性筛窦炎 眼眶内上角近眉根部——急性额窦炎	8	
	熟练程度	5	
	结束检查后物品处置情况	2	
	结束检查后向患者解释检查情况	2	
合计		100	

成绩：　　　　　　　　　　评委签名：

咽喉部检查操作评分标准

姓名：　　　　　　学号：　　　　　　专业年级：

项目	考核评价要点	分值	得分
操作前准备	室内标准照明，环境安静、整洁	3	
	医师衣帽整洁、手消毒	3	
	用物准备齐全（一次性压舌板、纱布、一次性防雾间接喉镜、额镜、牛眼灯）	3	
	核对患者姓名、年龄，介绍自己及将要进行的检查，取得患者配合	3	
	医师取舒适坐位，佩戴额镜，调整光源	3	
操作过程	受检者面对医师端坐，摆正头位，额镜光源反射至其口唇部	3	
	嘱患者张口，用压舌板轻压舌体（舌前2/3处），充分暴露口咽部注意避免引起咽反射	4	
	先检查口咽部黏膜色泽，是否充血、红肿、溃疡	5	
	软腭视诊 有无充血、溃疡、缺损、膨隆及新生物等 嘱患者发声，观察软腭运动情况，有无瘫痪	5	
	悬雍垂视诊 是否水肿、黏膜下瘀血、过长、歪斜等	4	
	腭扁桃体视诊 腭弓有无充血，扁桃体是否肿大，隐窝口处有无脓液或豆渣样物栓塞，有无溃疡、刺状角化物或新生物	6	
	口咽后壁视诊 是否淋巴滤泡增生、融合；咽后壁肿胀、隆起；黏膜表面干燥、菲薄；脓液或黏液附着	6	
	喉的外部视诊 喉部位置是否在颈前正中，两侧是否对称	4	
	喉的外部触诊 用拇指、食指按住喉体，向两侧推移 查看喉关节活动度，有无肿胀、触痛、畸形	4	

续表

项目	考核评价要点	分值	得分
操作过程	**间接喉镜 纱布包裹及舌系带保护** 检查者用纱布包裹舌前部1/3，注意保护舌系带（避免下切牙损伤）	5	
	间接喉镜左手固定手法 以左手拇指（在上方）和中指（在下方）捏住舌前部，把舌拉向前下方，食指推开上唇抵住上列牙齿，以求固定	8	
	间接喉镜右手执镜手法 右手按执笔姿势持间接喉镜伸入咽内，镜面朝向前下方，镜背紧贴悬雍垂前面，将软腭推向上方，避免接触咽后壁引起恶心	8	
	右手转动调整镜面角度及位置，充分暴露喉咽部 舌根、舌扁桃体、会厌谷、喉咽后壁、喉咽侧壁、会厌舌面及游离缘、杓状软骨及两侧梨状窝、声门等处	8	
	喉咽部视诊 喉的黏膜色泽和有无充血、水肿、增厚、溃疡、瘢痕、新生物或异物存留等，同时观察声带及杓状软骨活动情况	6	
	熟练程度	5	
	结束检查后物品处置情况	2	
	结束检查后向患者解释检查情况	2	
合计		100	

成绩：　　　　　　　　　　　　　　　评委签名：

毫针刺法操作评分标准（以捻转补法为例）

姓名：　　　　　　　　　　学号：　　　　　　　　　专业年级：

项目	考核评价要点	分值	得分
操作前准备	**医师准备** 戴口罩，七步洗手法洗手	5	
	患者准备 选择适宜体位，指导患者摆放舒适体位，暴露施术部位	5	
	用物准备 75%酒精、无菌干棉签、一次性毫针、利器桶、医用垃圾桶、生活垃圾桶	5	
	人文关怀 向患者及家属解释此操作的目的，缓解患者的紧张情绪，取得患者对操作的配合	5	
操作过程	**消毒** 医者双手消毒（5分），穴位皮肤消毒（5分）	10	
	进针 单手或双手进针法进针，进针方法选择、操作正确，进针迅速	10	
	行针 进针后施以捻转法或提插法以得气	10	
	捻转补法 进针得气后，捻转角度小（5分）、频率慢（5分）、操作时间短（5分），拇指向前（左转）用力为主（5分）	20	
	留针 留针20～30min	5	

续表

项目	考核评价要点	分值	得分
操作过程	**出针** 一手持消毒干棉签轻压针刺部位，另一手拇、食指夹持针柄，将针拔出	5	
	垃圾分类 针灸针扔入利器桶（5分），棉签扔入医用垃圾桶（5分），针具、棉签的包装袋等扔入生活垃圾桶（5分）	15	
	人文关怀 告知患者治疗结束，交代医嘱和调护	5	
合计		100	

成绩：　　　　　　　　　　　　　　评委签名：

拔罐法操作评分标准（以背部走罐为例）

姓名：　　　　　　　学号：　　　　　　　　　　专业年级：

项目	考核评价要点	分值	得分
操作前准备	**医师准备** 戴口罩（2分），七步洗手法洗手（3分）	5	
	用物准备 95%酒精、干棉球、玻璃罐、止血钳、打火机、医用垃圾桶、生活垃圾桶	5	
	人文关怀 向患者解释走罐法的目的，取得患者的配合	5	
	患者准备 嘱患者采取俯卧位，暴露背部（2分），观察局部皮肤有无破损、皮疹（4分），在背部涂抹适量润滑剂（4分）	10	
操作过程	**准备引火工具** 以止血钳夹紧一个干棉球蘸取95%酒精并挤干，用打火机点燃棉球	10	
	走罐操作 将棉球伸入罐内中段绕1~3圈，或短暂停留后立即退出（5分），迅速将罐吸拔在背部（10分），握住罐体在背部上下往返推移，至皮肤红润、充血或瘀血为度（15分）	30	
	灭火 拔罐结束后吹灭火焰	5	
	垃圾处理 确认棉球完全熄灭后扔入医用垃圾桶	10	
	起罐 一手握罐，另一手食指按压罐口周围的皮肤，使之凹陷，空气进入罐内，罐体自然脱落	5	
	施术部位处理 用纸巾擦净患者背部的润滑剂	5	
	用物处理 先用纸巾擦净罐口的润滑剂，再将用过的玻璃罐放入消毒液中浸泡消毒	5	
	人文关怀 告知患者治疗结束，交代医嘱和调护。拔罐动作要熟练、流畅，避免患者背部长时间暴露	5	
合计		100	

成绩：　　　　　　　　　　　　　　评委签名：

艾灸法操作评分标准（以足三里穴温和灸为例）

姓名：   学号：   专业年级：

项目	考核评价要点	分值	得分
操作前准备	**医师准备** 戴口罩（2分），七步洗手法洗手（3分）	5	
	用物准备 治疗盘，艾条、艾绒、艾炷，打火机，弯盘，小口瓶，必要时备浴巾、屏风	5	
	人文关怀 向患者解释艾灸法的目的，取得患者的配合	5	
	患者准备 嘱患者采取仰卧位，暴露足三里穴处（5分），观察局部皮肤有无破损、皮疹（5分）	10	
操作过程	核对艾条是否干燥，用打火机点燃艾条一端，距施术部位皮肤2～3cm进行熏烤	20	
	施术过程中注意询问患者是否感觉灼热，或以医者食、中指置于施术部位感受温度，及时调整艾条与皮肤的距离，防止烫伤	10	
	施术过程中及时除掉艾灰，防止烫伤	10	
	灸至局部皮肤稍起红晕，施灸时间合理	10	
	观察局部皮肤及病情，询问患者有无不适	10	
	灸毕将艾条点燃端浸入清水中彻底熄灭，清洁局部皮肤	10	
	人文关怀 告知患者治疗结束，交代医嘱和调护	5	
合计		100	

成绩：   评委签名：

三棱针法操作评分标准（以少商穴点刺法为例）

姓名：   学号：   专业年级：

项目	考核评价要点	分值	得分
操作前准备	**医师准备** 戴口罩（2分），七步洗手法洗手（3分）	5	
	用物准备 安尔碘，无菌干棉签，一次性三棱针具，利器桶，生活垃圾桶，医用垃圾桶	5	
	人文关怀 向患者解释三棱针法的目的，取得患者的配合	5	
	患者准备 嘱患者取坐位，上肢摆放舒适	5	
操作过程	**检查针具** 三棱针无锈蚀弯曲、无起钩	5	
	消毒 医者戴一次性手套（5分），以无菌干棉签蘸取安尔碘消毒穴位皮肤（5分）	10	
	左手拇、食两指由指根向指尖方向推挤，使少商穴处充血	5	
	左手捏住少商穴周围，右手拇、食、中指夹持针柄，露出针尖3～5mm，对准腧穴，迅速刺入1.5～3mm，然后迅速退出	20	
	在针孔周围反复推压挤捏，帮助血液或黏液流出，用无菌干棉签擦拭挤出的血液或黏液	15	
	治疗结束后用消毒干棉球按压针孔	5	

续表

项目	考核评价要点	分值	得分
操作过程	**垃圾分类**　一次性三棱针扔入利器桶（5分），棉签扔入医用垃圾桶（5分），针具、棉签的包装袋等扔入生活垃圾桶（5分）	15	
	人文关怀　告知患者治疗结束，交代医嘱和调护	5	
合计		100	

成绩：　　　　　　　　　　　　评委签名：

皮肤针操作评分标准

姓名：　　　　　　　　学号：　　　　　　　　　　专业年级：

项目	考核评价要点	分值	得分
操作前准备	**医师准备**　戴口罩（2分），七步洗手法洗手（3分）	5	
	用物准备　安尔碘，无菌干棉球，一次性皮肤针具，止血钳，利器桶，生活垃圾桶，医用垃圾桶	5	
	人文关怀　向患者解释皮肤针法的目的，取得患者的配合	5	
	患者准备　嘱患者采取舒适体位，充分暴露施术部位	5	
操作过程	检查针具	5	
	消毒　医者以止血钳夹取安尔碘棉球消毒施术部位皮肤	5	
	持针手法　硬柄皮肤针用拇指和中指夹持针柄两侧，食指轻放针柄上面，小指和无名指将针柄末端固定于大小鱼际。软柄皮肤针将拇指放置于针柄上端，食指在下，针柄末端放置于手掌心，中指、无名指、小指微握拳固定针柄末端	10	
	医者持皮肤针，用腕力将针尖垂直叩击施术部位的皮肤，均匀用力，立即弹起，反复操作	20	
	根据病情选择适宜的刺激强度	10	
	治疗结束后，若叩刺出血则用无菌干棉球擦拭施术部位	10	
	垃圾分类　皮肤针扔入利器桶（5分），棉签扔入医用垃圾桶（5分），针具、棉签的包装袋等扔入生活垃圾桶（5分）	15	
	人文关怀　告知患者治疗结束，交代医嘱和调护	5	
合计		100	

成绩：　　　　　　　　　　　　评委签名：

一指禅推法操作评分标准

姓名：　　　　　　　　学号：　　　　　　　　　　专业年级：

项目	考核评价要点	分值	得分
操作前准备	**环境准备**　空气清新，温度、湿度适宜	3	
	用物准备　治疗床、椅子、治疗巾、手消液、推拿介质等	3	
	医师准备　摘除手饰品，修剪指甲，保持手部清洁、温暖，保持良好的心情	5	

续表

项目	考核评价要点	分值	得分
操作前准备	**患者准备** 患者取适当体位，肌肉放松，局部充分暴露，铺治疗巾（除头面部）	3	
	人文关怀 向患者解释此操作的目的，缓解紧张情绪，取得患者的配合	1	
操作过程	1. 拇指自然伸直，余指的掌指关节和指间关节自然屈曲	6	
	2. 以拇指端或螺纹面或偏锋或拇指指间关节的背侧着力于治疗部位	3	
	3. 沉肩（8分）、垂肘（8分）、悬腕（8分）、掌虚（8分）、指实（8分）	40	
	4. 前臂摆动（5分），带动（10分）腕关节有节律地内、外摆动（5分），使所产生的功力通过拇指，持续地作用于治疗部位	20	
	5. 吸定或紧推慢移	8	
	6. 手法频率为 120～160 次/分	8	
合计		100	

成绩：　　　　　　　　　　评委签名：

擦法操作评分标准

姓名：　　　　　　学号：　　　　　　专业年级：

项目	考核评价要点	分值	得分
操作前准备	**环境准备** 空气清新，温度、湿度适宜	3	
	用物准备 治疗床、椅子、治疗巾、手消液、推拿介质等	3	
	医师准备 摘除手饰品，修剪指甲，保持手部清洁、温暖，保持良好的心情	5	
	患者准备 患者取适当体位，肌肉放松，局部充分暴露，铺治疗巾（除头面部）	3	
	人文关怀 向患者解释此操作的目的，缓解紧张情绪，取得患者的配合	1	
操作过程	拇指自然伸直，余指自然屈曲，手背沿掌横弓排列呈弧面	7	
	沉肩（8分）、垂肘（8分）	16	
	以第五掌指关节背侧为吸定点（8分），手背部第4～5掌骨基底部背侧着力于治疗部位（8分）	16	
	肘关节微屈并放松（5分），腕关节放松（5分），通过前臂主动推旋（5分），带动（10分）腕关节屈伸的复合运动，使小鱼际和手背尺侧部在施术部位上持续不断地来回滚动（5分）	30	
	吸定或紧推慢移	8	
	手法频率为 120～160 次/分	8	
合计		100	

成绩：　　　　　　　　　　评委签名：

揉法操作评分标准（以掌根揉法为例）

姓名：　　　　　　　　　学号：　　　　　　　　　专业年级：

项目	考核评价要点	分值	得分
操作前准备	**环境准备** 空气清新，温度、湿度适宜	3	
	用物准备 治疗床、椅子、治疗巾、手消液、推拿介质等	3	
	医师准备 摘除手饰品，修剪指甲，保持手部清洁、温暖，保持良好的心情	5	
	患者准备 患者取适当体位，肌肉放松，局部充分暴露，铺治疗巾（除头面部）	3	
	人文关怀 向患者解释此操作的目的，缓解紧张情绪，取得患者的配合	1	
操作过程	肘关节微屈（8分），腕关节放松并略背伸（8分），手指自然弯曲，亦可双掌重叠，以掌根部附着于施术部位（9分）	25	
	以肘关节为支点（8分），前臂做主动运动（8分），带动腕及手掌连同前臂（10分），做小幅度的回旋揉动（8分）	34	
	带动皮肤、皮下组织一起运动（10分），动作灵活协调而有节律（8分），环旋揉动的幅度应适中（8分）	26	
合计		100	

成绩：　　　　　　　　　评委签名：

摩法操作评分标准（以掌摩法为例）

姓名：　　　　　　　　　学号：　　　　　　　　　专业年级：

项目	考核评价要点	分值	得分
操作前准备	**环境准备** 空气清新，温度、湿度适宜	3	
	用物准备 治疗床、椅子、治疗巾、手消液、推拿介质等	3	
	医师准备 摘除手饰品，修剪指甲，保持手部清洁、温暖，保持良好的心情	5	
	患者准备 患者取适当体位，肌肉放松，局部充分暴露，铺治疗巾（除头面部）	3	
	人文关怀 向患者解释此操作的目的，缓解紧张情绪，取得患者的配合	1	
操作过程	手掌自然伸直（8分），腕关节略背伸（8分）	16	
	将手掌平置于治疗部位上（8分），使手掌随腕关节连同前臂做环旋摩动（18分）	26	
	上肢及腕掌要放松（8分），腕部放松（8分），轻放于治疗部位（2分）	18	
	前臂带动腕及着力部位做环旋活动（10分），动作缓和协调（5分），用力宜轻不宜重（5分），速度宜缓不宜急（5分）	25	
合计		100	

成绩：　　　　　　　　　评委签名：

推法操作评分标准（以拇指平推法为例）

姓名：　　　　　　　　　　学号：　　　　　　　　　　专业年级：

项目	考核评价要点	分值	得分
操作前准备	**环境准备**　空气清新，温度、湿度适宜	3	
	用物准备　治疗床、椅子、治疗巾、手消液、推拿介质等	3	
	医师准备　摘除手饰品，修剪指甲，保持手部清洁、温暖，保持良好的心情	5	
	患者准备　患者取适当体位，肌肉放松，局部充分暴露，铺治疗巾（除头面部）	3	
	人文关怀　向患者解释此操作的目的，缓解紧张情绪，取得患者的配合	1	
操作过程	以拇指螺纹面着力于治疗部位（8分），余四指置于其前外方以助力（8分），腕关节略屈（8分）	24	
	拇指及腕部主动施力（10分），拇指向其食指方向（8分）做短距离（8分）、单方向（8分）直线（8分）推动	42	
	操作过程中，拇指螺纹面的着力部分应逐渐偏向桡侧，且随拇指的推进腕关节应逐渐伸直	8	
	压力平稳适中（5分），轻而不浮，重而不滞（6分）	11	
合计		100	

成绩：　　　　　　　　　　评委签名：

擦法操作评分标准

姓名：　　　　　　　　　　学号：　　　　　　　　　　专业年级：

项目	考核评价要点	分值	得分
操作前准备	**环境准备**　空气清新，温度、湿度适宜	3	
	用物准备　治疗床、椅子、治疗巾、手消液、推拿介质等	3	
	医师准备　摘除手饰品，修剪指甲，保持手部清洁、温暖，保持良好的心情	5	
	患者准备　患者取适当体位，肌肉放松，局部充分暴露，铺治疗巾（除头面部）	3	
	人文关怀　向患者解释此操作的目的，缓解紧张情绪，取得患者的配合	1	
操作过程	以手掌的全掌、大鱼际、小鱼际着力于治疗部位	7	
	腕关节伸直（8分）、使前臂与手掌相平垂肘（8分），以肘或肩关节为支点（8分），前臂或上臂做主动运动	24	
	使手的着力部分在体表做适度（8分）、均匀（8分）、直线（8分）、往返（8分）、快速（8分）擦动	40	
	呼吸自然，不憋气（8分）	8	
	动作连续不断	6	
合计		100	

成绩：　　　　　　　　　　评委签名：

拿法操作评分标准

姓名：　　　　　　　　　学号：　　　　　　　　　专业年级：

项目	考核评价要点	分值	得分
操作前准备	**环境准备**　空气清新，温度、湿度适宜	3	
	用物准备　治疗床、椅子、治疗巾、手消液、推拿介质等	3	
	医师准备　摘除手饰品，修剪指甲，保持手部清洁、温暖，保持良好的心情	5	
	患者准备　患者取适当体位，肌肉放松，局部充分暴露，铺治疗巾（除头面部）	3	
	人文关怀　向患者解释此操作的目的，缓解紧张情绪，取得患者的配合	1	
操作过程	以拇指指腹与食、中两指或其余四指指腹对合呈钳形，施以夹力	7	
	腕关节放松	10	
	逐渐将捏住的肌肤收紧（8分）、提起（8分）放松（8分），有节律地（6分）、轻重交替（6分）、连续不断地（6分）提捏（6分）治疗部位	48	
	手掌空虚（6），指腹贴紧治疗部位（6分）	12	
	用力由轻到重，不可突然用力（8分）	8	
合计		100	

成绩：　　　　　　　　　评委签名：

抖法操作评分标准（以上肢抖法为例）

姓名：　　　　　　　　　学号：　　　　　　　　　专业年级：

项目	考核评价要点	分值	得分
操作前准备	**环境准备**　空气清新，温度、湿度适宜	3	
	用物准备　治疗床、椅子、治疗巾、手消液、推拿介质等	3	
	医师准备　摘除手饰品，修剪指甲，保持手部清洁、温暖，保持良好的心情	5	
	患者准备　患者取适当体位，肌肉放松，局部充分暴露，铺治疗巾（除头面部）	3	
	人文关怀　向患者解释此操作的目的，缓解紧张情绪，取得患者的配合	1	
操作过程	被抖动的肢体要自然伸直（10分），肌肉放松（10分）；在抖动过程中，始终要有牵引的力量，但不要将其牵拉得太紧（10分）；抖动所产生的抖动波从肢体的远端传向近端（10分）	40	

续表

项目	考核评价要点	分值	得分
操作过程	位于患者前外侧，身体略前倾（2分），双手握住患肢腕部（4分），将上肢慢慢向前外上方抬起至60°左右（6分），然后两前臂稍用力，做连续（4分）、小幅度（4分）的上下抖动（4分），并使抖动所产生的抖动波似波浪般传到肩部（5分）	29	
	上肢部抖动幅度宜小，频率宜快，抖动频率为250次/分（8分），呼吸自然，不能屏气（8分）	16	
合计		100	

成绩：　　　　　　　　　　　评委签名：

搓法操作评分标准（以夹搓法为例）

姓名：　　　　　　　　学号：　　　　　　　　专业年级：

项目	考核评价要点	分值	得分
操作前准备	**环境准备**　空气清新，温度、湿度适宜	3	
	用物准备　治疗床、椅子、治疗巾、手消液、推拿介质等	3	
	医师准备　摘除手饰品，指甲修剪，保持手部清洁、温暖，保持良好的心情	5	
	患者准备　患者取适当体位，肌肉放松，局部充分暴露，铺治疗巾（除头面部）	3	
	人文关怀　向患者解释此操作的目的，缓解紧张情绪，取得患者的配合	1	
操作过程	用力适中（8分），快速地（8分）交替运动或往返运动，移动较慢（8分），双手用力对称（8分），以肩关节为支点（8分），上肢发力，做相反方向的较快速往返搓动，肢体操作一般由近心端至远心端单向操作（8分），呼吸自然不屏气（8分）	56	
	以双手掌面夹住治疗部位（8分），以肘关节和肩关节为支点（8分），前臂与上臂部施力，带动（10分）双手做相反的快速搓动，同时沿治疗部位缓慢地上下往返移动（3分）	29	
合计		100	

成绩：　　　　　　　　　　　评委签名：

按法操作评分标准（以掌按法为例）

姓名：　　　　　　　　学号：　　　　　　　　专业年级：

项目	考核评价要点	分值	得分
操作前准备	**环境准备**　空气清新，温度、湿度适宜	3	
	用物准备　治疗床、椅子、治疗巾、手消液、推拿介质等	3	
	医师准备　摘除手饰品，修剪指甲，保持手部清洁、温暖，保持良好的心情	5	

续表

项目	考核评价要点	分值	得分
操作前准备	**患者准备** 患者取适当体位，肌肉放松，局部充分暴露，铺治疗巾（除头面部），俯卧时避免扣子等胸口异物	3	
	人文关怀 向患者解释此操作的目的，缓解紧张情绪，取得患者的配合	1	
操作过程	着力部位要紧贴体表，不可移动（8分），上肢协同身体同时发力（8分），垂直向下（8分），用力由轻渐重（8分），稳而持续（8分），按而留之（8分），再由重到轻（8分），缓慢（8分）而有节律（8分）地重复操作	72	
	以单手或双手掌面置于治疗部位（5分），以肩关节为支点（8分），通过上臂、前臂传至手掌部，垂直向下按压	13	
合计		100	

成绩：　　　　　　　　　　　　　　　评委签名：

抹法操作评分标准（以掌抹法为例）

姓名：　　　　　　　　学号：　　　　　　　　专业年级：

项目	考核评价要点	分值	得分
操作前准备	**环境准备** 空气清新，温度、湿度适宜	3	
	用物准备 治疗床、椅子、治疗巾、手消液、推拿介质等	3	
	医师准备 摘除手饰品，修剪指甲，保持手部清洁、温暖，保持良好的心情	5	
	患者准备 患者取适当体位，肌肉放松，局部充分暴露，铺治疗巾（除头面部）	3	
	人文关怀 向患者解释此操作的目的，缓解紧张情绪，取得患者的配合	1	
操作过程	指掌面要紧贴治疗部位（8分），不宜带动深部组织（8分），用力均匀适中，不可用力按压（8分），两手速度要对称（8分）和缓（8分），动作灵活（8分）	48	
	单手或双手掌面在施术部位（8分），腕关节适度放松（10分）	18	
	前臂和上臂部协调用力（16分），做上下、左右直线或弧形曲线的移动（3分）	19	
合计		100	

成绩：　　　　　　　　　　　　　　　评委签名：

弓步操作评分标准

姓名：　　　　　　　　　学号：　　　　　　　　　专业年级：

项目	考核评价要点	分值	得分
操作前准备	**环境准备**　空气清新，温度、湿度适宜	3	
	用物准备　练功器械、坐垫、椅子等	3	
	医师准备　衣服宽松，穿运动鞋，摘除手饰品，修剪指甲，保持良好的心情	5	
	患者准备　患者按照要求着装，穿练功鞋，按要求姿势站立	3	
	人文关怀　向患者解释此操作的目的，缓解紧张情绪，取得患者的配合	1	
操作过程	上身正对前方，挺胸，直腰塌臀	5	
	两腿前后开立，间距为本人脚掌的4～5倍	10	
	脚掌着地，前腿屈膝半蹲，大腿接近水平，膝部和小腿与脚掌垂直，脚尖稍内扣	30	
	膝部和小腿与脚掌垂直；后腿挺膝蹬直，脚尖外展45°～60°，斜朝前方，前脚尖与后脚跟呈一直线，两腿似前弓后箭势	20	
	眼向前平视	10	
	两手叉腰或抱拳于腰间	10	
合计		100	

成绩：　　　　　　　　　　　　　评委签名：

马步操作评分标准

姓名：　　　　　　　　　学号：　　　　　　　　　专业年级：

项目	考核评价要点	分值	得分
操作前准备	**环境准备**　空气清新，温度、湿度适宜	3	
	用物准备　练功器械、坐垫、椅子等	3	
	医师准备　衣服宽松，穿运动鞋，摘除手饰品，修剪指甲，保持良好的心情	5	
	患者准备　患者按照要求着装，穿练功鞋，按要求姿势站立	3	
	人文关怀　向患者解释此操作的目的，缓解紧张情绪，取得患者的配合	1	
操作过程	上身正直，挺胸直腰	5	
	收腹敛臀，上身下蹲	10	
	左足向左平行分开站立，两足间距等宽或宽于两肩，足尖正对前方，脚掌着地	30	
	身体重心置于两脚之间，两手叉腰或抱拳于腰间	20	
	小马步　两脚开立与肩等宽，屈膝屈髋下蹲45°	10	
	大马步　两脚左右平行开立为本人五六脚掌宽，屈膝半蹲呈90°水平状	10	
合计		100	

成绩：　　　　　　　　　　　　　评委签名：

虚步操作评分标准

姓名：　　　　　　　　学号：　　　　　　　　专业年级：

项目	考核评价要点	分值	得分
操作前准备	**环境准备** 空气清新，温度、湿度适宜	3	
	用物准备 练功器械、坐垫、椅子等	3	
	医师准备 衣服宽松，穿运动鞋，摘除手饰品，修剪指甲，保持良好的心情	5	
	患者准备 患者按照要求着装，穿练功鞋，按要求姿势站立	3	
	人文关怀 向患者解释此操作的目的，缓解紧张情绪，取得患者的配合	1	
操作过程	上身正直，挺胸直腰	5	
	收腹敛臀，虚实分明	10	
	两脚前后开立，后腿屈膝屈髋下蹲，全脚掌着地，脚尖略外撇	30	
	前腿膝关节微屈向前伸出，脚尖虚点地面，身体重心落于后腿	20	
	左虚步 左脚在前，脚尖虚点地面	10	
	右虚步 右脚在前，脚尖虚点地面	10	
合计		100	

成绩：　　　　　　　　评委签名：

穿脱隔离衣操作评分标准

姓名：　　　　　　　　学号：　　　　　　　　专业年级：

项目	考核评价要点	分值	得分
操作前准备	着装整洁规范，仪表端庄大方	2	
	操作用具 置衣架、隔离衣、刷洗手设备或手消液	2	
操作过程	**穿隔离衣**		
	1. 工作服、帽子穿戴整齐，取下手表、首饰等，洗手，戴口罩，工作服为长袖时需卷袖过肘	2	
	2. 手持衣领取下隔离衣，清洁面向自己，将衣领的两端向外折，肩并肩，露出肩袖内口	8	
	3. 一手持衣领，另一手伸入袖内，举起手臂，将其中一衣袖穿上，换手持衣领，同法穿好另一衣袖	8	
	4. 两手持衣领，由前向后理顺领边，系好领结；扣好袖扣或系上袖带（系领扣时，衣袖触及面部、衣领及工作帽扣4分）	8	
	5. 自一侧衣缝顺带下约5cm处将隔离衣后身向前拉，见到衣边则捏住，再同法将另一边捏住	5	
	6. 两手在背后将边缘对齐，向一侧折叠，按住折叠处，并将腰带在背后交叉，回到前面打一个活结	10	
	7. 操作步骤按顺序完成	6	

续表

项目	考核评价要点	分值	得分
操作过程	**脱隔离衣**		
	1. 松开腰带在前面打一个活结	5	
	2. 解开袖带或扣，将衣袖向上拉，塞在上臂衣袖下	8	
	3. 清洁双手（约 2min），擦干	4	
	4. 解领扣	4	
	5. 用清洁后的手，拉袖口内的清洁面，衣袖遮住的手拉另一衣袖的污染面，双手转换，逐渐从衣袖中退出	10	
	6. 提起衣领，对其衣边，挂在衣钩上（挂隔离衣时，若在半污染区，不得露出污染面；若在污染区，不得露出清洁面）	10	
	7. 操作步骤按顺序完成	6	
	完成时间控制在 5min 内	2	
合计		100	

成绩：　　　　　　　　　　　　评委签名：